W0229357

Mosaik bei
GOLDMANN

Buch

Wissenschaftler kommen immer mehr zu der Einsicht, dass Bauch-fett hauptverantwortlich für Diabetes und Herz-Kreislauf-Erkran-kungen ist. Zusätzlich erweist sich das Zuviel rund um die Taille meist als äußerst diät- und trainingsresistent. Die Experten Liz Vac-cariello und Cynthia Sass haben nun ein Programm entwickelt, das den Speck garantiert zum Schmelzen bringt. Der ideale Fahrplan zur schlanken Taille – mit viel Schokolade und ganz ohne quälende Workouts oder Hunderte von langweiligen Sit-ups.

Autorinnen

Liz Vaccariello ist Chefredakteurin der Zeitschrift *Prevention*, dem bekanntesten und angesehensten Gesundheitsmagazin der USA. Sie lebt in New Jersey.

Cynthia Sass (MD in Ernährungswissenschaften) ist Ernährungs-spezialistin bei *Prevention* und hilft seit mehr als zehn Jahren Frauen dabei, Gewicht zu verlieren. Sie lebt und arbeitet in New York.

Liz Vaccariello
Cynthia Sass

Die
Bauch-weg-Diät

So schmelzen Sie Ihre Problemzone

Aus dem amerikanischen Englisch
von Imke Brodersen

Mosaik bei
GOLDMANN

Alle Ratschläge in diesem Buch wurden von den Autorinnen und vom Verlag sorgfältig erwogen und geprüft. Eine Garantie kann dennoch nicht übernommen werden. Eine Haftung der Autorinnen beziehungsweise des Verlags und seiner Beauftragten für Personen-, Sach- und Vermögensschäden ist daher ausgeschlossen.

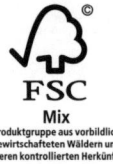

FSC
Mix
Produktgruppe aus vorbildlich
bewirtschafteten Wäldern und
anderen kontrollierten Herkünften

Zert.-Nr. SGS-COC-1940
www.fsc.org
© 1996 Forest Stewardship Council

Verlagsgruppe Random House FSC-DEU-0100
Das für dieses Buch verwendete FSC-zertifizierte Papier *Pamo Sky*
liefert Arctic Paper Mochenwangen GmbH.

2. Auflage
Deutsche Erstausgabe Dezember 2009
© 2009 der deutschsprachigen Ausgabe
Wilhelm Goldmann Verlag, München,
in der Verlagsgruppe Random House GmbH
© 2008 by Rodale Inc. All rights reserved.
Published by arrangement with
RODALE INC., Emmaus, PA, U.S.A.
Originaltitel: Flat Belly Diet
Originalverlag: Rodale, United Kingdom
Umschlaggestaltung: Uno Werbeagentur, München
Umschlagmotiv: FinePic®, München
Übungsfotos: Tom MacDonald/Rodale Images
Vorher-Nachher-Bilder: Kristine Larsen
Redaktion: Ruth Wiebusch
Satz: Barbara Rabus
Druck und Bindung: GGP Media GmbH, Pößneck
FK · Herstellung: IH
Printed in Germany
ISBN 978-3-442-17115-6

www.mosaik-goldmann.de

Für die Millionen,
die über ihren Bauch jammern
und lernen könnten,
ihn wieder zu lieben.

Liz und Cynthia

Inhalt

Dank

Die *Bauch-weg-Diät* widmen wir den Leserinnen und Lesern unserer Zeitschrift *Prevention* – allen elf Millionen –, die uns mit unmissverständlichen Worten mitgeteilt haben, dass Bauchfett für sie die größte körperliche Herausforderung ist.

Unser Dank gilt der großen Rodale-Familie. Ihre Mitglieder haben sich seit Generationen mit Zeitschriften, Büchern und im Internet der Aufgabe verschrieben, Menschen mit dem nötigen Handwerkszeug und der Inspiration auszustatten, ihr Leben voll zu leben. Von ganzem Herzen danken wir Rodale-Chef Steve Murphy, unter dessen Führung Rodale ein Unternehmen ist, in dem Kreativität gefördert wird sowie täglich höchste Maßstäbe angesetzt und erfüllt werden. Mit dem Herausgeber steht und fällt alles, Steve!

Wie Zeitschriften entstehen auch Bücher in gemeinschaftlicher Anstrengung. Dieses hier bildet keine Ausnahme. Unser besonderer Dank an Gregg Michaelson (»Das machen wir!«), Janine Slaughter, Liz Perl Erichsen und Jim Berra (den unbesungenen Helden im Hintergrund von *Prevention*), aber auch an Robin Shallow, die an jeder Idee noch feilen kann, und Karen Mazzotta mit ihrer unermüdlichen Begeisterung und Unterstützung für dieses Projekt. Fotoulla Euripidou hat die Leserschaft von *Prevention* verstanden und uns geholfen, herauszufinden, ob unsere Leserinnen und Leser an einem solchen Buch Interesse hätten – Fotoulla hat sie einfach gefragt!

Des Weiteren danken wir den Teilnehmern der ersten Testgruppe im Sommer 2007. Sie haben uns klargemacht, wie ungewöhnlich die *Bauch-weg-Diät* ist. Vielen Dank, Mary Aquilar, Syndi Becker, Katherine Brechner, Donna Christiano, Evelyn Gomer, Diane Kastareck, Patti Lloyd, Kevin Martin, Nichole Michl, Colleen O'Neill-Groves, Juli Plavsic und Mary Anne Speshok, dass ihr diesem Projekt einen Sommer geopfert und uns die maßgeblichen Erkenntnisse geliefert habt, die aus diesem Buch mehr machen als Ernährungsvorschriften für jeden Tag. Wir danken auch Gina Allchin, Vorstand der Health Trek P.T.T., die jeden einzelnen Teilnehmer exakt und einfühlsam zugleich vermessen hat – eine wahre Bravourleistung!

Ohne unsere Chefredakteurin Nancy Hancock (»Taugt was!«) hielten Sie dieses Buch nicht in den Händen. Vielen Dank ihrem engagierten Team, darunter Chris Krogermeier, Marina Padakis, Anthony Serge, JoAnn Brader, Keith Biery, Hope Clarke, Wendy Gable und Ana Palmiero. Und natürlich danken wir Ina Yalouf, einer der schnellsten und kreativsten Autorinnen unseres Lebens – Applaus!

Wir umarmen Jill Armus, die geniale Kreativleiterin von *Prevention*, deren Fähigkeit, durch Farbe und Design Eleganz, Autorität und Kraft zu vermitteln, alle Produkte der Marke *Prevention* (und neuerdings auch Cover und Innenausstattung dieses Buchs) mit Vitalität erfüllt hat. Dasselbe gilt für Fitnesschefin Michele Stanten. Dein Beitrag zu Kapitel 9 und dessen intensive Überarbeitung machen diesen Teil zu einer der fundiertesten Informationsquellen für die Bedeutung von Bewegung im Kampf gegen Bauchfett.

Außerdem danken wir Miriam Backes, Merritt Watts, Amy Gorin, Katie Kackenmeister und Kristen Watson, die bei der Koordination der Testgruppe geholfen und das Manuskript selbst in kostbaren Nächten und an Wochenenden redigiert und alle Fakten überprüft haben. Lori Conte, Courtenay Smith und Polly Chevalier: Ihr habt dafür gesorgt, dass der Fahrplan eingehalten wurde. Wir danken dem professionellsten Phototeam der ganzen Branche, darunter Helen Cannavale, Kim Latza, Faith Enemark, Jessica Sokol und Donna Agajanian. Und natürlich Rosalie Rung, die dazu beigetragen hat, den enormen Erfolg unserer Testkandidaten auf Film und Video zu dokumentieren.

Unseren innigsten Dank haben wir aufgespart für unsere Markenredakteurin Leah McLaughlin, eine langjährige Kollegin und Freundin. Von der Ideenfindung bis zur Abgabe eines fesselnden, klaren Manuskripts an die Druckerei war Leah stets entscheidend für das Erscheinen dieses Buches.

Zuletzt möchten wir unseren Ehemännern, Steve Vaccariello und Jack Bremen, und unseren Familien (besonders Olivia und Sophia Vaccariello und Diane Salvagno!) unseren Dank aussprechen, dass ihr all die langen Abende und endlosen Gespräche über *Bauch-weg-Diät* hier und *Bauch-weg-Diät* da ausgehalten habt. (Ja, Jungs, *jetzt* können wir uns ein Wochenende freinehmen!)

Kapitel 1

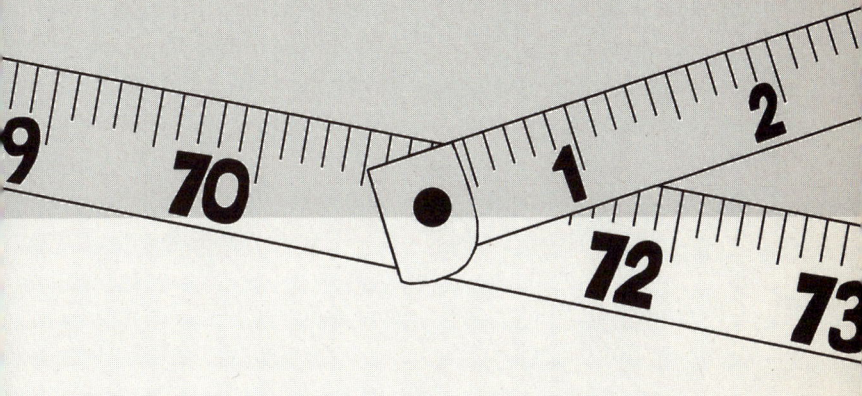

Weg
mit dem Fett!

Es spielt keine Rolle, woher Ihre Rettungsringe kommen, ob von der Schwangerschaft, von unstillbarem Heißhunger oder (ganz meine Rede) »von den Jahren«. Ein runder Bauch ist kein Schicksal. Zu meinem großen Vergnügen kann ich Ihnen versichern, dass Sie ihn loswerden können – und *werden*. Die Herausgeber der amerikanischen Zeitschrift *Prevention* haben einen Weg gefunden, Bauchfett zu reduzieren, der gesund, machbar, erfolgversprechend und für jede Frau und jeden Mann geeignet ist.

Zuallererst jedoch sollten Sie einen gründlichen »Bauchcheck« durchführen. Wenn Sie Ihr hart verdientes Geld für ein Buch wie die *Bauch-weg-Diät* ausgegeben haben, wünschen Sie sich entweder den Bauch von jemand anderem oder aber Ihren eigenen von vor 20 Jahren.

Falls Sie sich jetzt wiedererkennen, bitte ich Sie umzudenken. Seien Sie nett zu Ihrem Bauch! Ob flach oder rund, ob schwabbelig oder bretthart – es ist Ihrer, und er ist mächtig. Vermutlich sind Ihre wichtigsten Erinnerungen daran gekoppelt. Denken Sie einmal darüber nach: endloses Gelächter, romantische Einladungen, Schmetterlinge im Bauch, die Kinder, die Sie vielleicht darin ausgetragen haben. All das hat sich in Ihrem Bauch abgespielt – ja! Und deshalb verdient er Respekt, Anerkennung und eine gehörige Portion Liebe und Freundlichkeit, auch wenn die Jeans mal wieder kneift.

Wie geht es mir mit meinem Bauch? Für mich ist er mein Kraftzentrum. Ich liebe es, wenn er sich mit mir bewegt und mich stützt, während ich durchs Leben gehe. Es ist der Ort, wo das Essen landet (immerhin eines der größten Vergnügen des Lebens), und ich empfinde kaum etwas als so friedlich wie jenes Weder-überfüllt-noch-hungrig-sondern-einfach-angenehm-satt-Gefühl. Mein Bauch ist aber auch mein meditatives Zentrum. Ich spüre, welche Ruhe mich überkommt, wenn ich meine Mitte mit tiefen Atemzügen auflade. Zudem hat er natürlich auch während meiner Schwangerschaft eine wichtige Rolle gespielt. Etwas, das bereitwillig Raum geschaffen hat für meine kostbaren, wachsenden, strampelnden Zwillinge – dieser Ort hat für alle Zeiten seinen Platz in meinem Herzen verdient.

Doch der Bauch ist auch ein Verräter. Wenn das Sushi vom Vorabend zu Blähungen führt, spannt die Kleidung natürlich genau am Bauch. Vor der Periode mault er herum. Lege ich zwei Kilo zu, sieht man es sofort am Bauch, aber wenn ich versuche, ebendiese zwei Kilo wieder loszuwerden, bleiben sie genau dort am hartnäckigsten.

Als Chefredakteurin von *Prevention*, einem renommierten amerikanischen Gesundheitsmagazin, profitiere ich davon, dass ich von meinen Leserinnen und Lesern höre, und sie haben mir klar und deutlich mitgeteilt, dass ich mit meiner Hassliebe zu diesem gleichermaßen faszinierenden wie irritierenden Körperteil nicht allein bin. Viele Menschen haben mir gestanden, dass sie beim Blick in den Spiegel alles Vertraute und Schöne an ihrem Äußeren ausblenden. Stattdessen wandert der Blick sofort zu den Fettpolstern, die bei den meisten am Bauch sitzen.

Aus unzähligen Gründen, die ich in diesem Buch erläutern werde, lässt unser Bauch uns ab etwa 40 zunehmend im Stich. Irgendwann zwischen 35 und 55 (bei manchen früher, bei anderen später und bei ein paar Glückspilzen nie) beult er aus, nimmt zu und quillt allmählich über den Gürtel. Anfangs ziehen wir ihn ein, aber trotzdem weigert er sich, wieder flach zu werden. Dann beginnen wir mit Bauchmuskeltraining, bis der Nacken rebelliert, doch das Fett über den frisch modellierten Bauchmuskeln bleibt erhalten. Und schließlich halten wir Diät und beobachten frustriert, wie das Fett am Busen und im Gesicht weniger wird, während es sich am Bauch hartnäckig hält. Irgendwann erscheint uns der Bauch dann schicksalhaft – ob stundenlanges Laufbandtraining oder die strengste Diät der Welt, nichts kommt ihm bei.

Bis jetzt.

Meine Suche nach der besten Methode, das Bauchfett loszuwerden, begann, als ich Cynthia Sass als Leiterin des Ressorts Ernährung bei *Prevention* einstellte. Ihre erste Aufgabe bestand darin, aktuellste Forschungsergebnisse zu durchforsten, mit ihrer eigenen reichen klinischen Erfahrung zu verbinden und daraus eine Diät zu entwickeln, die gezielt das Bauchfett angeht. Ich hatte eine gute Wahl getroffen – Cynthia ist nicht nur eine herausragende Redakteurin, sondern auch geprüfte Ernährungswissenschaftlerin mit drei Universitätsabschlüssen und 15 Jahren Berufserfahrung, einschließlich unzähliger Stunden Arbeit mit ratsuchenden Frauen von überallher. Vor allem aber liebt sie gutes Essen! Mir war klar, dass jede Diät, die ich bei ihr in Auftrag gab, gut schmecken und satt machen würde – Gerichte, nach denen sich Frauen ihr Leben lang die Finger lecken. Und genau das haben wir bekommen.

Cynthia Sass hat ein Ernährungskonzept gegen Bauchfett entwickelt, das sich auf brandaktuelle, glaubwürdige wissenschaftliche Ergebnisse stützt (die noch nirgendwo sonst berücksichtigt wurden!) und zugleich leckere Gerichte enthält, an denen man sich genussvoll satt essen darf.

Doch in meinen Augen sollte die *Bauch-weg-Diät* über eine reine Ernährungsumstellung hinausgehen. Ich weiß, dass man nur erfolgreich abnehmen kann, wenn das Konzept mit einbezieht, dass wir nicht allein wegen körperlichen, sondern auch wegen emotionalen Bedürfnissen essen. Deshalb ist die *Bauch-weg-Diät* nicht nur ein gesundes Ernährungskonzept – mit dessen Hilfe Sie genau dort Fett abbauen, wo Sie es sich wünschen –, sondern Sie lernen auch, wie Sie sich dauerhaft genau auf diese Weise ernähren *wollen*. Die entsprechenden mentalen Tricks, Tipps und Strategien beruhen auf neuesten Forschungen und werden Sie motivieren, für den Rest Ihres Lebens ein besseres Verhältnis zum Essen aufzubauen.

Die Definition von Bauchfett

Wenn ich das Wort »Bauchfett« verwende, spreche ich genau genommen von zwei unterschiedlichen Fettarten: dem *subkutanen* Fett und dem *viszeralen* Fett. Beide sammeln sich auch rund um die Körpermitte. Das **subkutane Fett** lässt sich am leichtesten, wenn auch nicht besonders wissenschaftlich, als »sichtbares Fett« beziehungsweise »Rettungsring« definieren. Der Begriff *subkutan* ist eine Zusammensetzung aus der Vorsilbe *sub-* (unter) und *kutan* (Haut). Es ist kein großes Geheimnis, dass dieses Unterhautfettgewebe den ganzen Körper überzieht. An manchen Stellen, wie an den Oberschenkeln, den Unterarmen und dem Bauch (welche Überraschung!), mag es dicker sein als an anderen, aber im Grunde ist es überall, sogar in den Fußsohlen. Ein gewisser Prozentsatz an Unterhautfettgewebe ist lebensnotwendig (zum Beispiel verhindert es, dass wir im Winter erfrieren). Zu viel davon erhöht jedoch die Unzufriedenheit mit dem eigenen Äußeren, und schlimmer noch: Eine zu hohe Menge Unterhautfettgewebe ist ein sichtbares Zeichen für Übergewicht und Fettsucht, die das Risiko für viele Erkrankungen vergrößern. Allerdings habe ich gute Neuigkeiten: Das Unterhautfettgewebe spricht sofort auf unseren Ernährungsplan an.

Bevor Sie nun beglückt weiterblättern und gleich zur Diät übergehen, möchte ich noch die zweite Fettart behandeln, die gefährlicher und schwerer anzugehen ist. Das **viszerale Fett** ruht tief im Körperinneren und gilt als verstecktes Bauchfett oder Eingeweidefett. Dieses Fett ist lebensgefährlich. Wegen seiner unmittelbaren Nähe zu Herz und Leber kann überschüssiges Eingeweidefett das Risiko für die unterschiedlichsten Krankheiten von Herzerkrankungen und Diabetes bis hin zu Krebs und Alzheimer erhöhen. Besonders erschütternd ist, dass Sie trotz gesunder Ernährung und eisernem Sportprogramm immer noch zu viel davon mit sich herumschleppen können.

Der einzige Weg, sowohl dem Unterhautfettgewebe als auch dem Eingeweidefett beizukommen, lautet: Essen Sie das richtige … Fett!

Der neue Nährstoff für einen flachen Bauch

Wie gesund einfach ungesättigte Fettsäuren sind, die zum Beispiel in Olivenöl, Nüssen und Avocados enthalten sind, erzählt man uns schon seit Jahrzehnten. Fast jede Gesundheitszeitschrift berichtet darüber, wie man sich ausreichend damit versorgt. Mit den einfach ungesättigten Fettsäuren stehen wir auf so vertrautem Fuß, dass wir sie in der Redaktion freundschaftlich als MUFAs bezeichnen *(monounsaturated fatty acids)* – die passende deutsche Kurzformel lautet EUFS (einfach ungesättigte Fettsäuren). Aber erst im Frühjahr 2007 wurde uns bewusst, wie erstaunlich diese Fette tatsächlich sind. Damals veröffentlichte die medizinische Fachzeitschrift *Diabetes Care* eine spanische Studie, in der nachgewiesen wurde, dass eine Ernährung mit reichlich EUFS *einer Zunahme an Bauchfett sogar entgegenwirken kann.*[1]

Für diese Studie wurden die Auswirkungen von drei verschiedenen Ernährungsformen auf Teilnehmer mit »abdominalem Fettansatz« (also schlicht Bauchfett) ausgewertet. Die eine Gruppe erhielt viele gesättigte Fette, die andere viele Kohlenhydrate, die dritte reichlich EUFS, also ungesättigte Fette. Alle drei Gruppen nahmen dieselbe Menge an Kalorien zu sich, doch nur die EUFS-Diät konnte nachweislich der Bauchfettbildung und insbesondere dem Eingeweidefett entgegenwirken.

Prägen Sie sich das gut ein: *Kein anderer Nährstoff ist dazu in der Lage.* Deshalb unterscheidet sich die *Bauch-weg-Diät* so grundlegend von jeder anderen Diät. In diesem Buch sind die einfach ungesättigten Fettsäuren, die EUFS, das zentrale Thema und tauchen daher in jeder Mahlzeit auf. Deshalb können Sie mit dieser Ernährungsweise gezielt das Bauchfett abbauen! Mehr über EUFS und ihre vielfältigen positiven Wirkungen auf die Gesundheit erfahren Sie in Kapitel 3. Zuvor jedoch wollen wir unser bahnbrechendes Ernährungskonzept genauer beleuchten.

Das Bauch-weg-Programm

Die *Bauch-weg-Diät* besteht aus zwei Teilen: dem *Vier-Tage-Einstieg* und dem *Vier-Wochen-Plan*. Zusammen nehmen beide gerade einmal 32 Tage in Anspruch, was Studien zufolge ausreichen sollte, um Ihr Ernährungsverhalten umzustellen. Sobald Sie dieses Programm gemeistert haben und der erwünschte Erfolg sich auch in Messwerten und auf der Waage zeigt, erhalten Sie das nötige Rüstzeug für einen lebenslang schlanken Bauch. Auch wenn Sie vielleicht in Versuchung sind, nur den einen, nicht aber den anderen Teil durchzuführen, sollten Sie mit dem *Vier-Tage-Einstieg* beginnen und anschließend sofort zum *Vier-Wochen-Plan* übergehen. Dafür gibt es gute Gründe:

Beim blähungsfreien Vier-Tage-Einstieg geht es nicht nur um die Reduzierung von Blähungen. Er spielt auch eine entscheidende Rolle für Ihre gefühlsmäßige Einstellung zum gesamten Programm. Der Vier-Tage-Plan enthält eine Liste an Speisen und Getränken, mit deren Hilfe Sie Wassereinlagerungen abbauen und Verdauungsprobleme wie Blähungen und Verstopfung lindern können, deretwegen der Bauch unnötig anschwillt. Als wir dieses Konzept an unseren Freiwilligen getestet haben, verlor eine Teilnehmerin *über drei Kilogramm sowie 12,5 Zentimeter Bauchumfang in den ersten vier Tagen (also in gerade einmal 96 Stunden!).*

Den Blähbauch in den Griff zu bekommen ist aber mehr als nur eine Methode, schnell wieder ins Lieblingskleid zu passen. Es geht um neues Selbstvertrauen, um Stolz auf den eigenen Körper und die eigene Kraft. Wassereinlagerungen zu verringern (und damit Gewicht zu verlieren) kann berauschend sein und damit den Motivationsschub bewirken, der für den Erfolg jeder Ernährungsumstellung entscheidend ist. Außerdem gehört zum Vier-Tage-Plan noch ein zweites Element, nämlich ein Gedankenspiel zu jeder Mahlzeit. Diese kleinen, einfachen Denkanstöße über gesunde Lebensmittel können Sie beim Essen daran erinnern, dass Sie sich auf einen neuen Weg gemacht haben – eine andere Art, mit Ihrem Körper zu leben und für ihn zu sorgen.

Der Vier-Wochen-Ernährungsplan beginnt am Morgen nach Abschluss des blähungsfreien Vier-Tage-Einstiegs. Er ist das Kernstück dieses Buches. Jeden Tag dürfen Sie sich an drei leckeren 400-Kalorien-Mahlzeiten und einem 400-Kalorien-Snackpack satt essen. Jede dieser Mahlzeiten, auch jeder Snackpack, enthält exakt die passende Menge EUFS, die das Bauchfett verschwinden lassen. Schön einfach! Kein Kalorienzählen, kein Rechnen. Wir haben uns auf 1600 Kalorien pro Tag festgelegt, weil das genau die Menge ist, die eine erwachsene Frau von

Was ist mit Sport?

Ich verschaffe mir jeden Tag 50 Minuten Bewegung, ganz einfach indem ich zu Fuß zur Arbeit und nach Hause gehe. Dazu kommt Krafttraining am Wochenende und möglichst noch eine Pilates- oder Yogastunde pro Woche. Deshalb kann ich nur jeden ermutigen, regelmäßige Bewegung in seinen persönlichen Tagesablauf einzubauen.

Zu diesem Zweck habe ich unsere Leiterin des Ressorts Fitness bei *Prevention*, Michele Stanten, gebeten, die *Bauch-weg-Diät* um das Sportprogramm aus Kapitel 9 zu ergänzen. Wenn Sie zusätzlich zu der Ernährungsumstellung und dem dazugehörigen Mentalprogramm noch ein Fitnessprogramm absolvieren, stellt sich der Erfolg schneller ein (was sich zumindest bei einem Teil unserer Testpersonen bewahrheitet hat).

Aber bei der *Bauch-weg-Diät* kommt man auch ohne Sport zum Ziel. Wer sich mehr bewegt, wird natürlich schneller Erfolge verbuchen und mit mehr Ausdauer und stärkeren, definierteren Muskeln belohnt. Doch schon die Ernährungsumstellung allein lässt den Bauch schrumpfen und baut inneres und äußeres Bauchfett ab.

Falls Sie also nicht bereits Sport treiben, müssen Sie auch nicht sofort damit beginnen. Ich bin eine große Anhängerin der Maxime »Kleine Schritte, große Wirkung«. Für mich ist es wichtiger, dass Sie *überhaupt* etwas gegen das

Bauchfett unternehmen, als dass Sie *alles Erdenkliche* dagegen unternehmen, nur um dann festzustellen, dass zu viele Veränderungen auf einmal auf Dauer einfach nicht zu schaffen sind. Wer sich nicht bereits regelmäßig bewegt, hat möglicherweise während der ersten 32 Tage genug damit zu tun, sein Ernährungsverhalten nachhaltig zu verändern.

durchschnittlicher Größe, normalem Körperbau und üblichem Aktivitätslevel benötigt, um ihr Idealgewicht zu erreichen, und zugleich ist es so viel Energie, dass Ihr Immunsystem gesund und kräftige Muskeln erhalten bleiben. Zudem stellt diese Menge an Nahrung sicher, dass Sie nicht unter Müdigkeit, Reizbarkeit, Stimmungsschwankungen oder Hunger leiden.

Aber da *ein* Plan niemals allen gerecht werden kann, haben wir zwei Varianten entwickelt: Die erste eignet sich besonders für alle, die nicht viel Zeit zum Kochen haben. In Kapitel 7 finden Sie 70 verschiedene Schnellgerichte voller EUFS und 28 verschiedene Snackpacks. Wählen Sie drei Mahlzeiten und einen Snackpack pro Tag, und das war's. In einem Monat haben Sie eine schlankere Taille, und meine Aufgabe ist erledigt.

Manchmal möchte man aber etwas aufwändiger schlemmen – wenn man den Abend mit der Familie verbringt, am Wochenende oder weil Sie einfach gut und gerne kochen und Ihr Talent nicht brachliegen soll. Deshalb gibt es in Kapitel 8 über 80 Rezepte mit der nötigen Kalorien- und EUFS-Menge pro

Portion, mit denen Sie jede der täglichen Hauptmahlzeiten ersetzen können.

Während des gesamten Programms kommt es darauf an, dass Sie motiviert bleiben. Als besonders hilfreich hat sich dabei ein Diättagebuch erwiesen. Darin tragen Sie Ihre Fortschritte ein, indem Sie alles notieren, was Sie essen. Hinzu kommen das wöchentliche Wiegen und Messen, aber auch Einträge zu Stimmungsschwankungen, damit Sie lernen, emotional bedingtem Essverhalten auf die Schliche zu kommen. Für erfolgreiches und langfristiges Abnehmen ist es von großer Bedeutung, dass man erkennt, welche emotionalen Bedürfnisse Nahrung stillen soll. Lesen Sie immer wieder mal die vorherigen Einträge durch. Auf diese Weise können Sie typische Verhaltensmuster entlarven und Fortschritte registrieren. Schreiben Sie auch auf, weshalb Sie überhaupt abnehmen möchten, zum Beispiel, um sich am Strand im Bikini toll zu fühlen oder um genügend Energie zu haben, mit den Kindern herumzutoben. So erinnern Sie sich an den ursprünglichen Grund für Ihre Diät und bleiben leichter bei der Stange.

Im ganzen Buch sind Kästen mit der Überschrift **Schon gewusst?** eingestreut, die Ihnen mehr Informationen über Fett, Abnehmen und Gesundheit liefern. Darin geht es um kleine Tipps, Strategien und Informationen, die Leserinnen wie Experten für nützlich halten. Auch **Cynthias Praxistipp** sollten Sie nicht überspringen. Diese Abschnitte hat Cynthia geschrieben, um ihre Gedanken und Ratschläge weiterzugeben, die Ihnen helfen, das Programm erfolgreich durchzuziehen. Außerdem stellen wir Ihnen Frauen (und Männer) vor, die im Rahmen unserer Bauch-weg-Testgruppe ganz erstaunliche Erfolge erzielt haben und diese mit ihrem flacheren Bauch auch beweisen können.

Nach all den Jahren als Redakteurin bei *Prevention* kann ich eines mit Sicherheit sagen: Meine geistige und körperliche Gesundheit zu erhalten ist das Wichtigste, was ich für mich und meine Familie tun kann. Wenn Sie dieses Buch gelesen und den Plan befolgt haben, werden Sie hoffentlich begeistert sein – von Ihrer schlankeren Taille, einer gesünderen Ernährungsweise und der unglaublichen Energie und Vitalität, die mit einer verbesserten Gesundheit einhergehen.

Die *Bauch-weg-Diät*

Der blähungsfreie Vier-Tage-Einstieg

In nur 96 Stunden stimmen Sie sich ganz auf die *Bauch-weg-Diät* ein und verlieren sofort an Gewicht. Der Einstieg besteht aus:

► Einer Tagesration von Cynthias Wasser. Es wird auf Vorrat zubereitet und schützt Sie vor Dehydrierung.

► Einem Gedankenspiel vor jeder Mahlzeit. Diese kleinen Tricks helfen Ihrem Gehirn, sich auf das Bauch-weg-Programm einzulassen.

Der Vier-Wochen-Plan

28 Tage köstliche Mahlzeiten voller EUFS. Die Rezepte lassen sich beliebig kombinieren und anpassen. Das Konzept besteht aus:

► Vier 400-Kalorien-Mahlzeiten pro Tag. Wählen Sie aus unseren Rezeptvorschlägen, und achten Sie darauf, auch einen Snackpack dazuzupacken.

► Zu jeder Mahlzeit eine Sorte EUFS. Diese supergesunden Fette tragen dazu bei, dass Sie bei jedem Essen auf leckere Weise richtig satt werden.

Freiwilliges Sportprogramm

Walking für die Fettverbrennung, ein Stoffwechselturbo-Programm und eine Übungsabfolge für den Bauch helfen Ihnen, Muskeln aufzubauen und Kalorien zu verbrennen.

Meine Bauch-weg-Erfolgsgeschichte

VORHER

Ausgangsgewicht: ....

Taillenumfang zu Beginn: ....

Hüftumfang zu Beginn: ....

NACHHER

Aktuelles Gewicht: ....

Aktueller Taillenumfang: ....

Aktueller Hüftumfang: ....

Erfolg mit der *Bauch-weg-Diät*

Mary Anne Speshok, 55 Jahre

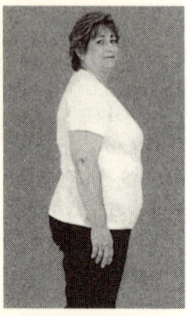 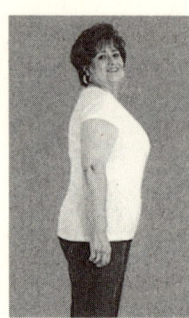 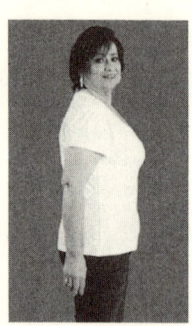

Gewichtsverlust:

6,8 kg

in 32 Tagen

Umfang:

25 cm

weniger

Dauererfolg:

22,3 kg

weniger
in 5 Monaten

»Ich bin kein junges Mädchen mehr«, meint die 55-jährige Mary Anne Speshok. Aber wenn man hört, welche Wirkung ihre neue Figur auf ihren Mann hat, mit dem sie seit fünf Jahren verheiratet ist, kommt man doch ins Grübeln. »Er jagt mich quer durchs Zimmer! Als wäre ich sein Spielzeug! Er schaut mich an und sagt: ›Wahnsinn! Ich traue meinen Augen nicht!‹«

Schon die Ergebnisse der ersten vier Wochen mit der *Bauch-weg-Diät* fand Mary Annes Mann sehr überzeugend.

In nur 32 Tagen hatte sie je 8 cm Umfang an Hüfte und Bauch verloren, dazu 7,5 cm am Rücken (die kleine Stelle, die immer über den BH-Steg quillt) und je 2,5 cm an beiden Oberschenkeln. »Laut Waage bin ich heute schon wieder ein Kilo leichter. Es fühlt sich an, als ob das Gewicht einfach herunterschmilzt. Meine Freunde sagen, dass ich viel mehr Selbstvertrauen ausstrahle. Genial!«

Die Verwaltungsangestellte möchte allen Mut machen, sich auf die *Bauch-weg-Diät* einzulassen: »Fangt einfach an. Alles andere kommt dann schon.«

In ihren Augen ist die Methode ebenso revolutionär wie alltagstauglich, weil die EUFS so gut sättigen. »Wie die meisten Leute konnte auch ich mich nicht an Diätpläne halten, weil man zwischendurch einfach Hunger bekommt. Bei dieser Diät bleiben quälende Hungergefühle buchstäblich aus. Außerdem stellt sich der Erfolg so revolutionär schnell ein, dass man unbedingt weitermachen will.« Sie fühlt sich als Siegerin: »Sie sehen ja, was ich alles losgeworden bin!«

Mary Anne hat sich neben der Ernährungsumstellung auch den *Bauchsport* aus Kapitel 9 verordnet. Obwohl sie täglich eine Stunde von und zur Arbeit braucht, gelingt es ihr, sich regelmäßig zu bewegen. Meistens geht sie in der Mittagspause eine halbe Stunde spazieren. Wenn das nicht klappt, geht sie nach der Arbeit ins Fitness-Studio und läuft dort ihre 30 Minuten. Zu Hause macht sie entweder die Bodenübungen oder ein Hantel-Workout. Da sie mittlerweile so viel Energie hat, fällt ihr die Bewegung nicht mehr schwer.

Und wie viele Frauen, die abgenommen haben, traut sich Mary Anne endlich, eine schicke Jeans zu tragen. »Ich hatte noch nie eine Jeans«, gesteht sie. »Nicht dass ich Jeans nicht gut gefunden hätte – nur nicht an mir.« Das ist jetzt anders. Mary Anne hat sich gleich drei neue Jeans geleistet, weil alle drei so gut saßen.

Ihr kompletter Kleiderschrank wird derzeit generalüberholt. Stück für Stück kauft sie Neues für ihren veränderten Körper – einschließlich Armbändern und Ketten. »Ich liebe Schmuck. Als ich mich so fett gefühlt habe, habe ich nur noch meinen Ehering und meine Uhr getragen. Wer sich selbst nicht leiden kann, möchte auch keine Blicke auf sich ziehen. Jetzt sage ich: Her mit den Klunkern! Je mehr, desto besser.« Sie freut sich schon, an ihrem nächsten Hochzeitstag ein schönes Kleid zu tragen, das ihr ewig nicht mehr gepasst hat. »Was für eine Belohnung!«, strahlt Mary Anne. »Dass ich endlich wieder in etwas passe, das so lange in meinem Kleiderschrank auf mich gewartet hat. So ein schönes Kleid – und eine Größe kleiner.«

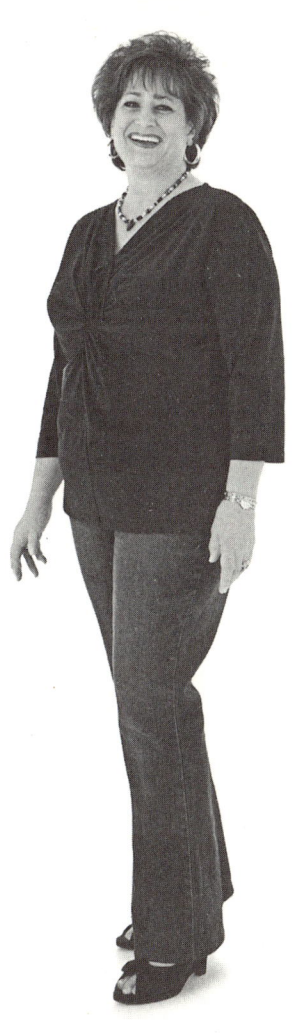

Kapitel 2

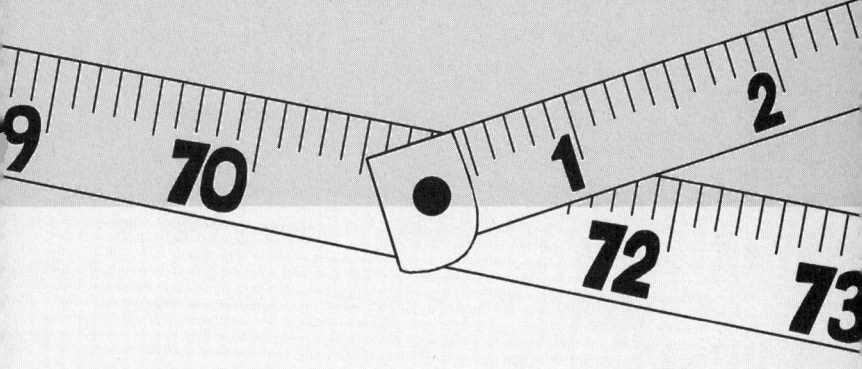

Fett ist nicht
gleich Fett

Körperfett ist lebenswichtig. Ohne Fett würden wir kaum einen einzigen Tag meistern. Die Zellen könnten die Nährstoffe aus der Nahrung weder aufnehmen noch speichern. Der weibliche Körper wäre nicht mehr in der Lage, die Hormone zu produzieren, die unsere Weiblichkeit ausmachen. Bei Kälte würden wir erfrieren. Jeder Stoß könnte die inneren Organe gefährden. Und wir wären unfähig, auch nur unsere Schlüssel zu finden. Ohne Fett wäre das Gehirn wahrscheinlich nicht einmal zu der Überlegung imstande, was ein Schlüssel überhaupt ist.

Kurz gesagt, ohne Fett wären *Sie* nicht mehr *Sie selbst*. Ob an den Hüften, am Gesäß oder in den verschlungenen Windungen des Gehirns – Körperfett ist an fast jeder biologischen Funktion des Körpers beteiligt, und ohne Fett ist der Mensch nicht lebensfähig.

Allerdings besteht ein feiner Unterschied zwischen genau der richtigen Menge und einem Zuviel an Fett.

Das Dumme am Bauchfett

In der Wissenschaft ist schon seit längerem bekannt, dass überschüssiges Körperfett nicht gesund ist. Starkes Übergewicht ist manchen Untersuchungen zufolge ebenso tödlich wie Rauchen.

Wer auf die Waage steigt, erhält zwar Auskunft über sein Gewicht, allerdings nicht über sein Körperfett. Hilfreicher in dieser Hinsicht ist der Body Mass Index (BMI), den man folgendermaßen berechnet:

▸ Ermitteln Sie Ihr Körpergewicht in Kilogramm.

▸ Teilen Sie diesen Wert durch Ihre Größe in Metern.

▸ Teilen Sie das Ergebnis noch einmal durch Ihre Größe in Metern.

Eine Frau, die 66 Kilo wiegt und 1,70 Meter groß ist, hätte demnach einen BMI von 22,8. Bei einer Frau derselben Größe, die 118 Kilo auf die Waage bringt, läge der BMI bei 40,8.

Ab einem BMI von 25 oder mehr gilt man als »übergewichtig«, ab 30 oder mehr als »fettsüchtig« oder »adipös«. Ab einem Wert von 40 oder mehr beginnt das »krankhafte Übergewicht«, das gesundheitlich sehr bedenklich ist. Ein BMI unter 18,5 wird als »untergewichtig« eingestuft – auch das ist Grund zur Sorge, weil der Körper, um gesund zu funktionieren, ein Mindestmaß an Fett benötigt. Ein Wert zwischen 18,5 und 24,9 wird als genau richtig angesehen.

Eines der Probleme am Body Mass Index ist jedoch, dass er die Muskelmasse nicht berücksichtigt. Aus diesem Grund können Hochleistungssportler mit einem sehr geringen Fett- und hohem Muskelanteil rechnerisch als übergewichtig oder sogar fettsüchtig gelten.

Neuere Untersuchungen belegen, dass starkes Übergewicht zwar generell ungesund ist, gerade Fettablagerungen in der Bauchgegend jedoch als besonders kritisch gewertet werden müssen. Schon ab einem Taillenumfang von 89 Zentimetern steigt für Frauen das Herzinfarkt- und Diabetesrisiko gegenüber Frauen mit schlankerer Taille. Bei Männern erhöht sich das Risiko in derselben Weise ab einem Bauchumfang von 102 Zentimetern. Herz-Kreislauf-Erkrankungen sind auch in Deutschland die häufigste Todesursache bei Männern wie Frauen[1], und die Erkrankungszahlen bei Diabetes haben besorgniserregende Höhen erreicht. Die Verbindung zwischen dem Taillenmaß und dem Risiko, an einer dieser Erkrankungen zu sterben, sind kein bloßer Zufall.

Laut eines Artikels im *New England Journal of Medicine* produziert der Stoffwechsel von Menschen mit breiten Hüften und schmaler Taille höhere Mengen des schützenden HDL-Cholesterins als bei Menschen mit größerem Bauchumfang.[2] (Merken Sie sich bitte folgende Eselsbrücken: HDL ist das hilfreiche Cholesterin, LDL ist das lästige.) Frauen haben in der Regel höhere HDL-Werte und erleiden demzufolge seltener einen Herzinfarkt als Männer. Das gilt allerdings nur bis zur Menopause, wenn durch den veränderten Hormonstatus auch das Körperfett umgeschichtet wird. Dann steigt auch das weibliche Herzinfarktrisiko.

Wer übergewichtig oder fettsüchtig ist, kann das auf die unterschiedlichsten Ursachen schieben – Sahnesoßen beispielsweise. Ganz zu schweigen von Eis oder Limonaden, Kuchen und Käse und – na, Sie wissen schon. Zu viel Nahrung jeglicher Art kann dick machen. Wenn gleichzeitig der Sport vernachlässigt wird, ob Ausdauer- oder Krafttraining, kommen weitere Zentimeter hinzu. Und natürlich spielen auch die Gene eine Rolle. Doch ab vierzig fördert noch etwas anderes den Ansatz von Bauchfett – der veränderte Hormonspiegel.

Wenn die Östrogenproduktion abnimmt, versucht der Körper, das hormonelle Gleichgewicht zu erhalten. Bei diesem Pro-

Schon
gewusst
?

Bei der Geburt haben alle Menschen gleich viele Fettzellen (circa 40 Milliarden). Anschließend erhöht sich die Zahl der Fettzellen, bis sie nach der Pubertät und Adoleszenz einigermaßen stabil bleibt. Früher dachte man, der einzige Unterschied zwischen schlanken und übergewichtigen Menschen bestünde darin, dass die Übergewichtigen oder Fetten ihre Fettzellen bis zur Maximalkapazität gefüllt hätten. Inzwischen ist bekannt, dass wir selbst im Erwachsenenalter noch Fettzellen anlegen können und dies auch tun. Sobald Fettzellen ihre Maximalgröße erreicht haben, teilen sie sich und erhöhen damit ihre Zahl. Deshalb haben stark Übergewichtige teilweise mehr Fettzellen als Normalgewichtige. **Letzten Endes bestimmen sowohl die Anzahl als auch die Größe der Fettzellen die individuelle Körperfettmenge.**

zess wird das Körperfett, das für die Erzeugung von Östrogen und anderen Sexualhormonen sowie zur Erhaltung der Knochenmasse wichtig ist, immer wertvoller und deshalb schwerer abzubauen. Wenn die Menopause naht, tendiert der weibliche Körper aus eigenem Antrieb eher zur männlichen Fettverteilung.

Was will ich damit sagen? Nun, Sie kennen natürlich den sprichwörtlichen *Bierbauch*. Der männliche Körper lagert Fett bevorzugt im Bauchbereich ein. Das hat mit Bier letztlich nur indirekt etwas zu tun, da Bier aufgrund seines Kaloriengehalts zu Übergewicht beiträgt. Der weibliche Körper hingegen konzentriert das Fett während der Jahre unserer größten Fortpflanzungsfähigkeit im Bereich von Hüfte, Oberschenkel und Gesäß. Manche Wissenschaftler meinen, dass der Frauenkörper bei sinkendem Östrogenspiegel aufhört, das Fett in diesen typisch weiblichen Problemzonen zu speichern, und stattdessen wie bei Männern verstärkt Bauchfett aufbaut.

Aber nicht jede Frau mittleren Alters bekommt Rettungsringe. Während manche Frauen mit schmaler Taille und breiten Hüften mit der Zeit einen so großen Bauch entwickeln können, dass dieser der umfangreichste Teil des Körpers wird, behalten andere auf Dauer ihre Birnenform bei. Selbst wenn sie in der Menopause im Bereich der Körpermitte zunehmen, lagern sie subkutanes Fett weiterhin an Hüften, Oberschenkeln oder anderen Stellen ein.

Bauchfett ist tückisch

Eingeweidefett setzt sich an den Bauchorganen ab. Es liegt tief im Körperinneren verborgen, wo es sich um Herz, Leber und andere große Organe schlingt. Weil es sich unterhalb der Muskelschichten verbirgt, beim Gehen nicht wabbelt und nicht über den Gürtel quillt, wird es gern als verstecktes Fett bezeichnet. Man kann tatsächlich verhältnismäßig schlank sein und dennoch zu viel Eingeweidefett mit sich herumtragen. Aber

LDL- und HDL-Cholesterin in Kürze

2006 empfahl die deutsche Lipid-Liga einen Gesamtcholesteringehalt unter 200 mg/dl (Milligramm pro Deziliter Blut). Dabei sollte die Menge des erwünschten HDL-Cholesterins bei Männern mindestens 40 mg/dl und bei Frauen nicht unter 45 mg/dl betragen.[3]

Es gibt unterschiedliche Cholesterinarten, doch im Gesundheitswesen konzentriert man sich in der Regel auf zwei davon, nämlich HDL und LDL. LDL ist, wie bereits erwähnt, das »schlechte« Cholesterin. Es setzt sich an den Wänden der Arterien ab und kann das Risiko für Herz-Kreislauf-Erkrankungen und Schlaganfall erhöhen. Sein Wert sollte 130 mg/dl möglichst nicht überschreiten. HDL ist das »gesunde« Cholesterin. Es entzieht dem Blut LDL-Cholesterin und lagert es in der Leber ein, wo es verarbeitet und ausgeschieden werden kann. Hohe HDL-Werte (60 mg/dl oder mehr) scheinen das Herz zu schützen.

Das Verhältnis von HDL-Cholesterin zum Gesamtcholesterin gestattet Rückschlüsse auf das Herz-Kreislauf-Risiko. Ein Verhältnis von 1 zu 4 oder weniger gilt medizinisch als optimal. Jemand mit einem Gesamtcholesterinwert von 200 mg/dl und einem HDL-Wert von 50 mg/dl hat demnach ein geringeres Risiko, einen Herzinfarkt und Schlaganfall zu erleiden, als jemand mit einem Gesamtcholesterin von 180 mg/dl und einem HDL-Wert von 30 mg/dl.

diese Fettart richtet weit mehr an, als Ihren Taillenumfang zu sprengen.

Eingeweidefett kann Sie Jahre Ihres Lebens kosten. Zu viel Körperfett ist eines der Symptome des metabolischen Syndroms (Syndrom X). Weitere Symptome sind ein hoher Cholesterinspiegel, Bluthochdruck und ein erhöhter Insulinspiegel. Jeder Faktor erhöht das persönliche Risiko für ernste Erkrankungen, doch im Quartett steigt dieses Risiko exponentiell an.

Eingeweidefett steht mit einer langen Reihe von Krankheiten in Verbindung, darunter so ernste wie:

▶ Bluthochdruck, Schlaganfall und Herzerkrankungen

▶ Diabetes

▶ Brustkrebs

▶ Demenz

Eingeweidefett ist auch deshalb so gefährlich, weil es an der Entstehung von Entzündungen beteiligt ist. Eingeweidefett scheidet Vorstufen eines entzündungsfördernden Stoffes aus, der im Körper einen Prozess anregt, der frühe Erkrankungssymptome anstößt.

Laut einer Studie kann Eingeweidefett bei älteren Frauen sogar einen größeren Einfluss auf die Gesundheit von Herz und Gefäßen haben als allgemeines Übergewicht.[4] Dänische Forscher ermittelten, dass bei Frauen mit zu viel Bauchfett ein höheres Risiko für arterielle Gefäßerkrankungen besteht als bei Frauen, die ihr Fett im Bereich von Hüfte, Oberschenkeln und Gesäß einlagern. Dafür gibt es folgende Gründe:

▶ Die Nähe des Eingeweidefetts zur Leber stimuliert die Erzeugung von LDL-Cholesterin (das unerwünschte, »lästige« Cholesterin), das sich in den Arterien ansammelt und dort wachsartige Plaqueablagerungen bildet.

▶ Mit der Zeit entzündet sich diese wachsartige Plaque. Die daraus resultierende Schwellung verengt die Arterien und behindert den Blutstrom.

▶ Die verengten Gefäße erhöhen den Blutdruck, belasten das Herz und führen unter Umständen zur Schädigung feiner Kapillargefäße.

▶ Diese Entzündung erhöht zudem das Risiko für Blutgerinnsel, die sich lösen und einen Schlaganfall hervorrufen können.

Schon gewusst?

Im Journal der Amerikanischen Medizinischen Gesellschaft erschien eine Studie der Universität Harvard, für die 50 000 Frauen über sechs Jahre hinweg beobachtet wurden. Diese ergab, dass zwei Stunden täglich vor dem Fernseher das Übergewicht um 23 Prozent und das Risiko für Typ-2-Diabetes um 14 Prozent ansteigen ließen. Ursächlich dafür war einerseits das Essen vor dem Fernseher, andererseits das vermehrte Sitzen.[5]

Wie Fettzellen arbeiten

Eine Fettzelle gleicht einer winzigen, dehnbaren Kapsel, so klein, dass nur ein mikroskopisch winziges Fetttröpfchen hineinpasst. Aber Fettzellen sind ungern allein. Sie scharen sich mit anderen zu Fettgewebe zusammen. Normalerweise warten sie ruhig, bis sie durch klare biochemische Signale – in der Regel Hormone und Enzyme – aktiviert werden. Auf ein solches Signal hin werden die Fettzellen aktiv und geben ihr Fett ins Blut ab, damit es für unterschiedliche Zwecke zur Verfügung steht.

Wenn man zu viel isst, wandern die überschüssigen Kalorien praktisch direkt zurück in die entleerten Fettzellen und füllen diese wieder auf. Egal wie viel Sie abnehmen oder wie lange Sie Sport treiben – davon verschwindet nicht eine Fettzelle. Ein Ballon ohne Luft ist immer noch ein Ballon.

Aber es kommt noch schlimmer. Eingeweidefett trägt auch zu Insulinresistenz bei, einer Vorstufe zu Diabetes. Bei einer Insulinresistenz reagieren die Zellen nicht mehr auf Insulin, so dass die Bauchspeicheldrüse immer mehr Insulin erzeugen muss, um das Blut von Glucose zu befreien. Mit der Zeit entwickelt sich aus einer Insulinresistenz das Vollbild eines Diabetes, der das gesamte Kreislaufsystem schwer belasten und Sehkraft, Gedächtnis und Wundheilung langfristig schädigen kann.

Darüber hinaus ergab eine Studie der Wohltätigkeitsorgani-
sation Kaiser Permanente, in der Menschen mit unterschiedlich
viel Bauchfett verglichen wurden, dass diejenigen mit dem
meisten Bauchfett ein um 145 Prozent erhöhtes Demenzrisiko
trugen als diejenigen mit dem geringsten Anteil an Bauchfett.[6]
Warum? Die Wissenschaftler vermuten wieder Entzündungs-
prozesse.

Diese Zahl sollten Sie sich merken

Laut Aussage des britischen National Institute for Health and
Clinical Excellence (NICE) gilt ein Taillenumfang von mehr als
89 cm bei Frauen und mehr als 102 cm bei Männern *unabhängig vom Gewicht* als ungesund und als Zeichen für übermäßiges
Bauchfett.[7]

Ein Wert, der besonders auf die Fettansammlung am Bauch
abzielt, ist der Taille-Hüft-Quotient. Er ist aussagekräftiger als
die Ermittlung des Umfangs von Hüfte oder Oberschenkel. Bei
einer Analyse der Daten von 27 000 Menschen aus 52 Ländern
fanden Wissenschaftler heraus, dass der BMI von Herzinfarkt-
patienten und Menschen, die nie einen Herzinfarkt hatten, ver-
gleichbar war.[8] Die Infarktkranken hatten allerdings den höheren Taille-Hüft-Quotienten. Das ist also ein Wert, über den
man nachdenken sollte.

Der Taille-Hüft-Quotient vergleicht den Umfang des
schmalsten Bereichs der Taille mit dem breitesten Teil der Hüfte. Das Taillenmaß sollte, von vorn betrachtet, im Bereich zwi-

schen Brustkorb und Hüftknochen gemessen werden. Das Hüftmaß ist am ehrlichsten, wenn Sie sich seitlich vor den Spiegel stellen und darauf achten, den Allerwertesten komplett in die Messung einzubeziehen. Eine Frau mit einem Taillenumfang von 77 und einem Hüftumfang von 95 hat beispielsweise einen Taille-Hüft-Quotienten von 0,81 (Taillenumfang geteilt durch Hüftumfang).

Aus wissenschaftlicher Sicht sollte der Taille-Hüft-Quotient bei Frauen nicht über 0,8 liegen.[9]

Wozu wir Fett brauchen

Der männliche Körper enthält zwei bis fünf Prozent essenzielles Fett, der weibliche zehn bis dreizehn Prozent. Menschen brauchen Fett

▶ als Energiespeicher,

▶ zur Aufrechterhaltung des Hormonspiegels,

▶ zur Regulierung der Körpertemperatur,

▶ zum Schutz lebenswichtiger Organe,

▶ für die Fruchtbarkeit,

▶ fürs Knochenwachstum.

Körperfett wird erst problematisch, wenn es zu viel wird. Ab diesem Zeitpunkt belastet es das Herz und andere Organe und macht uns unzufrieden mit unserem Körper.

Schon gewusst?

In der britischen Medizinzeitschrift *The Lancet* wurde eine Studie veröffentlicht, der zufolge der Taillenumfang eines Menschen für das individuelle Herzinfarktrisiko aussagekräftiger ist als sein BMI.[10]

Andere Methoden zur Ermittlung des Eingeweidefetts

Auch bei normalem Gewicht können Menschen übermäßig viel Eingeweidefett mit sich herumtragen, denn ein Großteil davon lagert sich ja im Bauchinneren ab. Diese Erkenntnis ist relativ neu und zeigt, dass auch schlanke Menschen innerlich »verfettet« sein können. Es ist schwer vorstellbar, dass jemand gleichzeitig schlank und dick ist, doch Dr. Jimmy Bell, Professor für molekulare Bildgebung am Imperial College in London, hat den Nachweis erbracht.[11] Mithilfe der Magnetresonanztechnologie haben Dr. Bell und sein Team von fast 800 Personen so genannte »Fettkarten« erstellt. Überraschenderweise wurde bei rund 45 Prozent der gescannten schlanken Frauen und 65 Prozent der schlanken Männer überschüssiges Bauchfett entdeckt.

Seit wir mehr über die Gefährlichkeit von Eingeweidefett wissen, werden immer bessere – und kostspieligere – Methoden zu dessen Ermittlung entwickelt. Zum Zeitpunkt der Druck-

47

legung dieses Buches ist das neueste Verfahren die Bestimmung des RBP4-Werts (Retinol bindendes Protein 4). Im Vergleich zu Unterhautfett erzeugt Eingeweidefett größere Mengen dieses Proteins. Bei Übergewichtigen ist der RBP4-Wert im Blut doppelt bis dreifach so hoch wie bei Normalgewichtigen.

Aber es gibt noch weitere Tests, zum Beispiel die folgenden.

Bioelektrische Impedanzanalyse (BIA)

Geräte für die bioelektrische Impedanzanalyse (BIA) sind tragbar, leicht anwendbar und verhältnismäßig kostengünstig. Bei der BIA wird ein sehr schwacher elektrischer Strom durch den Körper geleitet. Aus dem Widerstand, den dieser Strom unterwegs vorfindet, errechnet das Gerät den Körperfettanteil in Prozent, bezogen auf Größe, Gewicht und Leitungsgeschwindigkeit. Ein schnellerer Stromfluss bedeutet einen geringeren Körperfettanteil, weil Muskelgewebe Elektrizität schneller leitet als Fett (Muskeln enthalten mehr Wasser).

Sonogramm (Ultraschall)

Ultraschallgeräte senden hochfrequente Schallwellen aus, die von Körperstrukturen unterschiedlicher Dichte verschieden reflektiert werden und auf diese Weise Bilder ergeben, die man als Sonogramm bezeichnet. Für diesen Test wird keine Strahlung benötigt. Auf das Hautareal über dem Bereich, der untersucht werden soll, wird ein klares Gel auf Wasserbasis aufgetragen, das die Übertragung der Schallwellen verbessert. Der Ultraschallkopf wird mit der Hand über den Bauch bewegt, um ein Abbild des Bauchinneren zu erzeugen.

Schon gewusst?

Eine aktuelle US-Studie der Mayo Clinic ergab, dass schon ein bescheidener Zuwachs an Eingeweidefett die Innenschicht der Gefäßwände beeinträchtigt. Besonders überraschend war, dass alle Studienteilnehmer schlank und gesund waren. Eingeweidefett ist also keineswegs nur ein Problem von Dicken.[12]

Doppelröntgenabsorptiometrie

Mit der Doppelröntgenabsorptiometrie (DXA-Messung) braucht man für die Bauchfettbestimmung weniger Strahlung als mit einer Computertomographie. Zudem ist die Methode nicht ganz so kostspielig. Normalerweise wird mit diesem Verfahren die Mineralstoffdichte im Knochen bestimmt, aber es eignet sich auch gut zur Ermittlung der Körperzusammensetzung.

Magnetresonanztomographie (MRT)

Für die Magnetresonanztomographie werden starke Magnete und Radiowellen benötigt, um ohne Röntgenstrahlen Bilder zu erzeugen. MRT-Aufnahmen sind CT-Aufnahmen (siehe nächste Seite) in der Regel überlegen, weil sie detaillierter sind. Allerdings sind sie normalerweise auch teurer.

Computertomographie (CT)

Bei einer Computertomographie tastet ein Scanner mittels Röntgenstrahlen den Körper ab, um aus den Ergebnissen Querschnittbilder des Körpers zu errechnen. Darauf ist sehr klar zu erkennen, wie viel Fett die Organe umgibt. Aktuelle CT-Geräte können in weniger als 30 Sekunden den gesamten Körper darstellen.

Mal abgesehen vom Bauch ...

Erinnern Sie sich? Schon die einfache Messung mit dem Maßband ermittelt kinderleicht, ob Ihr Bauchumfang gesundheitsgefährdend ist. Aber selbst wenn sich dabei kein Risiko herausstellt, gibt es möglicherweise andere Anreize für Sie, ein paar Kilo abzunehmen. Das alles zählt. Egal wie oder warum sich bei Ihnen Bauchfett angesammelt hat, ganz offensichtlich wollen Sie es gern loswerden, und zwar auf Dauer! Abgesehen von den gesundheitlichen Beweggründen werde ich Ihnen einen der besten Gründe nennen, diese Diät auszuprobieren: das gute Essen! Im folgenden Kapitel werden Sie mehr über die geheimen Zutaten erfahren, deretwegen die *Bauch-weg-Diät* so lecker und wirkungsvoll ist. Diese Zutaten sind die EUFS.

Erfolg mit der *Bauch-weg-Diät*

Donna Christiano, 47 Jahre

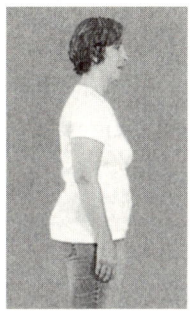 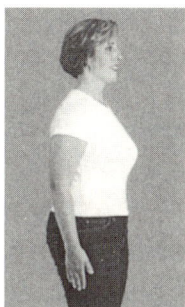

Gewichtsverlust:

3,5 kg

in 32 Tagen

Umfang:

10 cm

weniger

»Wenn man darüber nachdenkt, ist es schon erstaunlich«, meint Donna Christiano. »In nur einem Monat habe ich dreieinhalb Kilo abgenommen – ohne einen Tag zu hungern!« Donna zufolge ist die *Bauch-weg-Diät* die erste Reduktionsdiät, mit der sie die ganze Zeit zu 100 Prozent zufrieden war. Vermutlich läge das an den EUFS. »Da ist wirklich etwas dran«, sagt sie. »Ich war zwischendurch auf Urlaub und habe mich ziemlich genau an den Plan gehalten, konnte aber nicht immer EUFS einbeziehen. Wenn es nicht klappte, hatte ich viel mehr Hunger als erwartet.«

Hinzu kommt, dass sie seit Beginn der Diät größeres Interesse an dem entwickelt hat, was gut für sie ist, besonders an gesunder Ernährung. Darauf hat sie zwar auch vorher schon geachtet, aber zusätzlich viel Ungesundes gegessen. In einer früheren Diät wurden den Nahrungsmitteln bestimmte Punkte zugewiesen, und sie hat oft fünfzehn Punkte für leere Kalorien und nur sieben für wünschenswerte Lebensmittel ausgegeben.

Das ist jetzt anders. »Ich bin inzwischen 47«, räumt Donna ein. »Ich werde nicht jünger. In meinem Alter kann man zusehen, wie das Fett ansetzt. Zum Beispiel liebe ich Milchschokolade. Jetzt habe ich ganz auf Bitterschokolade umgestellt. Ich versuche auch, möglichst optimal zu essen. Früher habe ich Kaffeeweißer in den Kaffee getan, aber inzwischen ist mir klar, wie viel Chemie darinsteckt. Jetzt nehme ich lieber gesüßte Sojamilch oder Zimt, weil das ein Antioxidationsmittel ist. Ich gebe inzwischen zum Beispiel auch Heidelbeeren in meinen Joghurt.«

Das Schönste ist jedoch ihre schlankere Taille. Donna hat eine hübsche Anekdote zu ihrem Erfolg: Mit ihrer Nachbarin Roseanne, einer ausgesprochen zierlichen Frau, ging sie zum Sport. »Sie hat eine schlanke Taille und schlanke Hüften, einfach beneidenswert. Wir machten also unser Workout, und ich warf zufällig einen Blick in den Spiegel. Ich sah diese Frau mit dem flachen Bauch und dachte: ›Oh, hinter mir steht Roseanne.‹ Dann sah ich ein zweites Mal hin. Und ich sagte mir: ›Moment mal! Diese Frau trägt ein rotes T-Shirt. *Ich* trage ein rotes T-Shirt. Das bin ja *ich*!‹ Und so war es.«

Sie findet die Diät einfach optimal. »In jeder Hinsicht«, schwärmt sie. »Ich nasche gern und möchte alle vier Stunden essen, und das gehört zum Programm der *Bauch-weg-Diät*. Ich liebe Erdnussbutter zum Frühstück, und davon bekomme ich gleich zwei Esslöffel. Zwei Esslöffel! Die Butter tropft geradezu vom Brot, und ich denke dann: ›Wow! So viel zu essen!‹ Und der Snackpack? 170 Gramm fettarmer Joghurt mit Schokostückchen und einem Stück Obst. Eine Diät mit *Schokolade* – kaum zu glauben!«

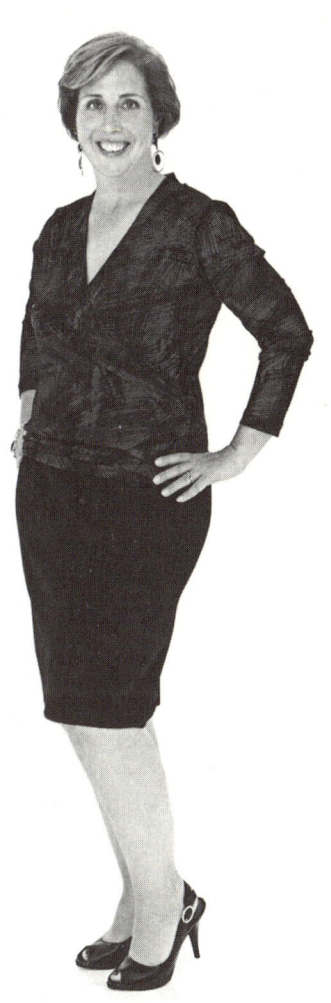

Kapitel 3

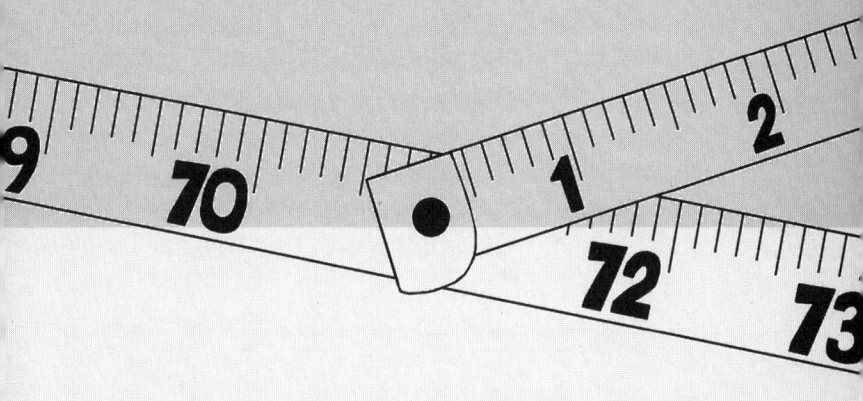

EUFS für die
große Euphorie

Bauchfett zählt zwar zu den gefährlichsten Fettarten im Körper, aber ich kann Ihnen versichern, dass Sie sich nicht damit abfinden müssen. Betrachten Sie nicht einen Tag länger gequält Ihre Taille! Machen Sie sich keine Sorgen mehr wegen des Gesundheitsrisikos, denn es gibt ein passendes Gegengift, und das sind die EUFS, die einfach ungesättigten Fettsäuren. Sie liegen insbesondere in fünf Nahrungsgruppen vor:

1. Öle
2. Oliven
3. Nüsse, Kerne, Samen
4. Avocados
5. Dunkle Schokolade

In diesen Lebensmitteln steckt die wundersame Kraft, Ihren Körper und Ihr Leben zu verwandeln, und diese Kraft entspringt den EUFS. Das klingt jetzt hochgestochen, aber für Ernährungsexperten wie Cynthia Sass sind die EUFS der eigentliche Grund, weshalb diese pflanzlichen Fette so gesund sind. Grundsätzlich sind Fettsäuren die Bausteine für alle Fette unserer Nahrung, und wie alle organischen Stoffe bestehen sie in erster Linie aus Kohlenstoff-, Sauerstoff- und Wasserstoffatomen, die in einer speziellen Reihenfolge miteinander verknüpft sind. Wenn jedes Kohlenstoffatom in der Kette mit einem Wasserstoffatom verbunden ist, gilt die Säure als *gesättigt*. Bei Zimmertemperatur ist sie dann fest oder zäh wie Wachs, im Körper verhält sie sich klebrig und starr. *Ungesättigte* Fettsäuren hingegen sind weniger dicht konstruiert und deshalb flexibler – aufgrund dieser Flexibilität sind ungesättigte Fette »gut« und gesättigte Fette »schlecht« für den Körper.

Stellen Sie sich gesättigte Fettsäuren einfach als Stäbchen vor und ungesättigte als Fäden. Wenn gesättigte Fette durch die Arterien wandern, stoßen sie immer wieder an und mahlen sich ihren Weg frei, bleiben aber auch häufig stecken. Eine aktuelle Studie stellte fest, dass der Verzehr einer Mahlzeit mit vielen gesättigten Fettsäuren die Dehnbarkeit der Blutgefäße beeinträchtigt und die Durchblutung behindert.[1] Diese Auswirkung trat schon drei Stunden nach dem Essen ein. Viele andere Untersuchungen legen nahe, dass ein langfristig hoher Konsum an gesättigten Fettsäuren das Risiko für Arteriosklerose (Verhärtung der Arterien), Herzerkrankungen, Schlaganfall und andere chronische Krankheiten erhöht.

Da EUFS *ungesättigt* (also flexibler) sind, können sie leicht durch die Gefäße gleiten, ohne die Wege zu verlegen. Diese Flexibilität ist aber nur ein Grund, weshalb sie so gesund sind. Eine wachsende Zahl wissenschaftlicher Arbeiten lässt darauf schließen, dass sie möglicherweise sogar dazu beitragen, vorhandene Ablagerungen in den Gefäßen abzubauen und neue zu verhindern.

EUFS schaffen Platz

Um wirklich zu begreifen, woher der Rummel um die EUFS stammt und warum »Keine Mahlzeit ohne EUFS« ein so wichtiger Grundsatz der *Bauch-weg-Diät* ist, möchte ich Sie zu ei-

nem kurzen Streifzug durch die Geschichte der einfach ungesättigten Fettsäuren einladen. Es ist nämlich noch gar nicht so
lange her, dass alle Fette grundsätzlich als böse Dickmacher in
Verruf geraten waren.

Schon seit den Fünfzigerjahren des letzten Jahrhunderts haben Gesundheitsexperten und die Regierung in ihren Empfeh-
lungen den Zusammenhang zwischen Fetten und Herzkrank-
heiten betont.[2] Seither wurde regelmäßig gefordert, weniger gesättigte Fette zu verzehren und den Gesamtfettkonsum zu reduzieren. 2004 einigten sich die Deutsche Gesellschaft für
Ernährung (DGE) und der aid-Infodienst (aid) auf die gemeinsame Empfehlung, bei normaler körperlicher Aktivität maximal 30 Prozent der Nahrungsenergie in Form von Fett zu sich
zu nehmen.[3]

Diese Kurzformel für den Gesamtfettverzehr und die For-
mulierung »maximal 30 Prozent« haben dazu geführt, dass viele Menschen glauben, »je weniger, desto besser«. Die Verbrau-
cher reagierten mit einer Fettphobie und scheuten nicht nur
Butter und tierische Fette, sondern auch pflanzliches Öl, Nüsse
oder Erdnussbutter. Für Fachleute wie Cynthia, die wussten,
welche Gefahren mit einer zu geringen Fettzufuhr einhergehen,
und die die gesundheitlichen Vorzüge pflanzlicher Öle kannten,
bedeutete das einen Kampf gegen Windmühlen.

Bereits 1994 hat die englische Institution COMA, ein Komi-
tee zu medizinischen Aspekten von Ernährungsrichtlinien, in
ihren Ernährungsempfehlungen für Herzgefäßpatienten einen
neuen Ansatz verfolgt. Neben einer Begrenzung des Fettanteils
auf 35 Prozent der Gesamtenergiemenge wurde gezielt empfoh-

len, den Verzehr gesättigter Fettsäuren unter elf Prozent der Gesamtenergiemenge zu drücken.

Bestätigt wurden dabei die Vorzüge von Fisch und pflanzlichen Fetten. Insgesamt wurde empfohlen, mehr mehrfach und einfach ungesättigte Fettsäuren zu verzehren.[4] Als diese Richtlinien erschienen, geriet Cynthia Sass geradezu in Verzückung, weil endlich belegt war, dass eben nicht alle Fette gleich sind.

Der Trugschluss: Esst weniger Fett

Zwischen 1950 und 1970 schienen zahlreiche wissenschaftliche Studien zu belegen, dass eine hohe Fettzufuhr mit einem größeren Risiko einer Herz-Kreislauf-Erkrankung verbunden sei. Nach Angaben der britischen Herzstiftung standen Herz-Kreislauf-Erkrankungen in diesem Zeitraum bei den Todesursachen an erster Stelle. In Großbritannien nahmen Erwachsene zwischen 1980 und 1990 über 40 Prozent ihrer Gesamtenergiemenge in Form von Fett auf.[5]

Gute Fette, böse Fette

Fett ist als Energieträger ein wichtiger Bestandteil unserer Ernährung. Es ist an der Produktion von Zellmembranen und bestimmten Hormonen beteiligt und hat damit entscheidenden Anteil an der Regulierung von Blutdruck und Puls, dem Zusammenziehen der Blutgefäße, der Blutgerinnung und dem Nervensystem. Ernährungsfette unterstützen den Körper bei der Aufnahme der Vitamine A, D, E und K. Aber nicht alle Fette sind gleich. Wer größere Mengen der falschen Fette verzehrt, tut dem Körper nichts Gutes. Um zu wissen, welche Fette wünschenswert und welche unerwünscht sind, müssen Sie sich gut auskennen:

Gesunde Fette

▶ **Einfach ungesättigte Fettsäuren (EUFS)** bleiben bei Zimmertemperatur flüssig, können aber im Kühlschrank aushärten.

▶ **Mehrfach ungesättigte Fettsäuren** bleiben bei Zimmertemperatur sowie im Kühlschrank flüssig. Lebensmittel mit mehrfach ungesättigten Fettsäuren sind beispielsweise pflanzliche Öle wie Distelöl, Maiskeimöl, Sonnenblumenöl und Sojaöl.

▶ **Omega-3-Fettsäuren** sind eine ausgesprochen gesunde Form mehrfach ungesättigter Fettsäuren, die vor allem in fettem Fisch wie Lachs, Makrele oder Hering vorkommen.

Wenn Sie lieber die Steuererklärung machen, als zweimal die Woche Fisch zu kochen (die empfohlene Menge), können Sie auch auf Walnüsse, Leinsamen, Leinöl und (in geringerem Maß) auf Rapsöl zurückgreifen.

Ungesunde Fette

▶ **Gesättigte Fette** sind bei Zimmertemperatur fest oder halbfest. Die Marmorierung von rotem Fleisch ist dafür ein ebenso gutes Beispiel wie ein Stück Butter. Gesättigte Fette finden sich insbesondere in tierischen Nahrungsmitteln, aber auch in drei pflanzlichen Quellen, nämlich in Kokosöl, Palmöl und Kakaobutter. Es ist nahezu unmöglich, ganz auf gesättigte Fette zu verzichten. Selbst Olivenöl enthält zwei Gramm gesättigte Fettsäuren pro Teelöffel.

▶ **Transfette** erhöhen das LDL-Cholesterin und senken das HDL-Cholesterin, was das Risiko für Herz-Kreislauf-Erkrankungen erhöht. Diese besonders ungesunden Fette entstehen, wenn in der Lebensmittelindustrie Öle hydriert werden, um die Haltbarkeit zu verlängern. Transfette stecken daher vor allem in abgepackten Produkten und in fast allen Lebensmitteln mit hydriertem Pflanzenfett. Achten Sie auf die Angaben »hydrogenisiert/hydriert/gehärtet« oder »teilweise hydrogenisiert/hydriert/gehärtet« auf der Zutatenliste, um die gefährlichen Transfette zu identifizieren und zu meiden.

Die Botschaft »Esst weniger Fett« kam zumindest teilweise an. Bis zum Jahr 2000 war der Fettanteil in der Ernährung der Engländer auf etwa 38 Prozent der Gesamtenergiezufuhr gesunken. Allerdings blieb die aufgenommene Kalorienmenge in etwa gleich – das eingesparte Fett wurde durch zusätzliche Kohlenhydrate ersetzt.

Vermutlich erinnern Sie sich an die Berichte über den Boom der fettreduzierten Produkte vom Kuchen bis zum Joghurt. Es war beinahe unmöglich, einkaufen zu gehen, ohne etwas Fettreduziertes oder Fettfreies mit nach Hause zu nehmen. Angesichts der Fettphobie fanden es die meisten in Ordnung, die fettarmen Produkte in großen Mengen zu verzehren (also eine ganze Packung Kekse, tütenweise Gummibärchen oder den Riesenbecher Joghurt). Zugleich stieg der Anteil übergewichtiger Erwachsener (BMI ab 25) in Deutschland zwischen 1988 und 2006 bei den Männern von 52,6 auf 67,6 Prozent und bei den Frauen von 29,7 auf 49,8 Prozent.[6]

Gute Fette – unsere Rettung!

»Fett macht fett« war anscheinend nicht die passende Kurzformel. Seit 1990 widmen sich Wissenschaftler zunehmend der These, dass der mäßige Verzehr bestimmter Fette tatsächlich schützen kann. Der erste Verfechter dieser Theorie war Dr. Ancel Keys von der Universität Minnesota mit seiner Sieben-Länder-Studie.[7]

Zwischen 1958 und 1970 hatte Keys die Ernährungsgewohnheiten von Männern zwischen 40 und 59 Jahren aus sieben Ländern (USA, Japan, Italien, Griechenland, Niederlande, Finnland und Jugoslawien) in einer Langzeitstudie beobachtet. Dabei hatte er Daten über Ernährung, gesundheitliche Risikofaktoren (wie Cholesterinspiegel und Blutdruck) sowie Erkrankungshäufigkeit erhoben. Zum ersten Mal wurde länder- und kulturübergreifend auf die Verbindung zwischen Ernährungsweise und Erkrankungen hingewiesen. Die Studie war deshalb so bedeutend, weil sie zeigte, bis zu welchem Grad die Zusammensetzung der Ernährung als Indikator für die Wahrscheinlichkeit einer koronaren Herzerkrankung dienen konnte. Die Hauptschlussfolgerung war, dass ein hoher Fettkonsum *nicht* automatisch mit einem höheren Herzrisiko einhergeht.

Besonders auffällig waren die Daten aus Kreta, der größten Insel Griechenlands. Unter allen Bevölkerungsgruppen, die in der Sieben-Länder-Studie beobachtet wurden, hatten die kretischen Männer besonders selten Herz-Kreislauf-Erkrankungen und zugleich die höchste durchschnittliche Lebenserwartung, obwohl sie 37 Prozent ihres Kalorienbedarfs über Fette deckten (die meisten Herztoten stammten aus Finnland und den USA). Im Rahmen der Studie stellte Keys fest, dass die Kreter sich in erster Linie immer noch so ernährten, wie sie es schon seit Jahrhunderten taten – viel Obst und Gemüse (besonders grünes Gemüse), Nüsse, Bohnen, Fisch, dazu Wein und Käse in Maßen sowie kleine Mengen Fleisch von Weidetieren, Milch, Eier, Vollkornprodukte und reichlich Olivenöl sowie Oliven mit vielen EUFS. Pro Person verbrauchen die Kreter im Jahr durchschnittlich 25 Liter Olivenöl.

Es lebe das Olivenöl!

Die faszinierenden Befunde aus Kreta betonten die zentrale Rolle des Olivenöls. Damit wurde die These, dass manche Fette gesund sind, endlich gesellschaftsfähig. Es folgten Dutzende von Studien zur Ernährung im Mittelmeerraum, die überraschende Erkenntnisse brachten: So kam eine griechische Untersuchung zu dem Schluss, dass der ausschließliche Verzehr von Olivenöl das Risiko für eine Herzgefäßerkrankung um 47 Prozent senkt, selbst wenn man BMI, Rauchen, körperliche Aktivität, Bildungsniveau, familiäre Veranlagung, Bluthochdruck, Cholesterinspiegel und Diabetes korrigierend miteinbezog.[8] Eine weitere Untersuchung, die 1998 in Amerika veröffentlicht wurde, nahm die Zusammenhänge zwischen langfristigem Olivenölverzehr und Triglyzeridwerten bei gesunden Männern unter die Lupe.[9] Bei der Olivenölgruppe wurden deutlich geringere Mengen LDL-Cholesterin gemessen.

Zahlreiche wissenschaftliche Studien haben gezeigt, dass Olivenöl die LDL-Menge im Blut senken beziehungsweise das Cholesterin an der Aushärtung hindern kann. Das ist ein entscheidender Faktor, denn mit der Verhärtung beginnt der Dominoeffekt, der zur Schädigung und Erkrankung der Arterien führt. Im Verlauf weiterer Studien zeigte sich, dass Olivenöl zwar erstaunlich gesund ist, aber ein Großteil seiner schützenden Kraft geht auf die EUFS zurück, die auch in anderen pflanzlichen Fetten einschließlich Nüssen und Avocados vorkommen.

Irgendwann verlagerte die Forschung den Fokus vom Olivenöl auf die einfach ungesättigten Fettsäuren und stellte fest, dass deren Schutz weit über Cholesterin und Herzerkrankungen hinausreicht. Mittlerweile hat man entdeckt, dass es zwischen EUFS und Typ-2-Diabetes, dem metabolischen Syndrom, Brustkrebs und Entzündungsprozessen eine Verbindung gibt in dem Sinn, dass EUFS diesen vorbeugen können und dazu positive Auswirkungen auf Blutdruck, Gehirn- und Lungenfunktion, Körpergewicht und – schon erraten? – Bauchfett haben. Als Cynthia mir den Stapel mit Veröffentlichungen nur zum Thema EUFS zeigte, traute ich meinen Augen kaum – er war mindestens so dick wie dieses Buch. Um Sie also nicht völlig zu überwältigen (und zudem ein paar Bäume zu retten), stelle ich nur einige der auffälligsten Ergebnisse vor. So verstehen Sie vielleicht, warum wir so einen Wirbel um die EUFS veranstalten.

EUFS schützen das Herz

▶ Französische Wissenschaftler haben untersucht, was passiert, wenn man einen Teil der Kohlenhydrate in der Ernährung durch EUFS ersetzt, ohne zugleich Kalorien zu reduzieren. Dabei zeigte sich, dass eine Ernährung mit vielen ungesättigten Fettsäuren positive Auswirkungen auf den Triglyzeridspiegel und andere Leitwerte für Herzgefäßerkrankungen hat.[10]

▶ Ein Team der amerikanischen Johns-Hopkins-Universität verglich über einen Zeitraum von sechs Wochen hinweg, welche Auswirkungen drei gesunde Ernährungsformen mit einem reduzierten Anteil an gesättigten Fetten auf Blutdruck und Blutfette haben. Dabei sollten die Teilnehmer nicht abnehmen.[11] Die erste Ernährungsweise war reich an Kohlenhydraten, die zweite konzentrierte sich auf Eiweiß (wobei etwa die Hälfte aus pflanzlichen Quellen stammte), die dritte enthielt reichlich EUFS. Bei den Ernährungsweisen mit viel Eiweiß und EUFS ergaben sich bessere Werte bei Blutdruck und Blutfetten, so dass sich das Risiko einer Herz-Kreislauf-Erkrankung verringerte.

▶ An der Pennsylvania State University wurde das Herz-Kreislauf-Erkrankungsrisiko bei normaler amerikanischer Ernährungsweise anhand vier unterschiedlicher cholesterinsenkender Diäten verglichen. Dazu wählte man ein cholesterinsenkendes Diätprogramm der Amerikanischen Herzgesellschaft AHA und drei Ernährungsformen mit vielen EUFS aus.[12] Alle Diäten senkten das Gesamtcholesterin um zehn Prozent und das LDL-Cholesterin sogar um 14 Prozent. Die Programme mit reichlich EUFS senkten zusätzlich die Triglyzeridwerte um 13 Prozent (während das reine Diätprogramm diese um elf Prozent ansteigen ließ), ohne gleichzeitig das erwünschte HDL-Cholesterin zu senken (das bei dem Diätprogramm um vier Prozent zurückging).

▶ Spanische Wissenschaftler der Universität Barcelona verglichen die kurzfristige Wirkung von zwei mediterranen Ernährungsformen mit einer fettarmen Ernährung anhand der Laborwerte für das Herz-Kreislauf-Erkrankungsrisiko.[13] Im Vergleich zu der fettarmen Diät waren die durchschnittlichen Veränderungen von Blutzucker, Blutdruck und Cholesterin bei beiden mediterranen Diäten mit vielen EUFS günstiger. Die eine mediterrane Diät stellte Olivenöl in den Vordergrund, die andere Nüsse.

Der Zusammenhang zwischen EUFS und einem gesunden Herzen ist so offenkundig, dass eine tägliche Mindestmenge EUFS mittlerweile zu den Standardempfehlungen gehört, wenn Herz-Kreislauf-Erkrankungen gezielt vorgebeugt werden soll oder sie behandelt werden. In Großbritannien rät man beispielsweise, etwa zwölf Prozent der Gesamtenergiemenge über EUFS zu decken und nur den Rest des erlaubten Fetts über mehrfach ungesättigte oder gesättigte Fettsäuren. EUFS sind jedoch langfristig gesehen gesundheitlich so vorteilhaft, dass man gesättigte Fette möglichst generell durch EUFS ersetzen sollte.

EUFS gegen Typ-2-Diabetes

▶ Spanische Forscher untersuchten die Wirkung von drei Ernährungsformen zum Gewichtserhalt bei Übergewichtigen auf den Kohlenhydrat- und Fettstoffwechsel sowie auf den Insulinspiegel. Dabei wurden die Teilnehmer nach dem Zufallsprinzip auf drei Gruppen verteilt, die 28 Tage lang entweder viele gesättigte Fette, viele einfach ungesättigten Fette (EUFS) oder viele Kohlenhydrate bekamen.[14] Bei den Ernährungsweisen mit vielen EUFS und vielen Kohlenhydraten sank der Nüchternblutzucker, doch die EUFS-Diät verbesserte zugleich die Insulinempfindlichkeit und das HDL-Cholesterin.

▸ An der Universität Indiana behandelte man Typ-2-Diabetiker, die abnehmen sollten, sechs Wochen lang entweder mit einer Diät mit vielen EUFS oder einer fettarmen Diät mit vielen Kohlenhydraten.[15] Beide Gruppen nahmen ab, aber die EUFS-Gruppe hatte bessere Gesamtcholesterin- und Triglyzeridwerte vorzuweisen. Gleichzeitig war das HDL-Cholesterin weniger zurückgegangen. Diese Ergebnisse blieben auch bestehen, nachdem die Teilnehmer wieder ihr Ausgangsgewicht erreicht hatten.

EUFS reduzieren das Risiko für das metabolische Syndrom

▸ An der medizinischen Fakultät der Columbia-Universität in New York wurden 52 Männer und 33 Frauen mit metabolischem Syndrom untersucht (d. h. jeder Kombination von niedrigem HDL-Cholesterin mit hohen Triglyzeridwerten oder hohen Insulinwerten).[16] Sieben Wochen lang erhielten die Teilnehmer entweder eine typisch westliche Ernährung mit 36 Prozent der Kalorien aus Fett oder zwei andere Ernährungsformen, bei denen sieben Prozent der Kalorien aus gesättigten Fetten entweder durch Kohlenhydrate oder durch EUFS ersetzt wurden. Bei beiden Diäten mit einer geringeren Zufuhr an gesättigten Fetten ging das LDL-Cholesterin zurück, doch EUFS konnten zudem den HDL-Cholesterin-Spiegel erhalten und die Triglyzeridwerte senken, die bei der kohlenhydratreichen Ernährung beträchtlich höher waren.

EUFS hemmen Entzündungsprozesse

Kurz zusammengefasst ist eine Entzündung die spontane Reaktion des Immunsystems auf eine Belastung, Verletzung oder Erkrankung. Entzündungen sind ein bekannter Auslöser für die vorzeitige Alterung und viele Erkrankungen, doch EUFS können ihr Aufflackern im Keim ersticken.

▶ Eine spanische Studie konzentrierte sich auf eine große Gruppe Männer und Frauen mit hohem Herz-Kreislauf-Erkrankungsrisiko.[17] Man fand heraus, dass der Konsum bestimmter mediterraner Lebensmittel, darunter Olivenöl und Nüsse mit vielen EUFS, mit einer geringeren Konzentration an Entzündungsmarkern im Blut einherging.

▶ In einer italienischen Studie wurde die Wirkung einer mediterranen Diät auf Entzündungsmarker bei Patienten mit metabolischem Syndrom ermittelt.[18] Drei Jahre lang empfahl man knapp 200 Männern und Frauen entweder eine Mittelmeerdiät mit vielen Vollkornprodukten, Obst, Gemüse sowie EUFS-reichen Nüssen und Olivenöl oder aber eine Diät mit 50 bis 60 Prozent Kohlenhydraten, 15 bis 20 Prozent Eiweiß und maximal 30 Prozent Fett. Nach zwei Jahren hatten die Patienten mit der mediterranen Kost, die täglich mehr EUFS und Ballaststoffe zu sich nahmen, im Durchschnitt stärker abgenommen. Außerdem war der Anteil der Entzündungsindikatoren im Blut deutlich zurückgegangen, und ihre Insulinresistenz hatte sich gebessert.

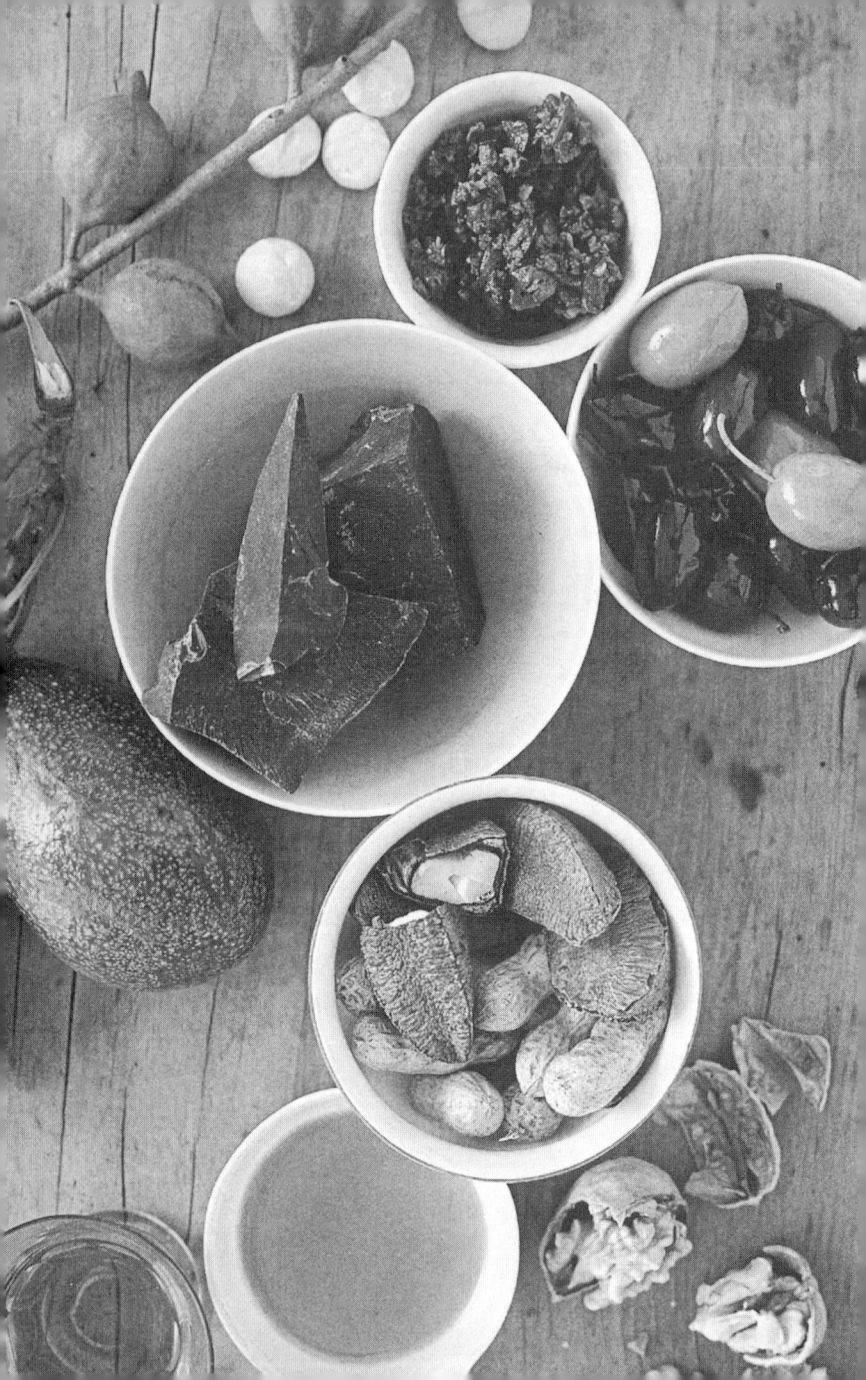

Wählen Sie Ihre EUFS

Diese wunderbaren Lebensmittel voller einfach ungesättigter Fette können Ihnen zu einem langen, gesunden Leben mit weniger Bauchfett verhelfen. Zugleich liefern sie zahlreiche andere nützliche Nährstoffe.

1. Öle: Die gesundheitlichen Vorzüge der in der *Bauch-weg-Diät* empfohlenen Öle (Rapsöl, Distelöl, Sesamöl, Sojaöl, Walnussöl, Leinöl, Sonnenblumenöl, Olivenöl und Erdnussöl) unterscheiden sich je nach Ausgangsfrucht, -samen oder -nuss. Leinsamen und Walnüsse enthalten jeweils reichlich Alpha-Linolensäure, die der Körper zu Omega-3-Fettsäuren weiterverarbeitet. Natives Olivenöl extra vergine hat starke antibakterielle Eigenschaften und kann sogar Helicobacter pylori abtöten, die Bakterien, welche die meisten Magengeschwüre und manche Arten von Magenkrebs hervorrufen.[19] Daneben enthält Olivenöl Polyphenole, die ebenfalls vor Herz-Kreislauf-Erkrankungen und Krebs schützen und die Entzündungsbereitschaft im Körper senken. Rapsöl, Sesam-, Sonnenblumen- und Distelöl sind allesamt reich an Vitamin E.

2. Oliven: Neben ihren EUFS versorgen Oliven uns auch mit Eisen, Vitamin E und Kupfer (ein Mineralstoff, der Nerven, Schilddrüse und Bindegewebe schützt) sowie mit Ballaststoffen (zur Regulierung der Verdauung, Stabilisierung des Blutzuckers und für einen gesunden Cholesterinspiegel).

3. Nüsse und Samen: Auch die Nüsse und Samen, denen wir in der *Bauch-weg-Diät* einen wichtigen Platz einräumen, haben zahlreiche positive Wirkungen auf die Gesundheit. Sonnenblumenkerne sind eine gute Quelle für Linolsäure. In einer aktuellen Studie hatten Frauen mit der höchsten Linolsäureversorgung ein um 23 Prozent verringertes Risiko für Herzerkrankungen, verglichen mit denjenigen, die weniger Linolsäure zu sich nahmen.[20] Die Omega-3-Fettsäuren in Walnüssen werden mit einem verbesserten Schutz vor Entzündungen, Herzerkrankungen, Asthma und Arthritis sowie verbesserten geistigen Fähigkeiten in Verbindung gebracht. Pistazien helfen nachweislich, in stressigen Situationen den Blutdruck zu senken. Insgesamt enthalten Nüsse und Samen viele wichtige Nährstoffe wie Eiweiß, Ballaststoffe, Eisen, Zink, Magnesium, Kupfer, B-Vitamine und Vitamin E.

4. Avocados: Avocados stecken voller Lutein, das zur Erhaltung gesunder Augen beitragen kann, aber auch Beta-Sitosterol, ein natürliches pflanzliches Sterol, das den Cholesterinspiegel in Schach hält. Wer Salate und Soßen mit Avocados anreichert, kann mehr als doppelt so viele Karotinoide aufnehmen. Diese Antioxidanzien scheinen das Risiko für Herzerkrankungen und Makuladegeneration zu senken, ein

Hauptgrund des Erblindens im Alter.[21] Avocados versorgen uns aber auch mit vielen Ballaststoffen, Vitamin K (wichtig für die Blutgerinnung), Kalium (zur Blutdruckregulierung) und herzschützender Folsäure.

5. Dunkle Schokolade: Dunkle Schokolade ist reich an Flavonolen und Proanthocyaniden. Beide erhöhen den HDL-Cholesterinspiegel. Zudem enthält sie natürliche Substanzen, die an der Regulierung des Insulinspiegels beteiligt sind, die Blutgefäße entspannen und so den Blutdruck senken. Mit wichtigen Mineralstoffen wie Kupfer, Magnesium, Kalium, Kalzium und Eisen kann dunkle Schokolade ebenfalls aufwarten.

EUFS senken das Brustkrebsrisiko

► Für eine Studie untersuchten Wissenschaftler der Fakultät für medizinische Epidemiologie am Karolinska-Institut in Stockholm die Daten von 61 471 Frauen zwischen 40 und 76 Jahren aus zwei Gebieten in Mittelschweden ohne vorherige Brustkrebsdiagnose.[22] Nach Abschluss der Studie und Evaluierung der Ernährung und der Brustkrebsfälle stellten sie einen Zusammenhang zwischen EUFS und dem Brustkrebsrisiko fest: Pro zehn Gramm EUFS mehr am Tag sank das Brustkrebsrisiko um jeweils 45 Prozent.

EUFS halten das Gehirn in Schwung

▶ Wissenschaftler der geriatrischen Abteilung an der Universität Bari, Italien, überprüften den Zusammenhang zwischen Ernährung und altersbedingten Veränderungen der kognitiven Leistungen. An der Studie beteiligten sich 5632 Menschen zwischen 65 und 84 Jahren aus acht Regionen Italiens.[23] Anhand von standardisierten Tests wurden die kognitiven Fähigkeiten, die selektive Aufmerksamkeit und das Gedächtnis überprüft. Bei der Auswertung der Ernährung der Probanden fiel auf, dass diejenigen mit dem höchsten Kalorienanteil aus EUFS am besten vor kognitivem Verfall geschützt waren.

▶ Eine andere Studie derselben Universität nahm die Rolle der Ernährung bei altersbedingter Gedächtnisschwäche unter die Lupe: Dafür wurden ältere Menschen aus Süditalien mit typisch mediterraner Ernährungsweise untersucht.[24] Auch hier kam man zu dem Schluss, dass eine gute Versorgung mit EUFS vor altersbedingter Gedächtnisschwäche schützt.

EUFS verlängern das Leben

▶ Die Verbindung zwischen der Versorgung mit EUFS und der Lebenserwartung wurde vielfach überprüft, zum Beispiel in einer Anschlussuntersuchung zur italienischen Langzeitstudie über Alterung. Achteinhalb Jahre nach Beendigung der Untersuchungen wollte man herausfinden, inwiefern EUFS und an-

dere Lebensmittel die Langlebigkeit fördern.[25] Bei den nicht de-
menten Teilnehmern zwischen 65 und 84 Jahren ging eine bessere Versorgung mit EUFS mit einem längeren Leben einher.
Diese Verbindung konnte bisher bei keiner anderen Lebensmit-
telgruppe festgestellt werden.

EUFS gegen Bauchfett

▸ 2007 erschien in der amerikanischen Zeitschrift *Diabetes
Care* eine Studie, nach der eine Ernährung mit vielen EUFS
dem Fettansatz in der Körpermitte entgegenwirkt – im Gegen-

satz zu einer Ernährung mit vielen Kohlenhydraten und gesättigten Fetten, die ebenso viele Kalorien enthält, aber nicht dieselbe Wirkung erzielt.[26]

► Australische Forscher teilten übergewichtige Männer nach dem Zufallsprinzip verschiedenen vierwöchigen Diäten mit gleicher Kalorienzufuhr, aber einem unterschiedlichen Anteil an gesättigten, einfach und mehrfach ungesättigten Fetten zu. Nur bei der EUFS-reichen Ernährung verringerten sich Körpergewicht und Körperfettanteil. Die Autoren kamen zu dem Schluss, dass eine Ernährung mit vielen EUFS bei gleicher Kalorien- oder Fettzufuhr einen signifikanten Rückgang von Körpergewicht und Fettmasse bewirken kann.

► Eine weitere Studie aus Australien verglich die Fettverbrennungsrate nach dem Frühstück. Dabei erhielten die Teilnehmer entweder gesättigte Fette aus Sahne oder einfach ungesättigte Fettsäuren aus Olivenöl.[27] Bei der EUFS-Gruppe war die Fettverbrennungsrate in den fünf Stunden nach dem Frühstück signifikant erhöht, und zwar besonders bei den Teilnehmern mit mehr Bauchfett.

Das zweite Mittel gegen Bauchfett: Ihre Einstellung

Natürlich geht es bei der *Bauch-weg-Diät* nicht ausschließlich ums Essen. Bevor wir zum Ernährungsplan kommen, sollten Sie sich den eigentlichen Schlüssel zur Erfüllung Ihres Traums vom flachen Bauch bewusst machen – nämlich Ihre Einstellung. Ihre Gefühle, Ihr Stresslevel und Ihr Körperbild beeinflussen, wie und wann Sie essen, aber auch wie und wo Sie Gewicht ansetzen. Richtig! Ihre Gefühle können in der Tat dazu führen, dass Sie Fett ansetzen. Im nächsten Kapitel wird diese Verbindung zwischen Körper und Geist genauer betrachtet, und wir enthüllen das Erfolgsgeheimnis der *Bauch-weg-Diät*. Vorläufig jedoch sollten Sie sich von dem Wissen inspirieren lassen, dass Abnehmen ganz leicht ist – beträufeln Sie Ihren Salat mit Olivenöl, streichen Sie Erdnussbutter auf einen Cracker oder schlecken Sie einfach geschmolzene dunkle Schokolade von den Fingern.

Erfolg mit der *Bauch-weg-Diät*

Diane Kaspareck, 52 Jahre

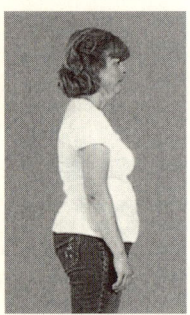 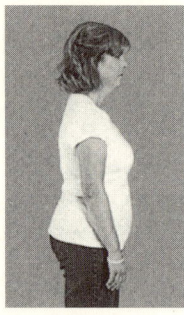

Gewichtsverlust:

3,0 kg

in 32 Tagen

Umfang:

16 cm

weniger

»Für mich kam die Nachricht, dass *Prevention* Teilnehmer für die neue *Bauch-weg-Diät* sucht, in vielerlei Hinsicht zur rechten Zeit. Es war ein echter Segen«, sagt Diane Kaspareck. Die 52-jährige Krankenschwester hat eine Krebserkrankung hinter sich, die ihr Leben veränderte. Fünf Jahre nach der Diagnose beschloss sie: »Es wird Zeit, dass ich mich nicht mehr als *Überlebende* definiere, sondern aktiv weiterlebe.« Unter anderem deshalb meldete sie sich zur *Bauch-weg-Diät* an. »Genau da hörte ich von der Diät«, erinnert sie sich, »also beschloss ich, sie mir zum fünften Jahrestag zu schenken.« Sie wollte ihrer Gesundheit einen Gefallen tun, Übergewicht abbauen und körperlich wieder ins Gleichgewicht kommen. »Zum ersten Mal habe ich etwas ganz allein für mich gemacht.«

Am ersten Diätwochenende schickte Diane ihren Mann und Sohn zum Strand. Sie selbst blieb zu Hause, um sich ganz auf den Ernährungsplan zu konzentrieren. »Mir wurde bewusst, dass der Plan mit einer Lernkurve verbunden ist. Darum bin ich ganz methodisch an die Sache herangegangen. Ich habe eingekauft, gekocht und mich in Ruhe hingesetzt, um das Essen zu genießen. Außerdem habe ich beschlossen, jeden Tag ein Stück zu walken, und damit ging es dann einfach los.«

»Das ist wirklich interessant«, findet Diane. »Sobald man sich mehr mit der eigenen Gesundheit auseinandersetzt, beginnt man, sich selbst besser zu behandeln. Man verbindet sich auf vielerlei Weise mehr mit sich selbst. Deshalb geht es einem auch mental besser. Andere Dinge sind weniger überwältigend, vielleicht weil man selbst mehr Energie hat.«

Diese neu gewonnene Energie begeistert sie. Früher kam Diane nachmittags von der Arbeit nach Hause und setzte sich als Erstes vor die Glotze. »Und das war's dann auch. Ich war fertig mit der Welt, müde und vielleicht sogar ein wenig depressiv.« Inzwischen ist das anders. Die neue Ernährung und der Gewichtsverlust haben ihr mehr Energie geschenkt. Abends geht sie aus und wird immer aktiver. »Es ist, als hätte der Tag sechs Stunden mehr Leben«, findet sie.

»Ich weiß, dass es nur die Ernährung ist, aber es geht mir so gut. Und ich bin viel glücklicher. Der Krebs nimmt einem ein Stück Selbstbestimmung, aber jetzt habe ich das Gefühl, als hätte ich mein Leben wieder im Griff. Was die Ernährung angeht, ist mein Körper richtig im Gleichgewicht, und ich bin insgesamt ruhiger und entspannter. Als könnte mich nichts mehr von hinten anfallen.«

In den ersten 32 Tagen der *Bauch-weg-Diät* hat Diane nur drei Kilo abgenommen, aber Muskelmasse und Körperfettanteil haben sich verändert. Das langsame Abnehmen gefällt ihr. »Ob ich noch mehr abnehmen möchte? Ja, natürlich«, bestätigt sie. »Aber ich sehe das in einem größeren Zusammenhang – es ist, wie es ist. Man wird nicht über Nacht dick oder dünn. Ich habe wirklich das Gefühl, dass ich etwas grundlegend Neues gelernt habe, das bleiben wird. Deshalb werde ich weitermachen, bis ich genau so viel abgenommen habe, wie ich mir vorgenommen habe.«

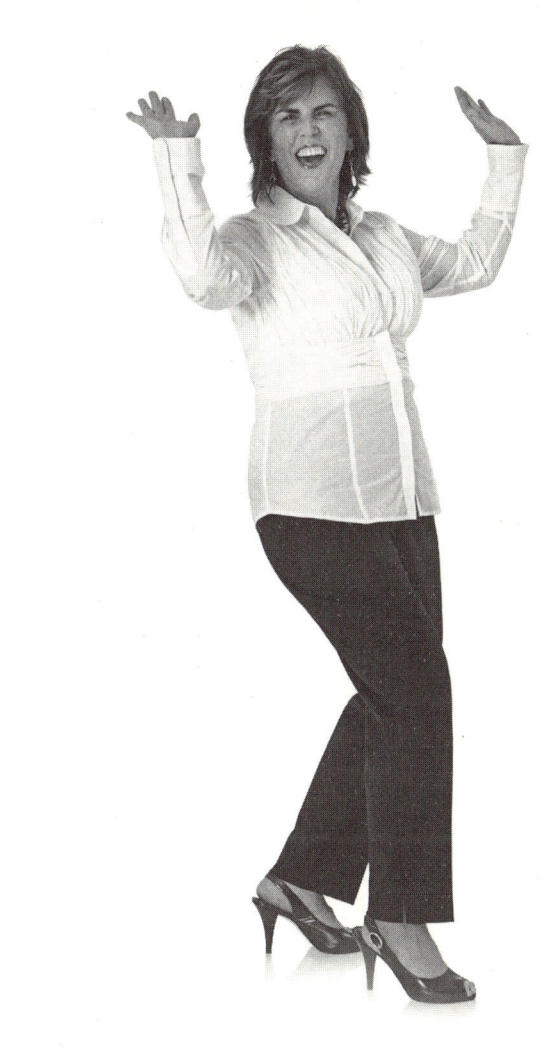

Kapitel 4

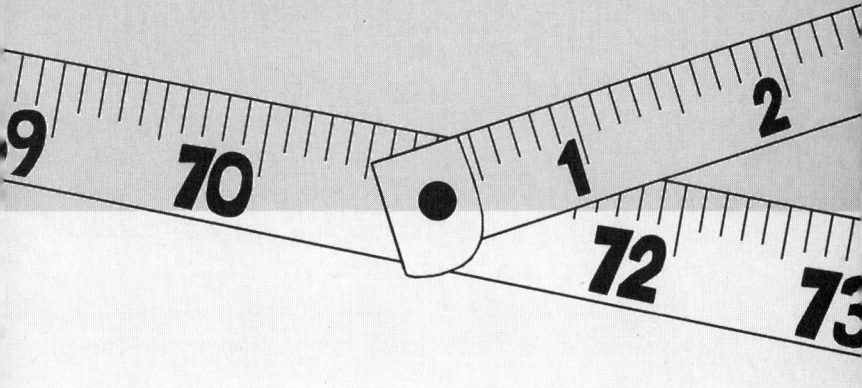

Denk dich schlank!

Die enge Verbindung zwischen Körper und Geist ist inzwischen gut belegt. Das Verständnis für ihr Zusammenwirken ist der Schlüssel zum Erfolg, ob beim Abnehmen oder bei anderen Veränderungen des Lebensstils. Das liegt daran, dass unsere Gefühle und Gedanken beeinflussen, was wir essen, wie viel wir essen und wann wir essen.

Ich kann mich noch gut an den Tag erinnern, an dem mir klar wurde, wie stark meine Einstellung zum Essen von meinem Körperbild beeinflusst wird. Es war in den Achtzigerjahren, und es ging nur um einen Spiegel. Ich war gerade in meine erste eigene Wohnung gezogen. Um mich morgens vor der Arbeit noch einmal abschließend zu begutachten, kaufte ich einen großen Spiegel, den ich vorerst an die Wand lehnte.

Einen Monat lang lächelte ich morgens glücklich meinem größeren, schlankeren Selbstbild zu. Weil ich mich fragte, ob ich beim Umzug auf magische Weise ein paar Kilo abgenommen hatte, stellte ich mich im Fitnesscenter auf die Waage. Nein, kein Gramm weniger. Aber ich fühlte mich wunderbar schlank! Zu diesem Zeitpunkt war ich so begeistert, dass ich beschloss, diesen glücklichen Umstand während der nächsten Wochen beizubehalten. Ich lief länger, aß weniger, ließ den Nachtisch weg und bediente mich seltener an den Süßigkeiten im Büro.

Schließlich kam ich jedoch dazu, den Spiegel ordentlich aufzuhängen. Da erst wurde mir klar, dass ein Spiegel, der schräg an der Wand steht (so dass der untere Glasrand näher ist als der obere), das Spiegelbild größer und dünner erscheinen lässt. Als der Spiegel senkrecht hing und ich mich seitlich betrachtete, musste ich der Realität ins Auge sehen. Natürlich war ich nicht gerade dick, nur nicht ganz so dünn. Dennoch war das ein so herber Schlag für mein Selbstbewusstsein, dass ich prompt zu McDonald's fuhr und einen Bic Mac vertilgte – ungelogen, genauso war es!

Jahrelang habe ich mit Frauen gesprochen, die viele Diäten ausprobiert haben, und dabei gelernt, dass unsere Einstellungen, Gefühle und Gedanken, also praktisch alles, was in uns vorgeht, beeinflussen, was und wie wir essen. Deshalb soll die *Bauch-weg-Diät* Ihr Gehirn ebenso wie Ihre Geschmacksknospen gleichermaßen ansprechen. Erst wenn Ihre Gedanken mitspielen, werden Sie wirklich Erfolg haben.

Emotionales Essverhalten beherrschen

Rein körperlich wird der Appetit über biochemische Signale gesteuert, die dem Gehirn mitteilen, wann man hungrig ist und etwas essen möchte und wann man genug hat und aufhören kann. Dummerweise haben wir alle gelernt, solche Signale zu überhören. Wir essen nicht nur, wenn wir Hunger haben, sondern auch wenn wir glücklich oder traurig, entspannt oder in Sorge sind.

Um emotionales Essverhalten in den Griff zu bekommen, sollten Sie begreifen, was dahintersteckt. Zum einen sind viele Menschen darauf konditioniert, dass Essen trösten kann. (Haben Sie auch immer einen Lolli bekommen, wenn es beim Arzt eine Spritze gab?) Essen tröstet sogar tatsächlich – jedenfalls kurzfristig. Erwachsene versuchen gern, durch Essen Stressgefühle zu lindern. Naschen ist in der Regel eine Reaktion auf Langeweile, Sorgen, Ärger und, ja, auch Einsamkeit. (Ich war bekannt dafür, dass ich bei einer Schreibblockade ein paar Löffel Erdnussbutter brauchte.)

Viele von uns haben jahrelang jede Regung außer einem leeren Magen mit Essen beantwortet, so dass sie erst wieder lernen müssen, wie sich echter Hunger anfühlt. Obwohl wir es oft nicht erkennen, gibt es eine klare Grenze zwischen emotionalem und *echtem* Hunger. Amerikanische Forscher haben fünf Methoden entdeckt, beides voneinander zu unterscheiden:[1]

1. Emotionaler Hunger stellt sich plötzlich ein, körperlicher Hunger allmählich.

2. Körperlichen Hunger spürt man unterhalb des Halses (der Magen knurrt), emotionalen hingegen oberhalb (das Verlangen nach Eis).

3. Wenn nur bestimmte Speisen wie Pizza oder Schokolade Ihr Bedürfnis stillen können, geht es um emotionalen Hunger. Wenn Ihr Körper Treibstoff braucht, sind Sie offener für andere Nahrungsmittel.

4. Emotionaler Hunger will augenblicklich gestillt werden. Körperlicher Hunger kann warten.

5. Emotionaler Hunger hinterlässt Schuldgefühle, körperlicher Hunger nicht.

Wenn Sie diese Signale erkennen, können Sie leichter unterscheiden, ob Sie gerade von Ihren Gefühlen oder vom Magen gelenkt werden. Beim nächsten Heißhunger können Sie folgende Strategie probieren: Ignorieren Sie alle Signale vom Hals aufwärts. Haben Sie wirklich *Hunger*? Prüfen Sie Ihre Gefühle, und überlegen Sie, wie Sie das mentale (nicht körperliche) Bedürfnis stillen können.

Das eigentliche Allheilmittel für emotionales Essverhalten ist nicht Ablenkung, sondern eine effektive Gegenstrategie. Wenn Sie beispielsweise traurig sind und Lust auf Eis haben, können Sie natürlich die Schränke putzen und sich so vom Kühlschrank ablenken, doch das hilft nicht gegen das melancholische Gefühl. Zwei Schritte misslingen uns leider zu häufig: erstens, das Gefühl zu identifizieren, das wir spüren, und zweitens, es wirklich zuzulassen. Sie sind traurig? Dann sehen Sie einen sentimentalen Film an, und lassen Sie den Tränen freien Lauf. Oder rufen Sie eine Freundin an, die in solchen Fällen gut zuhören kann. Es ist sinnvoll, das Gefühl direkt anzusprechen, anstatt es zu vermeiden – das befreit am ehesten von den Essgelüsten.

Den Stress angehen

Wenn Wissenschaftler Stress untersuchen, unterscheiden sie stets zwischen *akutem* (kurzfristigem) und *chronischem* (langfristigem) Stress. *Chronischer* Stress kann zum Beispiel entstehen, wenn man seinen Job hasst, aber das Gefühl hat, dort festzusitzen. *Akuter* Stress hingegen entsteht aus so banalen Gründen wie der Verspätung zur Besprechung oder so lebensbedrohlichen wie einem Beinaheunfall.

In der Steinzeit hing das Überleben des Menschen davon ab, ob er auf akuten Stress sofort reagieren konnte, zum Beispiel bei der Flucht vor einem Raubtier. Heute stehen uns immer noch die Haare zu Berge, und wir reagieren irrational, wenn wir in Not sind oder uns bedroht fühlen. Das nennt sich *Kampf-oder-Flucht-Reaktion*, und für den Körper spielt es dabei keine Rolle, ob der Stress durch ein hungriges Raubtier oder einen ungeduldigen Chef entsteht. Die Gründe werden wir gleich erklären.

Die biologische Reaktion auf akuten Stress

Eine Stressreaktion beginnt im Nervensystem. Das *zentrale Nervensystem* (ZNS) reagiert auf Befehle des Bewusstseins, das autonome oder *vegetative Nervensystem* (VNS) hingegen funktioniert eigenständig. Wenn Sie beispielsweise beschließen, mit dem Handy Ihren Freund zu fotografieren, setzt das ZNS alle

Schon gewusst?

In einer amerikanischen Studie an 1800 Erwachsenen, die abnehmen wollten, wurde festgestellt, dass diejenigen, die sich täglich wogen, innerhalb von zwei Jahren durchschnittlich fünfeinhalb Kilo abnahmen, während diejenigen, die sich nur einmal pro Woche wogen, nur knapp drei Kilo verloren.[2]

Schon
gewusst
?

Bestimmte Nahrungsmittel unterstützen den Stressabbau. Als man Probanden bat, der Verbindung zwischen
Nahrung und Stimmung nachzugehen,
zeigte sich, dass ein erhöhter Konsum
von Wasser, Gemüse, Obst, Fisch,
Nüssen und Vollkorn bei gleichzeiti-
ger Verringerung der Zucker-, Kaffee-
und Alkoholzufuhr erheblich zur Reduzierung von Stress beitrug.[3]

Handlungen in Gang, die ab der Idee zu der Aufnahme erforderlich sind. Gleichzeitig jedoch atmen Sie weiter (ohne daran
denken zu müssen), und Ihr Körper erledigt weiterhin seine
Grundfunktionen wie Verdauung, Durchblutung und die Abwehr schädlicher Bakterien. Das VNS regelt diese Funktionen
ohne den geringsten bewussten Gedanken oder eine Aktion Ih-
rerseits.

Das VNS ist unterteilt in das *sympathische Nervensystem*
und das *parasympathische*. Der Sympathikus lässt uns aufleben,
der Parasympathikus beruhigt. Nehmen wir an, Sie überqueren
gerade eine stark befahrene Straße und sehen ein außer Kontrolle geratenes Fahrzeug auf sich zurasen. In diesem Moment
befehlen Sie Ihrem Herz nicht bewusst, schneller zu schlagen
und mehr Blut in die Muskeln zu pumpen, damit Sie genügend
Kraft haben, aus dem Weg zu springen – Sie machen es einfach.

Innerhalb einer Millisekunde nimmt das Gehirn die Bedrohung wahr, und der Sympathikus gibt Vollgas. Anschließend geschieht Folgendes:

▶ Der Hypothalamus im Gehirn benachrichtigt die Nebennierenrinde, damit die Hormone Adrenalin und Kortisol ausgeschüttet werden (später mehr dazu).

▶ Adrenalin beschleunigt Ihren Herzschlag auf die doppelte Geschwindigkeit und sorgt dafür, dass das Gehirn und die großen Arm- und Beinmuskeln besser durchblutet werden. So können Sie dem herannahenden Auto besser ausweichen.

▶ Ihre Wahrnehmungsfähigkeit wird geschärft.

▶ Ihr Immunsystem wird in Alarmbereitschaft versetzt, um gegebenenfalls eine Infektion aus einer Verletzung abzuwehren.

▶ Die Blutgefäße ziehen sich zusammen, damit Sie bei einer Verletzung weniger Blut verlieren.

▶ Durch die verengten Blutgefäße steigt Ihr Blutdruck an.

▶ Die Pupillen weiten sich, damit Sie schärfer sehen können.

▶ Ihr Verdauungssystem arbeitet langsamer.

▶ Die Insulinproduktion schießt in die Höhe, um die Signale des Adrenalins zur Fettverbrennung zu überschreiben und das Fett lieber für später aufzusparen.

All das passiert, damit Sie dem Auto ausweichen können, das auf Sie zuschießt, so wie früher einmal unsere Vorfahren dem hungrigen Säbelzahntiger ausgewichen sind, der sie als seine nächste Mahlzeit ansah. Sobald die unmittelbare Gefahr vorüber ist, lässt auch der akute Stress nach. Jetzt ist der Parasympathikus an der Reihe, der beruhigende Hormone ausschüttet, bis der Körper wieder im Gleichgewicht ist.

Chronischer Stress hat einen hohen Preis

Im Gegensatz zu akutem Stress, dessen Anfang und Ende klar definiert sind, hört chronischer Stress nicht auf. Ihre Ehe läuft nicht mehr rund, Ihr Kind hat Probleme in der Schule, Sie werden endlich befördert, müssen aber doppelt so viel arbeiten, Ihre Eltern brauchen plötzlich viel mehr Hilfe – oder das alles kommt zusammen! –, das ist chronischer Stress. Leider reagiert der Körper auf solche Faktoren genauso wie auf akuten Stress, doch – und das ist der entscheidende Unterschied – es gibt keine Beruhigungsperiode mehr. Der Sympathikus erledigt einfach seine Aufgabe, so dass wir rund um die Uhr im Zustand erhöhter körperlicher Belastung bleiben, als wären wir ständig in Lebensgefahr. Je stärker der Körper gestresst ist, desto schwieriger wird das Abschalten. Das ist ein echtes Problem, da Krankheiten zu 60 bis 90 Prozent mit Stress zusammenhängen. Und so läuft die Beziehung zwischen Stress und Gesundheit ab:

Unter Stress sondern die Nebennieren große Mengen Kortisol ab. Normalerweise soll Kortisol den Blutdruck, die Funktion des Herz-Kreislauf-Systems und den Stoffwechsel *regulieren*. Eine gelegentliche Überdosis Kortisol bei starkem oder akutem Stress kann der Körper problemlos verkraften. Erst wenn der Stress chronisch wird und ständig zu viel Kortisol im Blut ist, wird es schwierig. Das Immunsystem wird geschwächt und das

Anzeichen für chronischen Stress

► Kopfschmerzen

► Häufige Magenbeschwerden, Verdauungsstörungen, Blähungen, Durchfall oder Appetitveränderungen

► Das Gefühl, jeden Moment weinen zu müssen

► Angespannte Muskulatur

► Engegefühl in der Brust und das Gefühl, keine Luft zu bekommen

► Nervosität oder Traurigkeit

► Ärger und Reizbarkeit

► Probleme bei der Arbeit oder in Beziehungen

► Schlafstörungen (Schlaflosigkeit oder starkes Schlafbedürfnis)

► Apathie (Mangel an Interesse, Motivation oder Energie)

► Geistige oder körperliche Müdigkeit

► Häufige Erkrankungen

► Ausschläge oder Nesselfieber

► Zähneknirschen

► Schwäche oder Schwindelgefühl

► Ohrenklingeln (Tinnitus)

► Unregelmäßigkeiten bei der Menstruation, ungewöhnlich schwere PMS- oder Wechseljahressymptomatik

Herz zu stark angekurbelt. Zugleich steigt der Blutdruck. Auch die Gehirnfunktion wird bei einem dauerhaft hohen Spiegel an Stresshormonen im Blut beeinträchtigt, insbesondere das Erinnerungsvermögen. Zudem wirkt sich zu viel Kortisol auf »Wohlfühl«-Neurotransmitter wie Dopamin und Serotonin aus und macht anfälliger für Depressionen.

Kortisol und Bauchfett

Nein, ich habe nicht vergessen, weshalb Sie hier sind. In diesem Buch geht es um Bauchfett, also lassen Sie uns nun den Zusammenhang zwischen Kortisol und Ihrem wachsenden Bauch näher beleuchten. Forschungsergebnisse zeigen, dass Kortisol nicht nur den Appetit anregt, sondern besonders die Lust auf Fettes und Süßes verstärkt, also das, was wir am leichtesten verbrennen können. Das erklärt, weshalb viele Menschen bei Stress essen, aber auch, weshalb es unbedingt ein Eis sein muss, nicht etwa der gesunde, knackige Apfel.

Doch gerade das ist das Hauptproblem: Kortisol fordert den Körper auch auf, das Fett möglichst zentral, also rund um die inneren Organe, einzulagern. Direkt am Bauch. Auf diese Weise sorgt die Natur dafür, dass die Brennstoffreserven leicht erreichbar sind, sobald der Körper eine lebenserhaltende Anstrengung leisten muss oder womöglich eine Hungersnot droht. Das klingt noch logischer, wenn Sie bedenken, dass Bauchfett sowohl besser durchblutet wird (also vom Kortisol schnell erreichbar ist), als auch mehr Kortisolrezeptoren enthält.

Sie können den Schalter umlegen!

Nach den schrecklichsten Momenten meines Lebens – einem Klavierabend mit neun Jahren, einem Gymnastikwettkampf mit zwölf, meinem ersten Fernsehauftritt mit 25 – versicherte mir meine Mutter zu meiner großen Überraschung immer, ich hätte kein bisschen nervös gewirkt. Wenn sie geahnt hätte, wie es in mir aussah!

Als ich älter wurde, eignete ich mir ein paar erprobte Methoden an, um mit dem täglichen Druck umzugehen, eine Zeitschrift am Laufen zu halten, meine Töchter großzuziehen und unzählige andere Projekte zu bewältigen (zum Beispiel dieses Buch zu schreiben). Meine Taktik ist der dankbare Rückgriff auf den besten aller Ehemänner und eine ebenso fantastische Nanny. Gleich danach kommen regelmäßige Bewegung, mindestens einmal am Tag von Herzen lachen und möglichst oft zu

Schon gewusst?

Laut einer Studie der Universität Helsinki an 7000 Erwachsenen hatten Menschen, die regelmäßig Überstunden leisteten, im Vorjahr häufiger zugenommen als ihre weniger fleißigen Kollegen. Das könnte auf Stress bei der Arbeit und dessen Einfluss auf die Kortisolproduktion, aber auch einfach auf zu wenig Zeit für gesunde Ernährung und Bewegung zurückzuführen sein.[4]

Nicht jeder Stress ist schädlich

Ob Sie es glauben oder nicht, ein gewisses Maß an akutem Stress tut uns sogar gut. Amerikanische Forscher haben festgestellt, dass der Stress, eine Gedächtnisaufgabe zu lösen, das Immunsystem aktiviert, während der Stress, ein Gewaltvideo anzusehen, das Immunsystem beeinträchtigt (was anhand des wichtigen Immunfaktors sIgA im Speichel messbar war). Diese Ergebnisse deuten darauf hin, dass kleinere mentale Herausforderungen und Termine bei der Arbeit die körpereigene Abwehr eher stärken.[5]

meinem Mann, Steve, und meinen Töchtern, Sophia und Olivia, zu sagen: »Ein Glück, dass ich euch habe.«

Mir persönlich helfen diese Methoden, mich zu konzentrieren, die richtige Perspektive zu bewahren und ruhig zu bleiben (meistens!). Es ist natürlich einfach, wenn ich Ihnen rate, Stress abzubauen mit Floskeln wie: »Suchen Sie sich ein Hobby.« Oder: »Bitten Sie die Kinder, häufiger den Abwasch zu erledigen.« Aber sind solche Anregungen wirklich hilfreich? Eine meiner Kolleginnen schreibt jeden Tag in ihr Tagebuch. Mein Mann fährt auf dem ruhigsten See, den er finden kann, Kajak. Und eine befreundete Verlegerin meditiert jeden Morgen – was ich sehr bewundere, aber ich kann mich einfach (noch) nicht dazu aufraffen (immerhin arbeite ich daran). Worauf ich hinauswill, ist: Ihre Methoden, mit den Auswirkungen von Stress umzugehen, sollten ebenso persönlich sein wie Ihre Stress-quellen.

Dennoch hat sich in der Forschung herauskristallisiert, dass ganz bestimmte Verhaltensweisen bei den meisten Frauen und Männern gut wirken, die viel um die Ohren haben und glücklicher leben wollen. Diese sieben Anti-Stress-Strategien werden Ihnen nicht nur zu mehr Ruhe und Entspannung verhelfen, sondern zugleich auch stressbedingter Gewichtszunahme entgegenwirken. Benutzen Sie die Liste wie einen Werkzeugkasten – je mehr Werkzeuge Sie einsetzen, desto mehr profitieren Sie davon.

Immer mit der Ruhe!
Sieben Strategien gegen Stress

1. Ausreichend Schlaf. Tagebücher von Anfang des 20. Jahrhunderts, vor dem Siegeszug der elektrischen Beleuchtung, belegen, dass damals viele Menschen rund neun Stunden am Tag schliefen. Können Sie sich das vorstellen? Heutzutage sind die meisten froh, sieben Stunden zu bekommen. Das erhöht jedoch sowohl Ihre Dauermüdigkeit als auch Ihren Stress – und Ihr Gewicht. Fortgesetzter Schlafmangel führt zu einer geringeren Leptinausschüttung und erhöht den Spiegel an Ghrelin. Leptin reguliert das Körperfett, Ghrelin regt den Appetit an. Damit lagert der Körper bei zu wenig Schlaf Fett ein, drosselt den Stoffwechsel und signalisiert, dass wir mehr essen möchten. Ihr Körper braucht genügend Ruhe, um neue Energie zu tanken und seine Reserven aufzufüllen. Das gilt besonders während einer Diät, denn wenn Sie zu wenig schlafen, ist es viel schwieriger, die nötige körperliche und geistige Disziplin aufzubringen, um sich an eine Ernährungsumstellung *oder* mehr Bewegung zu halten. Also beschwöre ich Sie: Auch wenn Sie nichts weiter aus dieser Liste verwirklichen – räumen Sie einem guten Nachtschlaf im Rahmen der *Bauch-weg-Diät* oberste Priorität ein.

▶ **Socken anziehen.** Die rasche Erwärmung durch Socken weitet die Blutgefäße und gestattet dem Körper, Wärme von den inneren Organen auch in die Gliedmaßen zu leiten, wodurch wir etwas abkühlen. Das macht müde, sagt Dr. Phyllis Zee, Leiterin der Abteilung für Schlafstörungen an der Medizinischen Fakultät Feinberg der amerikanischen Northwestern University. Die gute alte Nachtmütze bewirkt übrigens dasselbe.[6]

▶ **Regelmäßiger Tagesablauf.** Bei einem regelmäßigen Tagesablauf kommt es seltener zu Schlafstörungen als bei unregelmäßigem Lebensrhythmus. Das belegt eine Untersuchung des medizinischen Zentrums der Universität Pittsburgh. Wiederkehrende Zeitabläufe synchronisieren den Körperrhythmus mit dem Schlaf-Wach-Zyklus, erklärt Dr. Lawrence Epstein.[7]

▶ **Zimmer abdunkeln.** Für das Gehirn ist jede Form von Licht ein Signal zum Aufwachen, doch »blaues Licht« von Ihrem Handydisplay oder Digitalwecker ist der stärkste Reiz. Dimmen Sie Ihre Uhr, und verbannen Sie beleuchtete Geräte aus dem Schlafzimmer.

Spaziergänger schlafen besser

Schon ein kurzer Spaziergang sorgt für einen langen, erholsamen Schlaf. Bei einer Untersuchung an über 700 Männern und Frauen kam heraus, dass diejenigen, die täglich mindestens einen Kilometer bei mäßigem Tempo zu Fuß gingen, zu einem Drittel seltener an Schlafstörungen litten als diejenigen, die alle Wege mit dem Auto zurücklegten. Wer schneller lief, hatte die größte Aussicht auf einen gesunden Schlaf.[8] Andere Studien ergaben, dass regelmäßiges Walking den Schlaf ebenso wirksam verbessern kann wie Medikamente.

2. Auf Abstand gehen. Finden Sie heraus, was Sie chronisch stresst, und versuchen Sie, diese Faktoren zu umgehen. Wenn die Gefühle hohe Wellen schlagen, knabbern Sie vielleicht an den Nägeln, drücken auf die Hupe, vergessen wichtige Termine oder schreien gar Ihre Kinder an.

Wenn Sie überlegen, was Sie *wirklich* stört, stellen Sie vermutlich fest, dass weder die Nägel noch Ihre Kinder noch der Verkehr das eigentliche Problem sind. Sie haben vielmehr das aufgebraucht, was ich gern als die persönlichen »Stressreserven« bezeichne, und müssen den Teufelskreis des Stresses durchbrechen. Räumen Sie in solchen Fällen das Feld. Im wahrsten Sinne des Wortes! Gehen Sie eine Runde um den Block oder einfach ins Nebenzimmer. Wenn auch das unmöglich ist, schließen Sie die Augen, zählen Sie bis zehn und atmen tief durch. Dank solch einfacher Methoden können Sie die starken Gefühle möglicherweise verarbeiten, bevor Sie davon überwältigt werden. Rein körperlich fühlt man sich normalerweise augenblicklich besser.

3. Mehr Bewegung. Studien zufolge tragen schon zehn Minuten Bewegung am Tag zur Reduzierung des Kortisolspiegels im Blut bei. Sport verändert die Biochemie im Körper und animiert das Gehirn, Beta-Endorphine auszuschütten, die uns beruhigen, Stresshormone regulieren und zum Wohlbefinden beitragen. Wenn Sie also das nächste Mal am liebsten die Wände hochgehen oder aber zur Schokolade greifen wollen, verlassen Sie einfach das Haus und fahren ein Stück Rad oder laufen einmal um den Block. Ein bisschen Bewegung löst vielleicht nicht das aktuelle Problem, hilft einem aber, besser damit fertig zu werden.

4. In Verbindung bleiben. Gespräche können Spannungsgefühle abbauen. Zudem haben Untersuchungen ergeben, dass bereits wortlose Gesellschaft zur Stressreduzierung beiträgt. Sie ist auch der Gesundheit förderlich: Wer private und gesellschaftliche Kontakte pflegt, ist nachweislich gesünder als Menschen, die das nicht tun.

Dabei sollten Sie sich vornehmen, nur mit solchen Menschen Zeit zu verbringen, die Ihnen Energie schenken, nicht mit denen, die Sie psychisch auslaugen. Wenn Sie sich nicht sicher sind, fragen Sie sich, nachdem Sie mit jemandem zusam-

Schluss mit der Zeitverschwendung

Kluges Zeitmanagement trägt viel zur Stressvermeidung bei. Bedenken Sie, dass Zeitmanagement keineswegs bedeutet, dass Sie noch mehr machen sollen. Es geht darum, mehr Zeit für das zu haben, was man tun *möchte*.

Erstellen Sie am Computer oder in einem Zeitplaner eine Übersicht mit 15-Minuten-Blöcken. Tragen Sie ein bis zwei Tage lang in jedem Block ein, was Sie zur jeweiligen Zeit tun, vom Aufwachen bis zum Schlafengehen.

Wenn Sie diesen Plan auswerten, erkennen Sie, womit Sie den Tag wirklich verbringen. Das kann Ihnen helfen, die Veränderungen zu erkennen, die dazu beitragen können, Stress abzubauen, und es Ihnen ermöglichen, gesund zu essen, sich mehr zu bewegen oder einfach ein wenig zu entspannen.

men waren: »Hat es mir Freude gemacht oder habe ich mich die ganze Zeit bemüht, es dem anderen recht zu machen?« Natürlich kann man mitunter beide Teile der Frage bejahen, doch wenn die Antwort auf die erste Frage negativ ausfällt, ist das ein guter Hinweis, dass Sie Ihre Zeit lieber mit jemand anderem verbringen sollten. Menschen, die uns psychisch aussaugen – gern als »Energievampire« oder auch »Energieräuber« bezeichnet –, tragen wenig dazu bei, unser Selbstvertrauen zu stärken oder uns unseren Zielen näher zu bringen.

5. Positiv denken. Schluss mit dem Selbstboykott. Ich meine diese kleine Stimme im Kopf, die jede Ihrer Bewegungen kommentiert und kritisiert. Wann immer Sie denken: »Den Bericht schaffe ich nie« oder »Mein Haus ist ein einziges Chaos«, halten Sie inne und lenken Sie die Gedanken um. Geben Sie solchen Urteilen lieber einen positiven Aspekt: »Ich werde mein Bestes geben, um den Termin einzuhalten« oder »Ich liebe dieses Haus, denn es steckt voller Erinnerungen«. Es mag sich komisch anfühlen, sich derart zum Umdenken zu zwingen, aber Sie nähren damit das Gefühl, Ihr Leben im Griff zu haben. Außerdem fördern solche Gedanken das Selbstvertrauen und den Respekt vor der eigenen Person. Und das ist bekanntlich eine elementare Voraussetzung für unsere Gesundheit und zum erfolgreichen Abnehmen.

6. Sich zentrieren – in sich selbst. Bevor wir fortfahren, sollten Sie jetzt einen Stift zur Hand nehmen. Tragen Sie in die Leerzeilen die wichtigsten Menschen in Ihrem Leben ein.

....

....

....

....

Sobald die Liste fertig ist, blättern Sie um. *Nicht umblättern, bevor die Liste fertig ist!*

Cynthias Praxistipp

»Der mentale Kick zum Erfolg«

Wenn es etwas gibt, was ich als Ernährungsberaterin gelernt habe, dann dies: Wer auf Dauer etwas verändern will, muss davon überzeugt sein, dass das, was er bekommt, viel besser ist als das, was er aufgibt. Meine Klientinnen konnten durch Selbsterfahrungstechniken einen Punkt erreichen, an dem die Vorteile der Veränderung gegenüber den Nachteilen deutlich überwogen. Nicht weil sie *dachten*, dass sie an diesem Punkt sein müssten, sondern weil sie es wirklich waren.

Einmal erzählte mir eine Klientin, es sei für sie unbegreiflich, warum jemand *wirklich* lieber einen Apfel und ein paar Mandeln äße als Schokokekse. Sie hätte immer geglaubt, solche Menschen würden lügen oder hätten einen eisernen Willen, wenn sie bei Süßigkeiten in der Arbeit nicht zugriffen und lieber die gesunden Dinge aßen, die sie mitgebracht hatten. Doch dann kam ein Montagnachmittag, an dem ihr beim Griff nach der Schokolade ein Licht aufging. In der Vorwoche hatte sie sich sehr gesund ernährt und sogar eine Fahrradtour mit der Familie gemacht. Zum ersten Mal seit langem waren die anderen nicht ohne sie gefahren. Dieser Ausflug bedeutete ihr viel mehr als die kurzfristige Lust auf Schokolade, und in diesem Moment wollte sie tatsächlich lieber einen Apfel anstelle von Schokokeksen. Diese Entscheidung hatte nichts mit Willensstärke zu tun. *Cynthia*

Okay. Stehen Sie selbst ganz oben auf Ihrer Liste? Sind Sie überhaupt dabei? Falls Sie es sind, stehen Sie vermutlich ganz unten. Das ist wenig überraschend, denn die meisten Frauen sind so auf andere ausgerichtet, dass sie ihr eigenes Glück und ihre Bedürfnisse völlig übersehen. Wenn ich Sie nach Ihrem Verhältnis zu Ihrem Mann, Ihren Eltern oder Ihren Kindern frage, können Sie mir gewiss genaue, detaillierte und vielschichtige Auskünfte geben. Aber wenn ich Sie um eine Beschreibung bitte, wie Sie mit sich selbst umgehen – wie würde diese Antwort ausfallen?

Wer sein Verhalten verändern möchte, muss sich selbst unbedingt oberste Priorität einräumen (das gilt besonders für gesundheitsbezogene Verhaltensweisen wie bessere Ernährung und mehr Bewegung). Eine Diät ist schließlich nichts anderes als ein Vertrag mit sich selbst. Sie haben beschlossen, dieses Buch zu lesen und die *Bauch-weg-Diät* zu machen. Mögliche Gründe dafür sind Ihr Äußeres, wie Sie sich fühlen und wie es gesundheitlich um Sie steht. Wenn Sie sich nun das Versprechen geben, sich an die Ernährungsregeln zu halten, geht es um weit mehr. Sie versprechen sich zugleich, sich selbst ganz oben auf die Liste zu setzen. Damit erkennen Sie an, dass Sie etwas Besonderes sind. Sie sind ebenso viel Zeit, Energie und Mühe wert wie alles andere in Ihrem Leben.

Nehmen Sie jetzt bitte ein schönes, neues Blatt Papier, und schreiben Sie die Liste der wichtigsten Menschen in Ihrem Leben noch einmal. Dieses Mal setzen Sie sich selbst ganz oben an die Spitze, wo Sie mit Recht hingehören. Hängen Sie diese Liste irgendwo auf, wo Sie sie oft sehen, beispielsweise an den Spiegel oder an die Kühlschranktür. Sie werden staunen, wie rasch der Stress abnimmt, wenn Sie daran denken, immer auf die Nummer eins zu achten.

7. Auf die Tagesordnung. Nachdem Sie nun ganz oben auf Ihrer Liste stehen, sollten Sie anerkennen, dass »Zeit für mich« kein Luxus, sondern ein *unverzichtbarer* Bestandteil Ihrer Gesundheit und Ihres Glücks ist. Ganz zu schweigen von Ihrem Erfolg mit der *Bauch-weg-Diät*. »Zeit für mich« ist die Zeit, die Ihnen gehört, wenn Sie sagen können: »Dieser Moment gehört nur *mir*, und er ist jetzt wichtiger als alles andere.« Wie wäre es vorläufig mit einer Viertelstunde am Tag?

Ich weiß, was Sie jetzt denken: *Ich habe keine Viertelstunde übrig!* Das stimmt nicht, und ich werde es Ihnen beweisen. An den ersten vier Tagen der Diät werde ich Sie auffordern, sich vor jeder Mahlzeit zwei bis drei Minuten ganz auf sich und Ihr Ziel zu konzentrieren und darauf, wie viel Sie erreichen können, wenn Sie es sich in den Kopf setzen. Ich bezeichne diese kleinen Übungen als Gedankenspiele, weil es ganz einfache Aufgaben

Schon gewusst?

Der Blutdruck ist im Winter meist etwas höher als im Sommer. Man vermutet, dass sich die Blutgefäße aufgrund der Kälte verengen und so die Durchblutung hemmen.

Cynthias Praxistipp

»Transfett-säuren? Nein danke!«

Ich glaube fest daran, dass Fett gesund ist, doch bei der Konzeption dieser Diät habe ich darauf bestanden, dass eine bestimmte Sorte Fett komplett ausgeschlossen wird: die Transfettsäuren, kurz Transfette. Diese durch industrielle Verarbeitung erzeugten Fette werden über den Prozess der teilweisen Hydrierung aus Pflanzenölen gewonnen. Dabei werden ungesättigte flüssige Pflanzenöle mit Wasserstoff versetzt, um sie zu härten. Diese Strukturveränderung bewirkt, dass bei Kuchenböden, Keksen oder anderen Backwaren die Zutaten besser zusammenhalten. Da Transfette nicht so leicht verderben, sind die damit erzeugten Produkte auch länger haltbar.

Amerikanische Forschungsarbeiten haben gezeigt, dass Transfette nicht nur schlecht für das Herz sind, weil sie Arterien verengen und das unerwünschte LDL-Cholesterin ansteigen lassen, sondern dass sie auch die Einlagerung von Bauchfett fördern. Transfette meidet man durch einen Blick auf die Zutatenliste. Wenn dort Begriffe wie *hydrogenisierte/hydrierte, teilweise hydrogenisierte/hydrierte, gehärtete* oder *teilweise gehärtete Fette* auftauchen, sollten Sie das Produkt nur noch selten oder am besten gar nicht essen.

Cynthia

sind, mit deren Hilfe Sie Ihr Gehirn einschalten und sich ganz auf das Essen konzentrieren. Wenn Sie sich vor jeder Mahlzeit diese Zeit nehmen, haben Sie die Viertelstunde bereits zusammen.

Nach dem vierten Tag der *Bauch-weg-Diät* rate ich dringend zu einem Ernährungstagebuch. Es hilft bei der Konzentration auf die eigenen Ziele und bei deren Überprüfung und gibt immer wieder Anstöße zum Durchhalten. Schreiben Sie unbedingt jeden Tag hinein, um alle Ihre Fortschritte festzuhalten.

Startbereit: Die drei wichtigsten Fragen

Inzwischen verstehen Sie die wissenschaftlichen Hintergründe für emotionales Essverhalten und unsere körperliche Reaktion auf Stress. Außerdem können Sie mit den einzigartigen Kräften, die der Verbindung zwischen Kopf und Bauch entspringen, umgehen. Darüber hinaus kennen Sie sieben nützliche Strategien zum Umgang mit Stress, mit deren Hilfe Sie während der kommenden Wochen Ihren Alltag leichter meistern werden.

Bevor wir jedoch zum ersten Teil der Diät übergehen, dem blähungsfreien Vier-Tage-Einstieg, sollten Sie sich kurz Zeit nehmen, über die folgenden grundlegenden Fragen zum Thema Veränderung nachzudenken.

1. Für wen mache ich das alles? Auf diese Frage gibt es nur eine akzeptable Antwort, und die lautet: »Für mich.« Es fällt Ihnen vermutlich viel leichter, etwas für andere zu tun, aber wie

FRAGE:
Wozu dient das Ernährungstagebuch?

Das Ernährungstagebuch erfüllt mehrere Zwecke. Erstens machen Sie sich damit klar, was und wie viel Sie tatsächlich essen. Untersuchungen zufolge profitieren Diätwillige von dieser Unbestechlichkeit, besonders zu Beginn einer Ernährungsumstellung. Wenn Sie jeden Tag in Ihr Tagebuch schreiben, bleiben Sie Ihren Zielen eher treu und leichter am Ball. Das führt dann auch zu besseren Ergebnissen.

oft machen Sie wirklich etwas nur für sich? Abzunehmen, falls Sie das denn müssen, ist in Wahrheit ein klarer Entschluss, für Ihr eigenes Wohl zu sorgen – viel mehr als eine gelegentliche Massage oder regelmäßige Hand- und Fußpflege. Denn Ihr Gewicht kann besonders bei Übergewicht oder Fettsucht den Ausschlag geben, ob Sie müde oder voller Energie sind, aber auch, ob Sie später Ihren Ruhestand genießen können oder sich mit Gesundheitsproblemen wie Diabetes und Herzleiden herumschlagen müssen.

Wie bereits erklärt ist Bauchfett besonders gefährlich. Sich selbst davon zu befreien (besonders mittels eines Plans wie diesem, der nicht nur eine Gewichtsreduzierung, sondern auch zahlreiche andere gesundheitliche Vorteile verspricht), kann eines der größten Geschenke sein, dass Sie sich machen können.

2. Wie kann ich mir die kommenden 32 Tage möglichst leicht machen? Betrachten Sie die *Bauch-weg-Diät* ein bisschen wie Feng-Shui. Ich meine damit nicht, dass Sie den Kühlschrank in den Keller tragen oder einen Spiegel über dem Herd aufhängen sollen. Überlegen Sie vielmehr, wie Sie Ihre Umgebung an Ihrem Arbeitsplatz und zu Hause so verändern können, dass sie Ihr neues Ziel möglichst gut unterstützt. Dazu sollten Sie alles Verführerische aus Ihrem Vorratsschrank und Kühlschrank verbannen oder alle ungesunden Lebensmittel in den zweiten Schrank links umräumen. Im Büro leeren Sie am besten die Süßigkeitenschublade. Der Schokoladenvorrat für den Notfall tut Ihnen keinen Gefallen. Stattdessen brauchen Sie einen Platz für Ihren Snackpack.

3. Wer wird mich unterstützen? Vor dem Start der Diät sollten Sie mit allen Menschen Ihrer unmittelbaren Umgebung ein ernsthaftes Gespräch führen. Erklären Sie Ihnen, warum die Diät so wichtig für Sie ist, welche Unterstützung Sie von jedem Einzelnen brauchen, und wie sich das auf Ihr Verhältnis zum anderen auswirken könnte. Vielleicht müssen Sie das deftige Sonntagsfrühstück mit der Familie gegen etwas Gesünderes austauschen. Oder Sie trinken nach der Arbeit keinen Cocktail in der Bar, sondern lieber eine Tasse Tee im nächsten Café. Wenn die anderen erkennen, wie wichtig Ihnen die Sache ist, hören sie zu – und ich wette, es werden sogar einige mitmachen wollen!

Erfolg mit der *Bauch-weg-Diät*

Kathy Brechner, 53 Jahre

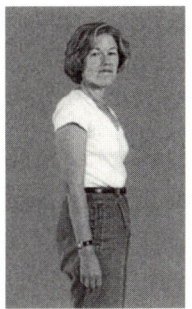 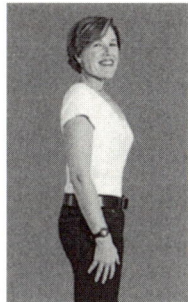

Gewichtsverlust:

2,5 kg

in 32 Tagen

Umfang:

17 cm

weniger

»Ich musste eigentlich gar nicht viel abnehmen«, berichtet Kathy Brechner. »Nur zweieinhalb Kilo. Aber das waren wirklich die hartnäckigsten Kilos, die ich in meinem ganzen Leben angegangen bin.« Ihre Schwierigkeiten schreibt sie in erster Linie ihrem Alter und dem Umstand zu, kurz vor der Menopause zu stehen. Doch auch ihr Lebensstil war ungünstig. »Ich arbeite beim Schulamt, darum bin ich viel unterwegs. Meistens esse ich im Auto oder spätabends. Außerdem komme ich nicht zum Sport, weil ich zwischendurch noch das Taxi für die Kinder bin. Das war insgesamt zu viel.«

Kathy war in Sorge um ihre Gesundheit, denn in ihrer Familie gab es Herzerkrankungen, Typ-2-Diabetes und hohen Blutdruck. Dieses Wissen hatte sie im Hinterkopf, als der Zeiger der Waage langsam nach oben kroch. Weil ihr bewusst war, dass ihr möglicherweise dasselbe Schicksal drohte wie ihren Eltern, beschloss sie, sich nach etwas Neuem umzusehen. Zu diesem Zeitpunkt hörte sie von der *Bauch-weg-Diät*, bei der es nicht nur um eine Gewichtsreduktion, sondern auch um gesundheitliche Aspekte geht. Die Vorzüge einfach ungesättigter Fettsäuren und einer gesunden, mediterranen Ernährung waren ihr bereits bekannt, doch sie wünschte sich mehr Struktur. »Ich glaube, das war der Auslöser«, erinnert sie sich. »Mir gefiel die Vorstellung des 32-Tage-Prinzips. Ich wusste, dass ich 32 Tage auf jeden Fall schaffe, also war es einen Versuch wert.«

Die Diät hat nicht nur ihre eigene Vorstellung von einer Portion, sondern auch den Blickwinkel ihrer Familie völlig verändert. »Einmal sah sich mein Mann an, was ich zum Essen eingeplant hatte, und meinte: ›Nur zwei Esslöffel Nudeln? Wie soll man davon satt werden?‹ Aber wir wurden satt! Für die Zwischenmahlzeiten habe ich ein schönes Weidentablett an meinem Arbeitsplatz, auf dem Schälchen mit verschiedenen Sorten Nüssen bereitstehen. Daneben liegt ein Messlöffel, denn man greift gerne gedankenlos ein paarmal zu und stopft dann mehr in sich hinein, als man braucht. Dank der Diät war ich auch auf die Abende vorbereitet, an denen ich vor einer Besprechung noch einen schnellen Happen brauche. Es war immer eine anständige Mahlzeit, und gleichzeitig war mir klar, dass ich meiner Familie etwas Gesundes vorsetze und auf Kurs bleibe.«

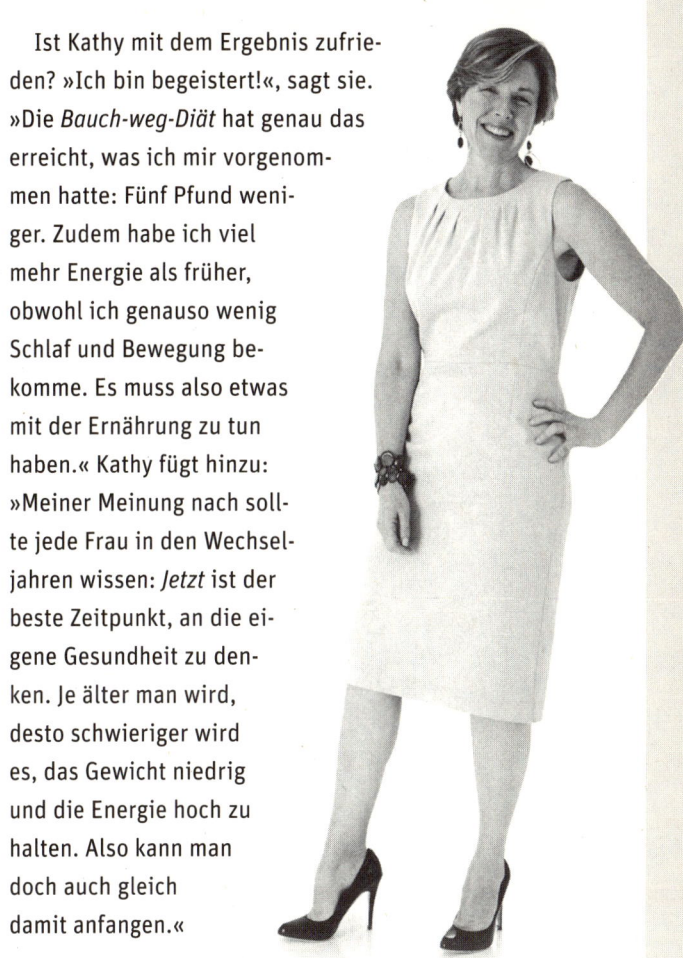

Ist Kathy mit dem Ergebnis zufrieden? »Ich bin begeistert!«, sagt sie. »Die *Bauch-weg-Diät* hat genau das erreicht, was ich mir vorgenommen hatte: Fünf Pfund weniger. Zudem habe ich viel mehr Energie als früher, obwohl ich genauso wenig Schlaf und Bewegung bekomme. Es muss also etwas mit der Ernährung zu tun haben.« Kathy fügt hinzu: »Meiner Meinung nach sollte jede Frau in den Wechseljahren wissen: *Jetzt* ist der beste Zeitpunkt, an die eigene Gesundheit zu denken. Je älter man wird, desto schwieriger wird es, das Gewicht niedrig und die Energie hoch zu halten. Also kann man doch auch gleich damit anfangen.«

Kapitel 5

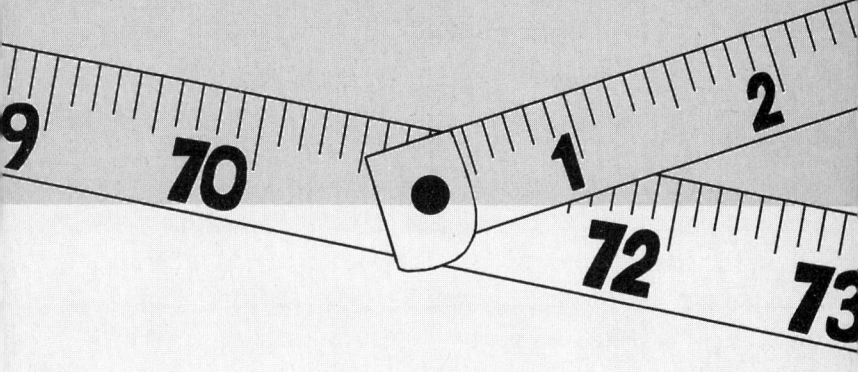

Der blähungs-
freie Vier-Tage-
Einstieg

Dieses Kapitel ist für jede Frau ein Segen, die schon mal unter einem Blähbauch gelitten hat. Wie aufgetrieben man sich täglich fühlt, hängt von zahlreichen Faktoren ab, zum Beispiel von der Wahl der Lebensmittel, aber auch davon, wie gut wir auf uns achten. Dieses Kapitel soll Ihnen helfen, Blähungen jedweder Ursache direkt anzugehen. In nur vier Tagen werden Sie Ihr Gewicht und Ihren Umfang merklich reduzieren und damit eine wahre Lawine an Motivation und Energie in Gang setzen, die richtig Lust auf den Rest der Diät macht.

Mitte zwanzig wurde mir das Phänomen der Wassereinlagerungen erstmals wirklich bewusst. Damals war ich Redakteurin einer Zeitschrift. Jeden Freitag begann um Punkt neun Uhr die Redaktionssitzung im großen neuen Sitzungssaal am anderen Ende des Gangs. Mir fiel auf, dass mein Verlobungsring in diesem Raum regelmäßig merkwürdig eng saß.

Nachdem mir klar geworden war, dass die mysteriöse Schwellung immer zu einer bestimmten Zeit an einem bestimmten Tag auftrat, achtete ich mehr darauf, was ich die Woche über zu mir nahm. Schließlich fiel es mir wie Schuppen von den Augen. Donnerstag war Pizzatag. Jeden Donnerstag aß ich mit Steve, mit dem ich damals noch verlobt war, bei *Mama Santa's* in Little Italy eine Pizza. *Und ich salzte jedes Stück kräftig nach.*

Ein aufgetriebener Bauch kann jeder Frau den Tag (und das Selbstvertrauen) vermiesen. Deshalb beginnt unsere Diät mit einem konsequenten Vier-Tage-Einstieg gegen Blähungen. Diese Phase wird Ihr Selbstvertrauen ganz enorm heben, denn dabei kann Ihr Bauchumfang in nur vier Tagen um bis zu 14 Zentimeter schrumpfen. Woher ich das weiß? Weil wir die komplette

Schon gewusst?

Unter Stoffwechsel versteht man die Kalorienmenge, die täglich verbrannt wird. Ein Teil davon wird in die Energie umgewandelt, die unsere Zellen zum Erhalt lebenswichtiger Funktionen brauchen (zum Beispiel das Zusammenziehen des Herzmuskels, damit das Blut fließt). Dieser Teil wird als Grundumsatz bezeichnet. Außerdem verbrennen wir bei allem, was wir tun, Kalorien, ob wir den Müll rausbringen oder 5000 Meter laufen. Der letzte Baustein des Stoffwechsels ist die Verdauung, denn auch diese verbraucht Kalorien. Dabei spricht man von der »thermischen Wirkung« der Nahrung. Die Summe aller verbrannten Kalorien (Grundumsatz + Aktivitätsniveau + Verdauung) ergibt den Gesamtumsatz.

Geringe Aktivität beeinflusst den Stoffwechsel gleich doppelt: Der zweite Faktor der Gleichung wird kleiner, zudem verliert man auch Muskelmasse, was in der Gleichung den Grundumsatz herabsetzt.

Bauch-weg-Diät (auch den Vier-Tage-Einstieg) an ganz normalen Frauen erprobt haben, die alle zwei Wochen gewogen wurden. Die Erfolgsgeschichten können Sie im Buch verteilt nachlesen. Bei über der Hälfte der Testpersonen ging der Bauch während der Einstiegsphase um mindestens 2,5 Zentimeter zurück.

Es ist unglaublich ermutigend, wenn man gleich zu Beginn

115

einer Ernährungsumstellung dabei zusehen kann, wie die Hosen lockerer sitzen, die Wangenknochen mehr hervortreten und die Muskeln an Spannung gewinnen. Man ist eifriger bei der Sache und auf noch mehr Erfolg erpicht. Und Ihr persönlicher Erfolg ist schließlich der Sinn und Zweck dieses Buches.

Der blähungsfreie Vier-Tage-Einstieg wurde ausschließlich deshalb erstellt, damit Sie alles ausscheiden, was bläht und belastet, und eingelagertes Wasser ausschwemmen, damit Sie sich rasch leichter fühlen und auch so aussehen. Es geht dabei jedoch keineswegs um eine unsolide – und ungesunde – Entgiftung. Sie bekommen Obst, Gemüse und Getreide sowie frisches, natürliches Wasser, also vollwertige Nahrung, die einfach, aber wohlschmeckend zubereitet wird. Es ist eher das, was Sie *nicht* zu sich nehmen, was den Einstieg zum Erfolg ausmacht. Damit Sie das verstehen, will ich Ihnen zunächst erklären, wie unsere Verdauung funktioniert.

Grundwissen zum Thema Verdauung

Die Länge des menschlichen Darms beläuft sich insgesamt auf über zehn Meter (Ja, Sie haben richtig gelesen: *10 Meter!*). Das ist eine gehörige Strecke, die in Ihrem Bauch zusammengeknäult liegt (neben den meisten wichtigen Organen und natürlich dem Bauchfett). Deshalb wirkt sich jede Reizung oder Fehlfunktion des Darms so intensiv auf unser Wohlbefinden aus. Aber bevor wir zu möglichen Problemen kommen, wollen wir die Grundlagen betrachten.

Die Hauptaufgabe des Darms ist die Aufnahme wichtiger Nährstoffe wie Kohlenhydrate, Eiweiß, Fett, Vitamine, Mineralstoffe und Wasser aus allem, was wir essen und trinken. Diese Nährstoffe gehen durch die Wände von Dünn- und Dickdarm ins Blut über, um anschließend dorthin transportiert zu werden, wo sie benötigt werden. Wenn Sie also ein Putensandwich essen, zerlegt der Magen-Darm-Trakt dieses in Kohlenhydrate (aus Brot und Gemüse), Eiweiß (aus dem Putenfleisch), Fett (aus der Mayonnaise), Ballaststoffe (aus dem Brot) und alle möglichen Vitamine und Mineralstoffe. Kohlenhydrate, Eiweiß und Fett werden dann in Zucker, Aminosäuren und Fettsäuren zerlegt. Der Zucker dient als Brennstoff für die Gehirn- und Muskelaktivität (ganz zu schweigen von den Abläufen in jeder einzelnen Körperzelle). Mit den Aminosäuren werden Muskeln und Knochen aufgebaut, und die Fette werden als Energiespeicher für später eingelagert oder zur Herstellung von Hormonen und anderen wichtigen Stoffen verwendet.

Letzten Endes laufen Hunderte von biochemischen Reaktionen ab, und die Endprodukte dieses Sandwiches werden für tausende Zwecke verwendet. Aber Sie können erkennen, dass Ihr Verdauungssystem vor allem dazu dient, allem, was Sie zu sich nehmen, so viele Nährstoffe wie nur möglich zu entziehen.

Der Verdauungsprozess beginnt bereits mit dem Speichel. Speichel enthält Enzyme, welche die chemischen Bindungen in der Nahrung aufspalten, damit sie von den Zähnen leichter zermahlen werden können. Diese Enzyme wirken sehr schnell: Wenn Sie einen Keks oder ein Stück Brot auf die Zunge legen, werden Sie bemerken, dass der Zerfall bereits vor dem Kauen

Cynthias Praxistipp

»Was ich gegen Blähungen unternehme«

Jobbedingt muss ich häufig fliegen. Einige Monate lang verbrachte ich jedes Wochenende mindestens sechs Stunden im Flugzeug, womit mein Bauch gar nicht zurechtkam. Freitagnachmittag flog ich mit flachem Bauch ab, doch wenn ich mich abends ins Bett legte, sah ich aus wie im dritten Monat schwanger. Erst Sonntagabend, wenn ich schon wieder 30 000 Fuß über dem Boden schwebte, beruhigte sich meine Verdauung allmählich. Ein paar Wochen experimentierte ich mit den Lebensmitteln herum, aus denen schließlich der blähungsfreie Vier-Tage-Einstieg wurde, bis ich meine Probleme schließlich im Griff hatte. Ich trank jede Menge Wasser, nahm getrocknete Feigen anstelle meines frischen Apfels (weniger Masse) mit an Bord und knabberte keine Erdnüsse mehr, sondern besser verträgliche Kürbis- oder Sonnenblumenkerne. Es ist erstaunlich, wie viel so kleine Veränderungen bewirken können!   Cynthia

beginnt. Die Zunge hilft bei der Positionierung der Nahrung im Mund und schiebt sie anschließend nach hinten bis zum Ansatz der Speiseröhre, dem 30 Zentimeter langen Verbindungsstück zwischen Mund und Magen. Neben der Speiseröhre liegt die Luftröhre, die den Mund mit der Lunge verbindet. Beim Schlucken legt sich eine kleine Klappe, der Kehldeckel, über den Ansatz der Luftröhre, damit wir nicht ersticken. (Wenn man sich einmal »verschluckt«, hat der Kehldeckel die Luftröhre nicht schnell genug abgedeckt.)

In der Speiseröhre wird die Nahrung durch rhythmische Muskelkontraktionen in Richtung Magen weitergeschoben. Dort spalten Säuren die Mahlzeit weiter auf, während die Magenmuskulatur die ganze Mischung zu einem nährstoffreichen Brei verrührt, der anschließend in den sechseinhalb Meter langen Dünndarm gelangt. Mithilfe der Galle, einem Emulgator für Fett aus der Gallenblase, und weiteren Enzymen aus der Bauchspeicheldrüse geht die Nahrung in Form von Nährstoffbausteinen (Zucker, Fettsäuren und Aminosäuren aus Kohlenhydraten, Fetten und Proteinen) durch die Darmwand ins Blut über. Auch Vitamine und Mineralstoffe werden im Dünndarm vom Blut aufgenommen.

Vielleicht haben Sie bemerkt, dass ich bisher die Ballaststoffe nicht erwähnt habe. Das liegt daran, dass diese Fasern nicht aufgenommen werden. Sie machen satt, ohne die Kalorienzufuhr zu erhöhen. Ballaststoffe enthalten zwar ebenso viele Kalorien wie andere Kohlenhydrate (etwa vier Kalorien pro Gramm), aber der Körper kann diese nicht in Energie umwandeln. Daher passieren die Ballaststoffe den Körper nahezu unverändert, binden jedoch unterwegs Cholesterin und tragen dazu bei, es aus dem Körper zu schleusen. Einigen Studien zufolge können Ballaststoffe auch die Aufnahme von bis zu 90 Kalorien pro Tag verhindern.

Alle Nährstoffe, die ins Blut übergehen, werden direkt zur Leber transportiert. Dort wird alles Schädliche ausgefiltert und das Brauchbare an den passenden Ort weitergeleitet. Was nicht

FRAGE:

Wenn ich 500 g Nahrung zu mir nehme, nehme ich dann auch 500 g zu?

Zwei Liter Wasser wiegen ungefähr zwei Kilogramm, aber wenn Sie zwei Liter Wasser trinken, setzen Sie keine zwei Kilo Fett an. Andererseits bringen Sie natürlich vorübergehend zwei Kilo mehr auf die Waage, aber nur bis Ihre Nieren das Wasser wieder ausgeschieden haben. Wenn Sie auf die Waage steigen, zeigt die alles an, was in und an Ihnen Gewicht hat – das Wasser, das Sie eben getrunken haben, unverdaute Nahrung, die letzten Reste vom gestrigen Abendessen, die noch nicht vollständig den Verdauungstrakt passiert haben, Muskeln, Knochen, Körperfett und eventuell Ihre Kleidung.

Gewichtsschwankungen auf der Waage haben meist mit unserem Wasserhaushalt zu tun, denn das ist eine Variable, die sich täglich und sogar stündlich verändert. Durch Wassereinlagerungen geht das Gewicht schnell mal zwei Kilo hoch, bei Wassermangel (zum Beispiel durch Unwohlsein) wiegt man auch einmal zwei Kilo weniger. Veränderungen beim Körperfett laufen jedoch viel langsamer ab und sind ausschließlich über den Kalorienumsatz zu erreichen. Um 500 Gramm Fett zuzunehmen, müssen Sie Ihrem Körper rund 3500 Kalorien mehr zuführen, als er braucht (also zusätzlich zu den Kalorien, die Sie verbrennen). Wenn Sie täglich 700 Kalorien mehr essen, als Ihr Körper verbraucht, nehmen Sie 100 Gramm pro Tag zu. Von Montag bis Freitag sammelt sich so bereits ein Pfund Fett an (und das ist nicht wenig – denken Sie an zwei Packungen Butter). Obwohl der Zeiger auf der Waage scheinbar ständig in Bewegung ist, muss man in Wahrheit etliche Tage zu viel essen, um auch nur 500 Gramm Körperfett mehr anzusammeln. In Bezug auf Fett reagiert die Waage viel genauer als in Bezug auf Wasser!

absorbiert wird – Fasern und Abbauprodukte –, wandert in den Dickdarm und verlässt den Körper schließlich durch Enddarm und After. Zuvor jedoch werden dem Brei noch Restmengen an Wasser und Mineralstoffen entzogen, bis wirklich alles aus dem Putensandwich aufgenommen wurde, was von Bedeutung ist.

Nachdem Sie sich nun mit dem Verdauungstrakt besser auskennen, wollen wir untersuchen, weshalb man sich manchmal vorkommt, als hätte man einen Ballon verschluckt.

Blähungen, Darmträgheit, Wassereinlagerungen

Denken Sie an einen der langen, schmalen Luftballons vom Kindergeburtstag, wie sie von Clowns gern zu den verschiedensten Tieren geformt werden. Dieser Ballon symbolisiert Ihren Verdauungstrakt. Jetzt stellen Sie sich vor, der Ballon wäre

Schon gewusst?

Eine Kalorie ist die Energiemenge, die benötigt wird, um die Temperatur von einem Gramm Wasser um ein Grad Celsius zu erwärmen. Im Sprachgebrauch versteht man darunter Energie aus vier Quellen für drei verschiedene Zwecke. Die vier Kalorienquellen sind: Kohlenhydrate, Eiweiß (Proteine), Fett und Alkohol. Die ersten drei Gruppen sind im Gegensatz zu Alkohol unverzichtbar für den Körper. Sobald Kalorien aus einer dieser Quellen verfügbar sind, verwenden sie die Zellen nach klarer Priorität für eine von drei Aufgaben:

An oberster Stelle steht die Versorgung jeder einzelnen Körperzelle mit Energie. So wie ein Auto Benzin benötigt, brauchen auch die Zellen Brennstoff für ihre Arbeit. Die bevorzugte Energiequelle der Zellen sind Kohlenhydrate.

An zweiter Stelle stehen Reparatur-, Heilungs- und Wartungsprozesse. Mit der Energie aus Proteinen und Fetten repariert der Körper geschädigte Zellen oder bildet neue. Muskeln, Knochen, Haut und das Immunsystem verlassen sich für ihre Arbeit auf die Versorgung mit Energie aus Eiweiß und Fett.

Erst wenn alle Zellen ausreichend mit Energie versorgt, repariert oder ersetzt wurden, speichert der Körper die übrige, nicht benötigte Energie in den Fettzellen. Das ist der dritte Verwendungszweck von Energie.

Im »energetischen Gleichgewicht« werden dem Körper genau so viele Kalorien zugeführt, wie er braucht. Bei einer positiven Energiebilanz nimmt man zu viele Kalorien auf und speichert einen Teil davon (Gewichtszunahme), bei einer negativen Energiebilanz sind zu wenige Kalorien verfügbar. Dann fühlt man sich müde, abgespannt und neigt zu Krankheiten oder Verletzungen. Die *Bauch-weg-Diät* soll ein Gleichgewicht herstellen – Sie bekommen genügend Energie in Form von Kohlenhydraten, Eiweiß und Fett, aber nicht zu viel.

mit Wasser, Luft oder fester Nahrung gefüllt. Jede dieser Substanzen bläht ihn auf, aber auf ganz unterschiedliche Weise.

▸ **Luft:** Wenn Luft in Magen und Darm gelangt, zum Beispiel über Kaugummikauen, Sprechen, kohlensäurehaltige Getränke oder auch Rauchen, geht diese nicht ins Blut über, sondern bleibt im Körper, bis sie irgendwann durch Aufstoßen oder als Wind abgehen kann. Bis dahin irrt sie durch den Magen-Darm-Trakt, bläht ihn auf und sorgt so für Unbehagen.

▸ **Feste Nahrung:** In der Regel ist es nur eine Frage der Zeit, bis feste Nahrung zerlegt und absorbiert oder ausgeschieden wird. Bis dahin fühlt man sich oft wie ein gestrandeter Wal.

▸ **Flüssigkeit:** Wie feste Nahrung wird auch Flüssigkeit irgendwann aufgenommen, doch manchmal lagern wir mehr Wasser ein, als der Körper wirklich braucht.

Was sonst noch bläht

Der blähungsfreie Vier-Tage-Einstieg wurde extra deshalb entwickelt, um Luft, Belastendes und überschüssiges Wasser auszuscheiden, damit Sie sich im Handumdrehen leichter fühlen und auch so aussehen. Ehe wir zu den Einzelheiten kommen (was und wann Sie essen sollten), möchte ich auf vier Faktoren eingehen, die ebenfalls die persönliche Anfälligkeit für Blähungen oder Wassereinlagerungen begünstigen können.

1. Stress: Stress setzt eine komplexe Abfolge hormoneller Veränderungen in Gang, die den Blutdruck erhöhen und Blut in Arme und Beine leiten, wo die Energie am dringendsten gebraucht wird. Dadurch können Sie im Notfall schneller laufen oder Schwereres heben, doch zugleich wird auch das Verdauungssystem deutlich verlangsamt. Deshalb werden Nährstoffe langsamer verdaut (weshalb einem manchmal welche fehlen), und die letzte Mahlzeit bleibt mitunter zu lange im Darm, so dass Sie sich aufgedunsen fühlen.

2. Wassermangel: Bestimmt kennen Sie den Rat, zwei Liter Wasser (acht bis zehn Gläser) pro Tag zu trinken. Eine ausreichende Wasserzufuhr und der Genuss stark wasserhaltiger Nahrung wie Melone oder Salat sind gesundheitlich von enormer Bedeutung. Wasser hilft gegen Müdigkeit, erhält eine gesunde Flüssigkeitsbilanz und schützt vor Wassereinlagerungen und Verstopfung, die zu Blähungen führen kann. Acht Gläser sind nur eine Richtschnur; der persönliche Flüssigkeitsbedarf ist je nach Körper und Aktivität individuell verschieden. Auch wenn für den gesamten Flüssigkeitsbedarf alle Flüssigkeiten und wässrigen Speisen zählen, sind während des Vier-Tage-Einstiegs nicht alle gestattet.

3. Schlafmangel: Zu wenig Schlaf irritiert die Feinabstimmung des Nervensystems, das die rhythmischen Kontraktionen des Magen-Darm-Trakts und den reibungslosen Ablauf des Stoffwechsels steuert. Außerdem beeinträchtigt Schlafmangel Ihre Fähigkeit, Stress zu bewältigen. Als gesundes Minimum gelten sieben Stunden Nachtschlaf. Ansprechpartner bei Schlafstörungen sind Ihr Hausarzt, ein Schlaflabor oder die Deutsche Gesellschaft für Schlafforschung und Schlafmedizin (DGSM).

4. Flugreisen: Der Kabinendruck im Flugzeug entspricht in der Regel einem Außendruck wie in 1660 bis 2660 Metern Höhe und wird von den Passagieren als angenehm empfunden. In dieser Höhe dehnt sich die freie Luft im Körperinneren jedoch um rund 25 Prozent aus.[1] Druckveränderungen erhöhen zusätzlich die Gasbildung im Verdauungstrakt. Sobald der Druck in der Kabine sinkt, dehnt sich die Luft im Darm aus, was zu Blähungen und leichten Schmerzen führt. Auch der Wasserhaushalt und das natürliche Flüssigkeitsgleichgewicht im Körper werden durch den Kabinendruck beeinflusst. Wenn dann noch die Dehydrierung durch die Klimaanlage hinzukommt, sammeln sich immer mehr blähende Meilen an. Am besten trinken Sie vor und während des Fluges möglichst viel Wasser und vertreten sich so oft wie möglich die Beine.

Neigen Sie zu Blähungen?

Mit diesem einfachen Test können Sie feststellen, wie anfällig Sie für Blähungen und Wassereinlagerungen sind. Zählen Sie am Ende einfach die Punkte in der jeweiligen Spalte zusammen; die Auswertung finden Sie auf Seite 129.

Fragen	A	B
Essen Sie öfter zu schnell? Wenn ja, geben Sie sich für jede hastige Mahlzeit am Tag 1 Punkt (bei 4 hastig eingenommenen Mahlzeiten am Tag, schreiben Sie eine 4 in Spalte A). Wenn nein, schreiben Sie eine 1 in Spalte B.		
Vermuten Sie bei sich eine Milchzuckerunverträglichkeit (Laktoseintoleranz)? Wenn ja, schreiben Sie eine 1 in Spalte A. Wenn nein, kommt eine 1 in Spalte B.		
Salzen Sie Ihre Speisen? Für jede salzige Mahlzeit am Tag geben Sie sich 1 Punkt in Spalte A (wer viermal am Tag Salz an sein Essen gibt, trägt eine 4 ein). Wenn nein, schreiben Sie eine 1 in Spalte B.		
Essen Sie regelmäßig große Mengen Kohlenhydrate auf einmal, also mindestens einmal pro Woche mehr Kohlenhydrate als normal? Wenn ja, gibt es für jede Kohlenhydratorgie der vergangenen Woche 1 Punkt in Spalte A. Bei nein kommt eine 1 in Spalte B.		

Fragen	A	B
Geben Sie sich für jedes der folgenden Lebensmittel 1 Punkt in Spalte A, wenn Sie es mindestens einmal die Woche essen: Bohnen, Linsen, Nüsse, Blumenkohl, Brokkoli, Rosenkohl, Weißkohl, Zwiebeln, Paprika, rohe Zitrusfrüchte. Wenn Sie nichts davon mindestens einmal pro Woche essen, kommt eine 1 in Spalte B.		
Kauen Sie Kaugummi, auch zuckerfreien? Wenn ja, gibt es für jeden Kaugummi der vergangenen Woche 1 Punkt (bei einem Kaugummi pro Tag kommt also eine 7 in Spalte A). Bei nein schreiben Sie eine 1 in Spalte B.		
Verwenden Sie Süßstoff? Bei ja kommt für jede Portion Süßstoff pro Tag 1 Punkt in Spalte A (bei 2 Stück im Kaffee also eine 2). Wenn nein, kommt eine 1 in Spalte B.		
Essen Sie zuckerfreie Süßigkeiten? Wenn ja, gibt es für jede Portion zuckerfreier Süßigkeiten in der Woche 1 Punkt (wenn Sie also jeden Nachmittag bei der Arbeit zuckerfreie Bonbons lutschen, schreiben Sie eine 5 in Spalte A). Für nein kommt eine 1 in Spalte B.		
Essen Sie Frittiertes? Wenn ja, geben Sie sich für jede Portion frittierter Speisen pro Woche 1 Punkt (wer sich nur einmal pro Woche eine Portion Pommes frites gönnt, schreibt eine 1 in Spalte A). Bei nein kommt eine 1 in Spalte B.		

Fragen	A	B
Leiden Sie an Schlafapnoe (unerholsamer Schlaf durch zeitweiligen Atemstillstand)? Bei ja kommt eine 1 in Spalte A. Bei nein kommt eine 1 in Spalte B.		
Trinken Sie kohlensäurehaltige Getränke? Wenn ja, gibt es für jede Dose oder Flasche pro Woche 1 Punkt (also bei 2 Diätcolas pro Tag kommen 14 Punkte in Spalte A). Bei nein schreiben Sie eine 1 in Spalte B.		
Trinken Sie täglich Kaffee, Tee oder säurehaltigen Fruchtsaft (Orange oder Tomate)? Wenn ja, gibt es für jedes Glas oder jede Tasse pro Woche 1 Punkt (also bei 2 Tassen Kaffee täglich kommen 14 Punkte in Spalte A). Bei nein schreiben Sie eine 1 in Spalte B.		
Würden Sie sagen, dass Sie normalerweise stark unter Stress stehen? Wenn ja, kommt eine 1 in Spalte A. Wenn nein, kommt eine 1 in Spalte B.		
Zählen Sie nun für jede Spalte Ihre Punkte zusammen:	Summe A	Summe B
Gesamtergebnis (Summe A minus Summe B):		

Auswertung

Negatives Ergebnis: Herzlichen Glückwunsch! Sie haben wahrscheinlich kaum Blähungen. Sie meiden bereits viele kritische Speisen und Verhaltensweisen, die zu übermäßigen Blähungen und Wassereinlagerungen führen. Das heißt jedoch nicht, dass der blähungsfreie Vier-Tage-Einstieg Ihnen nicht helfen kann. Vielleicht nehmen Sie dabei nicht viel an Umfang ab, aber Sie werden sich auf jeden Fall leichter und ausgeglichener fühlen. Sie machen sich damit auf den Weg zu langfristigem Wohlbefinden.

0 bis 5: Nicht schlecht. Vermutlich kennen Sie dieses geblähte Gefühl, das hin und wieder kommt und geht. Einmal fühlt man sich aufgedunsen, dann wieder, als wäre endlich die Luft abgelassen. Zum Glück können Sie Ihren Bauch zähmen, ohne allzu viel zu verändern. Der Vier-Tage-Einstieg dürfte Ihnen sofort Linderung bringen.

5 bis 10: Es fällt Ihnen vielleicht nicht leicht, ein paar Gewohnheiten aufzugeben, aber Sie werden ordentlich dafür belohnt – schon nach zwei Tagen dürften Sie mit dem Einstiegsprogramm einen merklichen Erfolg spüren.

Mehr als 10: Auch Ihnen herzlichen Glückwunsch! Das sollte Sie nicht verwirren, denn ich gratuliere Ihnen, weil Sie vom Vier-Tage-Einstieg unglaublich profitieren dürften und damit optimal motiviert sein werden, die ganze *Bauch-weg-Diät* erfolgreich durchzuhalten. Der Einstieg selbst befreit Sie von Nahrungsmitteln, Getränken und Verhaltensweisen, die dazu führen, dass Ihr Körper unnötig viel Wasser einlagert, Luft aufnimmt und langsam verdaut. Es geht nicht um Entgiftung, sondern um eine einfachere und weniger belastende Ernährung als bisher. Deshalb wird Ihr Bauchumfang wahrscheinlich erheblich schrumpfen.

In vier Tagen schlanker und leichter!

Für den blähungsfreien Vier-Tage-Einstieg sind alle Speisen, Getränke und Verhaltensweisen tabu, die den Bauch aufquellen lassen. Zusätzlich lernen Sie, wie Sie auch in Zukunft Blähungen und Wassereinlagerungen weitgehend vermeiden können. Denken Sie daran, dass diese Phase ein erster Schritt auf Ihrem Weg zu einem gesünderen Leben ist. Hier geht es nicht nur um eine kleinere Kleidergröße, sondern Sie profitieren gleich mehrfach, denn Sie gewinnen:

► eine einfache, gesunde und auf Ernährung beruhende Lösung für die Veränderung des Körperteils, der Sie am meisten stört;

► einen geschärften Blick auf Ihre langfristige Gesundheit;

► ein geringeres Risiko für Herzerkrankungen, Diabetes und Krebs;

► ein umfassendes Verständnis für die Zusammenstellung einer gesunden Mahlzeit;

► ein bewussteres Essverhalten, das emotional gesteuertes Essen praktisch ausschließt.

Bedenken Sie dabei: Der Vier-Tage-Einstieg wirkt Aufgedunsenheit und Wassereinlagerungen entgegen. Dabei wird noch kein Fett abgebaut (darum geht es im nächsten Kapitel), doch Ihr Aussehen und Ihre Zuversicht profitieren auf alle Fälle erheblich. Allerdings ist auch ein eindrucksvoller Gewichtsverlust möglich! Und Sie können sofort anfangen. Wenn Sie die Anwei-

Blähungen – ein medizinisches Problem?

Blähungen sind grundsätzlich nichts Ungewöhnliches, doch gelegentlich können sie Symptom für ein ernstes Gesundheitsproblem sein. In den folgenden Fällen sollten Sie einen Arzt aufsuchen:

▶ Die Symptome werden durch den blähungsfreien Vier-Tage-Einstieg nicht besser.

▶ Sie leiden an chronischer Verstopfung, Durchfall, Übelkeit oder Erbrechen.

▶ Sie haben anhaltende Schmerzen im Bauch- bzw. Analbereich oder Sodbrennen.

▶ Sie nehmen ohne bewusste Anstrengung ab.

▶ Es tritt unerklärliches Fieber auf.

▶ Sie haben Blut im Urin.

sungen für die nächsten vier Tage befolgen, können Sie bis zu dreieinhalb Kilo leichter werden und insgesamt bis zu 14 Zentimeter Umfang an Bauch, Hüfte, Oberschenkeln, Brust und Armen verlieren. *Ganz ohne zu schwitzen.* Richtig, denn Sport ist nicht notwendig. Diese Zahlen habe ich nicht erfunden. Es sind reale Ergebnisse, die auf den Berechnungen der Expertin basieren, die unsere Kandidatinnen gemessen und gewogen hat. Deshalb können Sie sicher sein, dass dieser Plan nachweislich bei ganz normalen Frauen wie Ihnen funktioniert.

Darauf verzichten Sie für die nächsten vier Tage

▶ **Salzstreuer, Würzsalze und stark verarbeitete Lebensmittel:** Salz bindet Wasser. Wenn man also zu viel Kochsalz zu sich nimmt, lagert man vorübergehend mehr Flüssigkeit ein. Das führt zu Trägheitsgefühlen, einem aufgeschwemmten Erscheinungsbild und zusätzlichem Gewicht durch das eingelagerte Wasser. Eine geringere Kochsalzzufuhr bei höherer Wasseraufnahme bringt den Körper wieder ins Gleichgewicht und trägt zur Senkung des Risikos für Bluthochdruck und Osteoporose bei. Wenn Sie den Salzgeschmack vermissen, sollten Sie auf die empfohlenen salzfreien Gewürzmischungen zurückgreifen.

▶ **Übermäßige Kohlenhydratzufuhr:** In der Muskulatur liegen Kohlenhydrate als leicht zugängliche Energiereserve in Form von Glykogen vor. Mit jedem Gramm Glykogen werden auch drei Gramm Wasser gespeichert. Wenn Sie jedoch nicht gerade morgen einen Marathon planen, brauchen Sie solche Mengen keineswegs. Essen Sie weniger kohlenhydratreiche Nahrung wie Nudeln, Bananen, Kuchen oder Salzgebäck, um Ihren Körper vorübergehend zu trainieren, die in den Muskeln gespeicherten Brennstoffvorräte aufzubrauchen. Dabei werden Sie auch überschüssiges Wasser los.

▶ **Rohkost braucht Platz:** 60 Gramm gekochte Möhren haben einen ebenso hohen Nährwert wie 115 Gramm rohe Möhren, nehmen aber im Magen-Darm-Trakt weniger Raum ein. Essen Sie nur gekochtes Gemüse, kleinere Portionen ungesüß-

Schon gewusst? Wenn Ihr Magen weniger Platz einnehmen soll, überlegen Sie gut, was Sie ihm zuführen. 170 Gramm Trauben nehmen viermal so viel Raum ein wie 45 Gramm ungesüßte Rosinen.

tes Trockenobst und Dosenfrüchte im eigenen Saft. Damit erhalten Sie die nötigen Nährstoffe, ohne den Bauch zusätzlich aufzublähen.

▸ **Blähende Speisen:** Bestimmte Nahrungsmittel sorgen im Magen-Darm-Trakt für Gasbildung. Hierzu zählen Bohnen und Linsen, Blumenkohl, Brokkoli, Rosenkohl, Weißkohl, Zwiebeln, Paprika und Zitrusfrüchte.

▸ **Kaugummi:** Vermutlich ist es Ihnen nicht bewusst, doch beim Kaugummikauen schluckt man Luft. Diese Luft ist dann im Magen-Darm-Trakt gefangen und führt zu Druckgefühlen, Blähungen und einem aufgetriebenen Bauch.

▸ **Zuckeraustauschstoffe:** Austauschstoffe wie Isomalt, Sorbit, Xylit, Mannit oder Maltit stecken oft als Süßungsmittel in »zuckerarmen« Keksen, Süßigkeiten und Müsliriegeln. Wie Ballaststoffe werden auch sie kaum verdaut. Das ist gut für die Kalorienbilanz, aber weniger gut für den Bauch. Auf Alkohol basierende Süßstoffe mit der Endung -it können Blähungen, Aufstoßen und Durchfälle verursachen. Verzichten Sie darauf!

▸ **Frittiertes:** Fette und frittierte Speisen werden langsamer verdaut, so dass man sich voll und schwerfällig fühlt.

▸ **Stark gewürzte Speisen:** Wenn Sie mit schwarzem Pfeffer, Muskat, Nelken, Chilipulver oder frischen Chilis, Zwiebeln, Knoblauch, Senf, Meerrettich, Ketchup, Tomatensoße, Essig oder scharfen Soßen würzen, wird oft mehr Magensäure ausgeschüttet, was die Verdauung irritieren kann.

▸ **Kohlensäurehaltige Getränke:** Was glauben Sie, wo all die Bläschen landen? Sie sammeln sich im Bauch!

▸ **Alkohol, Kaffee, Schwarztee, heißer Kakao und saure Fruchtsäfte:** Diese Getränke können den Magen-Darm-Trakt reizen und anschwellen lassen.

Vier Tage – worauf kommt es an?

▸ **Genau an den Plan halten.** Hierzu gehören vier kleinere Mahlzeiten, darunter ein erfrischender Smoothie. Das reduziert die Menge an Nahrung im Verdauungstrakt, der Magen erzeugt weniger Magensäure, und der Körper stellt sich darauf ein, viermal am Tag Nahrung aufzunehmen (was während der gesamten Diät so bleiben wird).

▶ **Vier Mahlzeiten am Tag.** Während des Vier-Tage-Einstiegs bekommen Sie weniger Kalorien (1200 kcal pro Tag) als während der *Bauch-weg-Diät*, die 1600 kcal pro Tag gestattet. Vier Tage lang weniger zu essen mindert die Nahrungsmenge im Verdauungssystem und die Produktion von Magensäure. Außerdem gewöhnt sich der Körper gleich an den Vier-Stunden-Rhythmus.

Ein paar Dinge tauchen immer wieder auf, beispielsweise Sonnenblumenkerne, Leinöl, fettarmer Mozzarella und Möhren. Dafür gibt es drei Gründe. Erstens wollen wir, dass Sie am Anfang wenig Neues kaufen müssen – und dass Sie es auch verbrauchen können, bevor es verdirbt. Zweitens sollen Sie für Ihr Geld viele Nährstoffe ohne Blähpotenzial bekommen. Und drittens haben wir Nahrungsmittel ausgewählt, die auch ohne Salz und Gewürze gut schmecken, damit Sie nicht in Versuchung geraten, nach Blähendem zu greifen.

▶ **Ein fünfminütiger Spaziergang nach dem Essen.** Bewegung hilft dem Körper, Luft abzulassen, die im Verdauungstrakt festsitzt. So werden Druckgefühle abgebaut. Sie brauchen nach dem Essen nur kurz die Straße entlangzugehen, einmal um den Block oder um die Firma, eine Runde mit dem Hund, mit der Nachbarin oder mit der Familie. Wer mag, darf natürlich auch länger laufen, doch fünf Minuten sind das Mindeste, um den Bauch auf Trab zu bringen.

▶ **Jeden Tag eine volle Portion von Cynthias erfrischendem Spezialwasser.** Es ist viel spritziger als reines Leitungswasser, doch die Zutaten sind nicht nur geschmacklich eine Offenbarung, denn Ingwer beruhigt obendrein den Verdauungstrakt. Außerdem erinnert schon die tägliche Zubereitung daran, dass das Leben vier Tage lang ein wenig anders verläuft und sich manches ändern wird. So stellen Sie sich ganz auf das Neue ein. Zusätzlich sind reine Kräutertees wie Kamillen- oder Pfefferminztee erlaubt.

Cynthias Wasser

2 Liter Wasser
1 Stück frischer Ingwer (ca. 2–3 cm), gerieben
1 mittelgroße Gurke, geschält und in dünnen Scheiben
1 mittelgroße Zitrone, in dünnen Scheiben
12 Blätter Minze

Alle Zutaten in einen großen Krug geben und über Nacht in den Kühlschrank stellen, damit sich die Aromen vermischen und entfalten können.

▶ **Langsam essen.** Wer sich beim Essen wenig Zeit lässt, verschlingt leicht auch Luft, die später im Verdauungssystem gefangen ist und Blähungen erzeugt (stellen Sie sich einen maximal aufgeblasenen Ballon vor). Beugen Sie vor, indem Sie in Ruhe essen. Das beruhigt auch Sie selbst und gestattet Ihnen, die Mahlzeiten als Moment des Innehaltens und der Besinnung

Cynthias Praxistipp

»Meine persönlichen Bauch-weg-Tricks«

Ich neige zu Wassereinlagerungen. Salziges schmeckt mir besser als Süßes, und wenn ich etwas besonders Salziges esse (zum Beispiel salziges Popcorn im Kino), fühle ich mich noch mindestens einen Tag lang aufgeschwemmt. Falls ich also frühmorgens im Fernsehen auftreten muss, achte ich am Vorabend sehr genau darauf, was ich esse, und es ist garantiert keine Sojasoße dabei.

Die Anfälligkeit für dieses Phänomen ist individuell verschieden und nicht zu beeinflussen. Deshalb sollten Sie über gelegentliche oder regelmäßige Wassereinlagerungen Folgendes wissen:

Wasser ist kein Fett! Einmal hat mich eine Freundin angerufen. Sie war in heller Panik, weil sie angeblich zwei Kilo an einem Tag zugenommen hatte. Ich fragte sie, ob sie neben ihrer üblichen Ernährung 14 000 Kalorien extra gegessen hätte, denn so viel ist erforderlich, um an einem Tag derart viel Körperfett zu speichern. Natürlich hatte sie keinen abnormen Fressanfall hinter sich, was für Sie vermutlich ebenfalls gilt. Sorgen Sie sich also nicht wegen derartiger Schwankungen. Das ist nur Wasser und verschwindet bald wieder.

Den eigenen Körper kennenlernen. Ein Ernährungstagebuch kann dazu beitragen, sich selbst auf die Schliche zu kommen. Vielleicht neigen Sie zu einem bestimmten Zeitpunkt Ihres Zyklus eher zu Wassereinlagerungen. Wenn Sie alles aufschreiben, erkennen Sie, wann und wie lange die Wasseransammlung Ihnen zu schaffen macht.

Vorausplanen. Bevor Sie schwimmen gehen oder wenn Sie einfach möglichst schlank aussehen wollen, sollten Sie einige Tage auf salzige Speisen verzichten. Diesen Bestandteil Ihres Gewichts können Sie sehr leicht beeinflussen.

Cynthia

zu begreifen. Häufig sputen wir uns beim Essen, um schneller zum nächsten Punkt unserer Tagesordnung überzugehen. Damit sollte für die nächsten vier Tage (und darüber hinaus) Schluss sein. Erinnern Sie sich daran, wie gut eine bewusst genossene Mahlzeit tut.

▶ **Den Kopf beschäftigen.** Die ersten Tage »auf Diät« sind immer schwer. Ich fordere Sie auf, Ihr Essverhalten zu verändern und einige gewohnte Speisen und Getränke aufgeben, die für Sie vielleicht zu den Grundnahrungsmitteln zählen. Aber am Ende lohnt sich das für Sie – es funktioniert, und Ihr Bauchumfang nimmt ab. Aber bis dahin muss auch das Gehirn mitziehen. An dieser Stelle greifen wir auf meine Gedankenspiele zurück.

Mit dem jeweiligen Denkanstoß verleihen Sie einer Mahlzeit mehr Bedeutung. Sie wird damit zu einem besonderen Augenblick, in dem es nur um *Sie* geht. Das hilft, darauf achtzugeben, wann und weshalb Sie essen. Im Laufe der vier Tage werden Sie insgesamt 16 solcher Tricks kennenlernen, bei jeder Mahlzeit einen. Ein paar davon finden Sie bestimmt so ansprechend, dass Sie diese immer wieder einsetzen möchten. Tun Sie das, bis Ihre Lieblingstricks zu einem festen Ritual geworden sind. Was Sie wählen, spielt keine Rolle; Hauptsache, Sie fühlen sich damit besonders wohl.

Fortschritte protokollieren

Studien belegen, dass eine Umstellung der Lebensweise leichter fällt, wenn man aufschreibt, was man isst und wie es einem dabei geht. Es gibt auch zunehmend Hinweise, dass das Führen eines Tagesbuchs das körperliche Wohlbefinden positiv beeinflusst.

Dr. James Pennebaker von der Universität Texas in Austin gelang der wissenschaftliche Nachweis, dass regelmäßiges Tagebuchschreiben die T-Lymphozyten des Immunsystems stärkt.[2] Andere Untersuchungen deuten darauf hin, dass ein Tagebuch dazu beitragen kann, Symptome von Asthma und rheumatoider Arthritis zu lindern. Pennebaker ist der Ansicht, dass man sich leichter mit stressigen Erlebnissen arrangiert, wenn man darüber schreibt. Dadurch können diese Stressfaktoren der Gesundheit weniger zusetzen.

Cynthias Praxistipp

»Wiegen und messen«

Wiegen oder messen Sie Ihre Lebensmittel grundsätzlich ab, besonders solch kalorienreiche Lebensmittel wie Öl, Nüsse, Samen, Erdnussbutter, Avocado, Nudeln, Reis oder Haferflocken, bei denen schon kleine Mengen viele Kalorien liefern. Es hilft dabei, dass dieses sorgfältig berechnete Programm bei Ihnen auch wirklich zum erwünschten Ergebnis führt. Aus meiner Arbeit als Diätberaterin weiß ich, dass man leicht Hunderte zusätzlicher Kalorien zu sich nimmt, wenn man auf das Wiegen und Messen verzichtet.

Cynthia

Außerdem vermittelt ein Tagebuch auf ganz einfache Weise das Gefühl, große Fortschritte zu machen. Während meines Marathontrainings war mein Lauftagebuch wohl der größte Ansporn, jeden Morgen die Laufschuhe anzuziehen und nach draußen zu gehen. Ich wollte nur wieder in mein Tagebuch schreiben und stolz darauf sein, wie sich die gelaufenen Meilen Woche für Woche summierten. Beim Abnehmen kann einem ein Tagebuch in ähnlicher Weise helfen, den eigenen Zielen treu zu bleiben.

Für den Vier-Tage-Einstieg haben wir bereits ein Tagebuch in den Ernährungsplan eingebaut. Wenn Sie damit fertig sind und mit der *Bauch-weg-Diät* beginnen, sollten Sie etwas mehr Zeit einplanen und bestimmte Themen zu Ernährung und Kör-

perbild bearbeiten. Vorläufig aber können Sie sich vier Tage
lang an das Format des Ernährungstagebuchs gewöhnen – und
daran, jeden Abend in Ruhe aufzulisten, was Sie alles zu sich genommen haben. Ein paar Tagebuchregeln:

1. Rechtschreibung und Zeichensetzung sind egal.

2. Schnell schreiben, damit der innere Kritiker nicht zum Zug
   kommt.

3. Ehrlich bleiben.

Ab Tag vier

Ich weiß, wie Sie sich fühlen werden, wenn Sie den letzten Tag
des Vier-Tage-Einstiegs hinter sich haben. Sie sind leichter,
kräftiger, zuversichtlicher und zentrierter als je zuvor. Das ist
genau die richtige Einstellung für die nächste Phase der *Bauch-
weg-Diät*, in der Sie 28 Tage lang lernen, wie Sie für den Rest
Ihres Lebens auf gesunde Weise Ihr Wunschgewicht halten
können.

Vier-Tages-Einkaufliste

Gemüse

☐ 460 g Kirschtomaten

☐ 230 g grüne Bohnen, frisch oder TK

☐ 2 große rote Kartoffeln

☐ 230 g junge Möhren

☐ 115 g braune Champignons

☐ 1 große gelbe Zucchini

☐ 4 mittelgroße Salatgurken

☐ 4 mittelgroße Zitronen

Kräuter und Gewürze

☐ 1–2 frische Ingwerwurzeln

☐ 2 Bund frische Minze

Milchprodukte

☐ 2 Liter Magermilch

☐ 1 Päckchen fettarmer Mozzarella

Obst

☐ 115 g Heidelbeeren, frisch oder TK (ungezuckert)

☐ 115 g Pfirsich, TK oder aus der Dose im eigenen Saft (ungezuckert)

☐ 115 g Birnen, TK oder aus der Dose im eigenen Saft (ungezuckert)

☐ 115 g Erdbeeren, frisch, TK oder aus der Dose im eigenen Saft (ungezuckert)

Vorräte

- ☐ 60 g Cornflakes, ungezuckert
- ☐ 30 g ungesüßte Puffreisflocken
- ☐ 30 g Haferflocken
- ☐ 230 g Vollkornreis
- ☐ 230 g Ananasstücke (im eigenen Saft ohne Zucker)
- ☐ 115 g Sonnenblumenkerne
- ☐ 240 ml kalt gepresstes Leinöl aus Bioanbau
- ☐ 240 ml Olivenöl
- ☐ 1 kleine Packung Rosinen
- ☐ 1 kleine Packung Dörrpflaumen

Fleisch/Fisch

- ☐ 375g Putenschinken (bio)
- ☐ 115 g Kabeljau oder Pollack
- ☐ 180 g Hähnchenbrust ohne Haut und Knochen
- ☐ 90 g Putenbrust
- ☐ 90 g Thunfisch aus der Dose, im eigenen Saft

Folgende salzfreie Gewürze nach Geschmack

- ☐ Frisch oder getrocknet: Basilikum, Currypulver, Dill, Estragon, Ingwer, Limettensaft, Lorbeer, Majoran, Minze, Oregano, Paprika, Rosmarin, Salbei, Thymian, Zimt, Zitronensaft.
- ☐ Alter, gereifter Balsamico-Essig.

Hungerskala

-5 **Am Verhungern.** Sie wollen etwas essen, egal was, und können sich kaum bremsen.

-3 **Hungrig und gereizt.** Sie haben das Gefühl, zu lange nichts gegessen zu haben.

0 **Leichter bis mäßiger Hunger.** Körperlich haben Sie bereits Hungergefühle wie Magenknurren oder das Gefühl »Ich müsste jetzt bald mal was essen«, aber der Hunger quält nicht übermäßig, und Sie haben weder Kopfschmerzen noch werden Sie zittrig.

3 **Kein Hunger, aber Appetit.** Sie sind satt, aber nicht so recht zufrieden. Ihre Gedanken kreisen immer noch ums Essen.

5 **Gerade richtig.** Der Hunger ist weg, Sie sind angenehm satt. Sie denken nicht mehr ans Essen, sondern an Ihre nächste Aufgabe. Außerdem haben Sie neue Energie.

7 **Ein bisschen zu viel.** Haben Sie es übertrieben? Ihr Bauch ist übervoll, eher ein unangenehmes Gefühl. Sie fühlen sich auch irgendwie träge.

FRÜHSTÜCK *Datum:* ....

☐ 30 g ungesüßte Cornflakes

☐ 240 ml Magermilch

☐ 115 g Birnen aus der Dose im eigenen Saft (ohne Zuckerzusatz)

☐ 30 g Sonnenblumenkerne, geröstet oder pur

☐ 1 Glas von Cynthias Wasser (siehe Seite 136)

Gedankenspiel: Begrüßen Sie die Sonne! Setzen Sie sich zum Frühstück an ein sonniges Fenster. Morgensonne hebt die Stimmung und schaltet die innere Uhr auf maximale Energie für den ganzen Tag.

Tagebuch

Stimmung: ....

....

....

....

Gedanken, Probleme: ....

....

....

....

Hunger vorher: −5 −3 0 3 5 7 **Hunger danach:** −5 −3 0 3 5 7

MITTAGESSEN

☐ 115 g Putenschinken (bio), aufgerollt

☐ 30 g fettarmer Mozzarella

☐ 230 g Kirschtomaten

☐ 1 Glas von Cynthias Wasser (siehe Seite 136)

Gedankenspiel: Bringen Sie Farbe in den Tag. Schmücken Sie den Tisch zum Beispiel vor dem Essen mit einem kleinen Blumenstrauß. Sie geben sich gerade viel Mühe und haben darum auch etwas Besonderes verdient.

Tagebuch

Stimmung: ....

....

....

....

Gedanken, Probleme: ....

....

....

....

Hunger vorher: −5 −3 0 3 5 7   *Hunger danach:* −5 −3 0 3 5 7

SNACK

☐ Heidelbeersmoothie: 240 ml Magermilch und 115 g frische oder tiefgekühlte Heidelbeeren eine Minute im Mixer pürieren. In ein Glas gießen und 1 EL kalt gepresstes Bioleinöl hineinrühren *oder* mit 1 EL Sonnenblumen- oder Kürbiskernen bestreuen.

Gedankenspiel: Wie wär's mit einem Ausflug in die Karibik? Legen Sie während der Zubereitung Ihrer Mahlzeit Reggae auf, und stellen Sie sich vor, Sie wären gerade am Strand unter Kokospalmen und hörten das Meer rauschen. Am besten tragen Sie gleich noch Sonnencreme auf und atmen tief durch ... Draußen schneit's? Nein. Sie sind in der Karibik.

Tagebuch

Stimmung: ....

....

....

....

Gedanken, Probleme: ....

....

....

....

Hunger vorher: −5 −3 0 3 5 7   **Hunger danach:** −5 −3 0 3 5 7

ABENDESSEN

☐ 115 g grüne Bohnen, gekocht

☐ 115 g gegrillter Kabeljau oder Pollack

☐ 60 g im Backofen geröstete Kartoffeln, mit 1 TL Olivenöl beträufelt

☐ 1 Glas von Cynthias Wasser (siehe Seite 136)

Gedankenspiel: Wenn Sie den Tisch mit kleineren Tellern decken, haben Sie das Gefühl, größere Portionen zu bekommen. Der Teller wirkt gleich viel voller.

Tagebuch

Stimmung: ....

....

....

....

Gedanken, Probleme: ....

....

....

....

Hunger vorher: −5 −3 0 3 5 7   *Hunger danach:* −5 −3 0 3 5 7

FRÜHSTÜCK   *Datum:* ....

☐ 30 g ungesüßte Puffreisflocken

☐ 240 ml Magermilch

☐ 115 g Ananasstücke aus der Dose, im eigenen Saft (ohne Zuckerzusatz)

☐ 30 g Sonnenblumenkerne, geröstet oder pur

☐ 1 Glas von Cynthias Wasser (siehe Seite 136)

Gedankenspiel: Finden Sie ein Mantra für diese eine Mahlzeit. Wählen Sie dafür ein Wort oder einen Satz mit beruhigender Wirkung, zum Beispiel: »Diese Diät mache ich nur für mich.« Wiederholen Sie das Wort oder den Satz nach jedem Bissen.

Tagebuch

Stimmung: ....

....

....

....

Gedanken, Probleme: ....

....

....

....

Hunger vorher: −5 −3 0 3 5 7   **Hunger danach:** −5 −3 0 3 5 7

MITTAGESSEN

☐ 90 g Thunfisch aus der Dose, im eigenen Saft
☐ 115 g junge Möhren, gedämpft
☐ 30 g fettarmer Mozzarella
☐ 1 Glas von Cynthias Wasser (siehe Seite 136)

Gedankenspiel: Überzeugen Sie eine Freundin. Laden Sie Ihre beste Freundin zum Mittagessen ein, und erklären Sie ihr, worauf es Ihnen gerade ankommt. Dazu sollten Sie möglichst viele Grundregeln der Einstiegsphase parat haben. Sie können sich dann selbst besser merken, warum Sie das alles tun, auch wenn es so anders ist als sonst.

Tagebuch

Stimmung: ....

....

....

....

Gedanken, Probleme: ....

....

....

....

Hunger vorher: −5 −3 0 3 5 7   *Hunger danach:* −5 −3 0 3 5 7

SNACK

☐ Ananassmoothie: 240 ml Magermilch und 115 g Ananasstücke aus der Dose sowie eine Handvoll Eis eine Minute im Mixer pürieren. In ein Glas gießen und 1 EL kalt gepresstes Leinöl aus Bioanbau hineinrühren *oder* mit 1 EL Sonnenblumen- oder Kürbiskernen bestreuen.

Gedankenspiel: Hängen Sie etwas auf, was Sie inspiriert, zum Beispiel Ihre engsten Jeans. Sie sollten täglich daran vorbeikommen und sich jedes Mal an Ihr eigenes Ziel erinnern lassen. Die Hose wird Ihnen wieder passen!

Tagebuch

Stimmung: ....

....

....

....

Gedanken, Probleme: ....

....

....

....

Hunger vorher: −5 −3 0 3 5 7 *Hunger danach:* −5 −3 0 3 5 7

ABENDESSEN

☐ 115 g frische braune Champignons, in 1 TL Olivenöl angebraten

☐ 90 g gegrillte Hähnchenbrust

☐ 110 g Naturreis, gekocht

☐ 1 Glas von Cynthias Wasser (siehe Seite 136)

Gedankenspiel: Singen Sie beim Kochen. Deutsche Forscher haben ermittelt, das Singen das Immunsystem um bis zu 240 Prozent stärker macht und auch die Anti-Stress-Hormone ansteigen lässt.

Tagebuch

Stimmung: ....

....

....

....

Gedanken, Probleme: ....

....

....

....

Hunger vorher: –5 –3 0 3 5 7   *Hunger danach:* –5 –3 0 3 5 7

FRÜHSTÜCK   *Datum:* ....

☐ 30 g ungesüßte Cornflakes

☐ 240 ml Magermilch

☐ 2 EL Rosinen

☐ 30 g Sonnenblumenkerne, geröstet oder pur

☐ 1 Glas von Cynthias Wasser (siehe Seite 136)

Gedankenspiel: Auf den Augenblick konzentrieren. Heute frühstücken Sie ablenkungsfrei – kein Radio, kein Frühstücksfernsehen, keine Zeitung. Genießen Sie jeden einzelnen Bissen.

Tagebuch

Stimmung: ....

....

....

....

Gedanken, Probleme: ....

....

....

....

Hunger vorher: −5 −3 0 3 5 7   **Hunger danach:** −5 −3 0 3 5 7

MITTAGESSEN

☐ 115 g Putenschinken (bio), aufgerollt

☐ 30 g fettarmer Mozzarella

☐ 230 g Kirschtomaten

☐ 1 Glas von Cynthias Wasser (siehe Seite 136)

Gedankenspiel: Gönnen Sie sich ein wenig Luxus. Trinken Sie Cynthias Wasser aus Ihrem besten Weinglas. Erklären Sie dieses Glas zu Ihrem Diätglas, und benutzen Sie es zu jeder Mahlzeit.

Tagebuch

Stimmung: ....

....

....

....

Gedanken, Probleme: ....

....

....

....

Hunger vorher: −5 −3 0 3 5 7   **Hunger danach:** −5 −3 0 3 5 7

SNACK

☐ Pfirsichsmoothie: 240 ml Magermilch und 115 g ungesüßten Pfirsich aus der Dose oder tiefgekühlt eine Minute im Mixer pürieren. In ein Glas gießen und 1 EL kalt gepresstes Leinöl aus Bioanbau hineinrühren *oder* mit 1 EL Sonnenblumen- oder Kürbiskernen bestreuen.

Gedankenspiel: Dankbarkeit. Danken Sie einen Moment im Stillen für Ihr Essen, für den Körper, den Sie nähren, und Ihr Leben, das gerade noch besser wird. Dazu brauchen Sie keiner Religion anzugehören. Es reicht völlig, wenn Sie dem Pfirsichbauern und Ihren Eltern danken!

Tagebuch

Stimmung: ....

....

....

....

Gedanken, Probleme: ....

....

....

....

Hunger vorher: –5 –3 0 3 5 7   *Hunger danach:* –5 –3 0 3 5 7

ABENDESSEN

☐ 115 g grüne Bohnen, gekocht

☐ 90 g gegrillte oder gebackene Putenbrust

☐ 60 g im Backofen geröstete Kartoffeln, mit 1 TL Olivenöl beträufelt

☐ 1 Glas von Cynthias Wasser (siehe Seite 136)

Gedankenspiel: Machen Sie sich über sich selbst Gedanken. Erinnern Sie sich an die Liste aus Kapitel 4 mit allen wichtigen Menschen aus Ihrem Leben? Denken Sie während des Essens darüber nach, auf welche Weise Sie auf Ihren Körper und Ihre Seele achtgeben.

Tagebuch

Stimmung: ....

....

....

....

Gedanken, Probleme: ....

....

....

....

Hunger vorher: −5 −3 0 3 5 7   *Hunger danach:* −5 −3 0 3 5 7

FRÜHSTÜCK   *Datum:* ....

☐ 30 g Haferflocken

☐ 240 ml Magermilch

☐ 2 Dörrpflaumen

☐ 30 g Sonnenblumenkerne, geröstet oder pur

☐ 1 Glas von Cynthias Wasser (siehe Seite 136)

Gedankenspiel: Lachen Sie. Mit vier Jahren lachen wir vierhundert Mal am Tag, als Erwachsene nur noch fünfzehn Mal. Falls Sie also heute beim Frühstück allein sind, lachen Sie einfach Ihre Schüssel Haferbrei aus, und kichern Sie dabei auch gleich Ihr Glas Wasser an.

Tagebuch

Stimmung: ....

....

....

....

Gedanken, Probleme: ....

....

....

....

Hunger vorher: −5 −3 0 3 5 7   **Hunger danach:** −5 −3 0 3 5 7

MITTAGESSEN

☐ 115 g Putenschinken (bio), aufgerollt

☐ 115 g junge Möhren, gedämpft

☐ 30 g fettarmer Mozzarella

☐ frische Kräuter, z. B. Basilikum

☐ 1 Glas von Cynthias Wasser (siehe Seite 136)

Gedankenspiel: Richten Sie jede Mahlzeit appetitlich an. Lassen Sie sich bei der Vorbereitung des Mittagessens Zeit, und machen Sie es wie ein Chefkoch: Wickeln Sie die Möhren in den Putenaufschnitt ein. Quer durchschneiden und dekorativ mit dem Käse auf den Teller legen. Zum Garnieren verwenden Sie frische Kräuter.

Tagebuch

Stimmung: ....

....

....

....

Gedanken, Probleme: ....

....

....

....

Hunger vorher: −5 −3 0 3 5 7   *Hunger danach:* −5 −3 0 3 5 7

SNACK

☐ Erdbeersmoothie: 240 ml Magermilch und 115 g frische oder tiefgekühlte Erdbeeren eine Minute im Mixer pürieren. In ein Glas gießen und 1 EL kalt gepresstes Leinöl aus Bioanbau hineinrühren *oder* mit 1 EL Sonnenblumen- oder Kürbiskernen bestreuen.

Gedankenspiel: Bevor Sie sich hinsetzen, schließen Sie kurz die Augen und sagen etwas Freundliches, Beruhigendes zu Ihrem Körper. Betonen Sie, wie sehr Sie Ihre Arme mögen oder dass man Ihnen oft sagt, Sie hätten schöne Augen oder ein hinreißendes Lächeln.

Tagebuch

Stimmung: ....

....

....

....

Gedanken, Probleme: ....

....

....

....

Hunger vorher: −5 −3 0 3 5 7   *Hunger danach:* −5 −3 0 3 5 7

ABENDESSEN

☐ 115 g gelbe oder grüne Zucchini, in 1 TL Olivenöl angebraten

☐ 90 g gegrillte Hähnchenbrust

☐ 110 g Naturreis, gekocht

☐ 1 Glas von Cynthias Wasser (siehe Seite 136)

Gedankenspiel: Essen Sie heute von Ihrem schönsten Teller. Decken Sie Ihren Platz mit dem guten Silberbesteck und den Leinenservietten.

Tagebuch

Stimmung: ....

....

....

....

Gedanken, Probleme: ....

....

....

....

Hunger vorher: –5 –3 0 3 5 7   *Hunger danach:* –5 –3 0 3 5 7

Erfolg mit der *Bauch-weg-Diät*

Colleen O'Neill-Groves, 45 Jahre

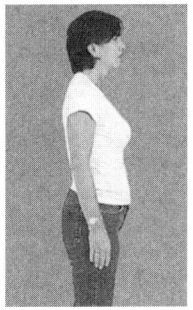 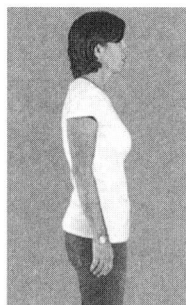

Gewichtsverlust:

3,0 kg

in 32 Tagen

Umfang:

13,5 cm

weniger

»Ich habe mein Leben lang eine Diät nach der anderen gemacht«, klagt Colleen O'Neill-Groves. »Ich habe wirklich alles probiert, aber nichts hat anhaltenden Erfolg gebracht. Immer gab es irgendwo einen Haken.« Bei allen erfolgreichen Diäten hat Colleen zuerst im Gesicht und am Busen abgenommen, wo sie überhaupt nichts verändern wollte. Ihr Bauch hingegen, der durchaus weniger Fett vertragen konnte, gab sich stets erst ganz zuletzt geschlagen. Außerdem störte sie, dass sie wirklich immer Hunger hatte. »Gleich nach dem Essen habe ich überlegt, wann es denn endlich Zeit für die Zwischenmahlzeit wäre.«

Mit der *Bauch-weg-Diät* kommt die dreifache Mutter sehr gut zurecht. Sie findet erstaunlich, was sie alles essen darf, aber sie musste sich zuerst von den vorherrschenden Vorurteilen über Olivenöl und Nüsse lösen. Noch immer fragt sie sich, wie man bei so viel gutem Essen überhaupt abnehmen kann. »Die Müsliriegel waren eine angenehme Überraschung. Dazu Waffeln, Pesto, Pizza, alles richtig gut. Bei den anderen Diäten gab es natürlich massenweise Gemüse, aber irgendwann kann man den Salat einfach nicht mehr sehen. Wraps, Avocados oder Pesto waren nie dabei.«

Colleen mag an der Diät, dass man genau weiß, was man zu sich nimmt und wie sehr der Körper davon profitiert. Ihr wurde klar, wie viele leere Kalorien sie jeden Tag gedankenlos in sich hineinstopfte. »Ich bin sehr körperbewusst, weil ich so viel Sport mache«, meint sie, »darum nehme ich jede Gelegenheit wahr, noch besser auf mich zu achten.«

Allerdings gibt sie zu, dass die Diät kein Spaziergang ist. Die ersten vier Tage – der blähungsfreie Einstieg – waren »nicht so einfach«, aber im Nachhinein war das nur eine kurze Phase und »definitiv ein guter Ausgangspunkt. Vier Tage kann ich alles durchhalten, dachte ich. Wenn ich jetzt am Wochenende zu sehr zuschlage, gleiche ich das aus, indem ich mich selbst wieder auf die Einstiegskost setze.«

In den ersten vier Wochen nahm Colleen drei Kilo ab. »Ich bin ja ohnehin nicht besonders dick«, sagt sie dazu, »aber gerade deshalb war ich richtig glücklich über dieses Ergebnis. Ich habe an jedem Oberschenkel und an jedem Arm zwei bis drei Zentimeter verloren, dazu ein paar am Bauch, wobei der Brustumfang sich nicht verändert hat.«

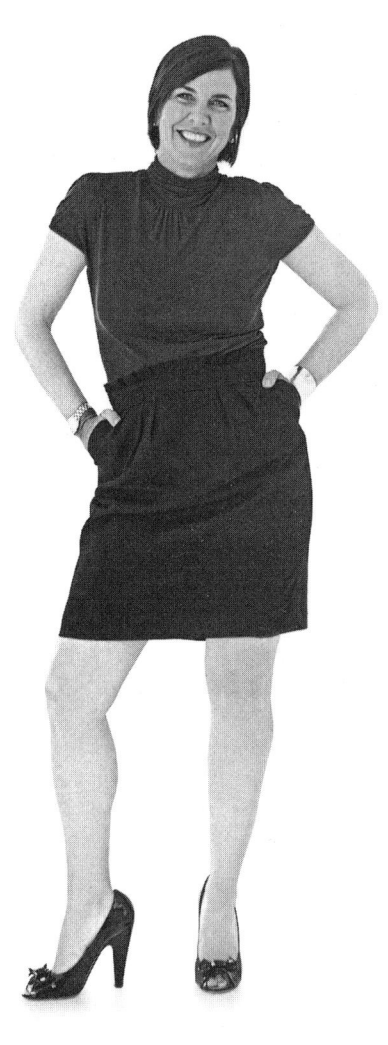

Kapitel 6

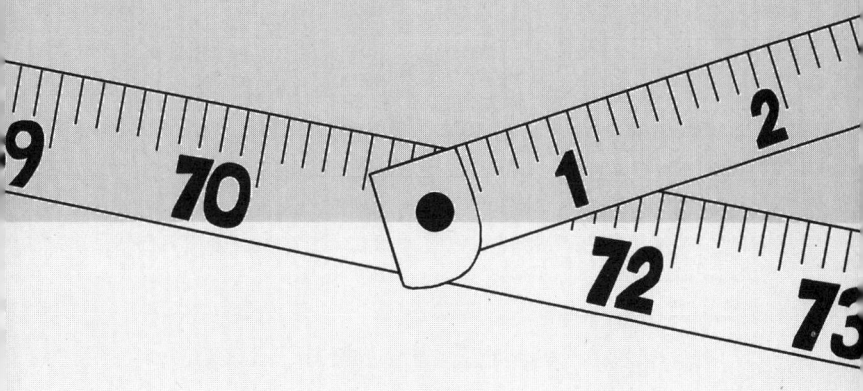

So schmilzt
der Bauch

Ist es nicht erstaunlich, wie sehr Sie in nur vier Tagen verändern können, was Sie denken und wie es Ihnen dabei geht? Sie haben bereits einen großen Schritt getan, denn Sie haben gelernt, wie Sie der quälenden Luft im Bauch für immer ein Schnippchen schlagen können. Wenn Sie darüber hinaus jedes Gedankenspiel ausprobiert haben, kennen Sie bereits zahlreiche Tricks, mit denen Sie überall und jederzeit Ihr Durchhaltevermögen und Ihre Motivation stärken können. Und nachdem Sie jetzt wissen, wie schön flach Ihr Bauch aussehen kann, und Sie aufgrund des schnellen Erfolgs auch neues Selbstbewusstsein getankt haben, können Sie zum nächsten Schritt der Diät kommen, der Ihr Leben nachhaltig verändern wird: Jetzt gehen wir das Bauchfett an.

Praktisch jeder, der schon einmal abnehmen wollte, versteht unter einer *Diät* eine lange Reihe verbotener Lebensmittel, quälenden Dauerhunger, innere Kämpfe und schließlich eine Rückkehr zum »normalen« Essen, sobald man sein Ziel erreicht hat. Cynthia und ich hingegen verstehen Diät im Sinne der Definition des amerikanischen Gesundheitsministeriums: Eine Diät ist »alles, was ein Mensch isst und trinkt; ein Ernährungsplan«. Die *Bauch-weg-Diät* ist ein Konzept, das Ihnen gestattet, Ihr Idealgewicht zu erreichen und zu halten, während Sie gleichzeitig gesünder leben, mehr Energie haben und sich optimal gegen fast alle chronischen Krankheiten wappnen.

Wie Sie wissen, verspricht unser Programm vor allem eines: weniger Bauchfett. Mit weniger Bauchfett sinkt Ihr Krankheitsrisiko. Doch obwohl uns Forschungsergebnisse vorlagen, die belegten, dass eine bestimmte Nahrungsgruppe – unsere geliebten

Schon gewusst?

500 Gramm Fett weniger sind ein Grund zum Feiern – wenn auch nicht mit einer fetten Süßigkeit! Ein Pfund Fett entspricht zwei Päckchen Butter. Schließen Sie die Augen, und stellen Sie sich zwei Päckchen Butter vor, die nicht mehr an Ihrem Bauch hängen.

EUFS – dazu geeignet sind, und obwohl Cynthia den Kaloriengehalt so ausbalanciert hat, dass der Kalorien- und Nährstoffbedarf einer Durchschnittsfrau gedeckt ist, hatten wir immer noch einiges zu tun. Ich wusste, dass sich die *Bauch-weg-Diät* gegen Regalmeter voll mit anderen Diätbüchern durchsetzen musste, die alle einen erheblichen Gewichtsverlust versprechen. Ich wusste auch, dass wir etwas – oder vieles – bieten müssen, was andere Diäten nicht haben, um uns von ihnen abzuheben.

Zunächst haben wir daher Frauen befragt, was sie an den üblichen Diäten mochten und was nicht. Dabei stellte ich schnell fest, dass es kein Patentrezept gibt – vielleicht gibt es deshalb praktisch für jede Frau ein Diätbuch auf dem Markt: Diäten für Menschen mit bestimmten Blutgruppen, für alle, die Kohlenhydrate hassen, für Leute mit Fettphobie und für solche, die – hüstel – Kohlsuppe mögen (wer auch immer so wagemutig ist). Aber dann sprach ich mit Cynthia und erfuhr ein paar grundlegende Dinge über diejenigen Diäten, die bei der breiten Masse tatsächlich funktionieren:

▶ Man wird fundiert beraten und erreicht das, was versprochen wurde. (Abgehakt. Weniger würde ich nie anbieten.)

▶ Man kann jederzeit erneut einsteigen, sobald die Lieblingshose zu kneifen beginnt. (Abgehakt. Der Vier-Tage-Einstieg ist ein sicherer, effektiver Rettungsanker, sobald Sie mal kurz die Notbremse ziehen möchten.)

▶ Man kann sich leicht auf Dauer daran halten. (Abgehakt ...?)

Genau das war der Knackpunkt: Wie konnten wir eine Methode entwickeln, die jederzeit und für jede Frau taugt? Darüber habe ich lange nachgedacht. Ich habe dieses Problem für nahezu unlösbar gehalten, weil es ebenso viele Definitionen von »perfekt« gibt wie Leserinnen dieses Buches. Cynthia hat mir jedoch versichert, dass es möglich ist. Ihre langjährige Erfahrung als Diätberaterin und ihre strikte Planung bei der *Bauch-weg-Diät* sind das Rückgrat dieser Lebensweise. Diese Diät funktioniert, denn sie bietet:

▶ **Konzentration auf Gesundheit und Energie.** Mit 1200 Kalorien am Tag nimmt jeder ab. Aber dabei verliert man auch Muskeln, Knochenmasse, Lebenslust, mitunter den Kopf und – wenn man es zu lange durchhält – seinen Sinn für Humor. (Alles schon vorgekommen!) Im Gegensatz dazu sind die 1600 Kalorien der *Bauch-weg-Diät* in Form von vollwertigen, sättigenden Lebensmitteln ausgesprochen gesund.

▶ **Geschmack.** Es geht schließlich ums *Essen*! Eine Diät ohne Genuss ist in unseren Augen weder »vollwertig« noch »gesund«. Unsere Vorschläge haben Nährwert *und* schmecken.

▶ **Realitätsbezug.** Wir würden Sie nie auffordern, etwas zu tun, wozu wir selbst nicht bereit (oder fähig) sind.

▶ **Flexibilität.** Wer unter Zeitdruck steht, kann seine Mahlzeiten schnell und fast ohne Kochen zusammenstellen. Hobbyköchinnen hingegen möchten Familie und Freunde verwöhnen können, ohne dabei ihr Ziel aus den Augen zu verlieren. Und wenn Ihnen etwas nicht schmeckt, können Sie es gegen etwas austauschen, worauf Sie wirklich Appetit haben. Die *Bauch-weg-Diät* ist so flexibel wie irgend möglich.

Drei Ernährungsregeln

Die nächsten 28 Tage und darüber hinaus werden Sie sehr gut essen. Wie wäre es mit Knoblauchgarnelen mit Reis? Hot Dog Chicago? Oder Beeren-Crumble zum Dessert? Das sind nur einige der »Anti-Diät-Gerichte«, die wir Ihnen vorsetzen möchten. Sie machen auch nicht viel Arbeit. Wir haben zwei Methoden ersonnen, wie Sie die *Bauch-weg-Diät* befolgen können. Die erste, die wir in Kapitel 7 vorstellen, eignet sich für alle, die so viel um die Ohren haben, dass an Kochen gar nicht zu denken ist. Außerdem können Sie sich damit hervorragend auf Ihre neue Ernährungsweise einstellen, weil alles schon vorbereitet ist. Sie brauchen auch nicht lange über die Portionsgröße nachzudenken; vieles ist vorportioniert. Kapitel 8 enthält jede Menge Rezepte und Zusammenstellungen voller EUFS, mit deren Hilfe Sie die *Bauch-weg-Diät* befolgen können, wenn Convenience-Produkte nicht in Frage kommen – zum Beispiel bei der

Hauptmahlzeit mit der Familie oder bei Einladungen. Beide Konzepte halten sich an die drei wichtigsten Regeln der *Bauch-weg-Diät*, die Sie beachten müssen, wenn Sie damit wirklich Ihrer Gesundheit und Ihrem Gewicht etwas Gutes tun wollen. Diese Regeln lauten:

▶ **Regel Nummer 1:** 400 Kalorien pro Mahlzeit.

▶ **Regel Nummer 2:** Maximal vier Stunden Pause zwischen den Mahlzeiten.

▶ **Regel Nummer 3:** Keine Mahlzeit ohne EUFS.

Regel Nummer 1: 400 Kalorien pro Mahlzeit

Vermutlich ist Ihnen bereits auf der EUFS-Liste auf Seite 56 aufgefallen, dass diese Lebensmittel – Nüsse, Öle, Schokolade – keineswegs kalorienarm sind. Normalerweise wird einem beim Abnehmen gerade von solchen Produkten abgeraten. Aber weil EUFS beim Abbau von Bauchfett eine so wichtige Rolle spielen, müssen Sie umso mehr auf die übrigen Kalorien achten, die Sie zu sich nehmen. Alle Mahlzeiten der *Bauch-weg-Diät* enthalten EUFS *und* insgesamt rund 400 Kalorien.

Praktischerweise können Sie jede Mahlzeit gegen eine beliebige andere austauschen. Wer mag, kann das Frühstück zum Abendessen oder das Mittagessen zum Frühstück machen. Sie dürfen auch viermal am Tag frühstücken. Das macht diese Diät so einfach. Ich gehe davon aus, dass nicht jeder Vorschlag zu Ihren Leibspeisen zählt. Wenn Sie jedoch ein paar Dinge finden, die Sie mit Wonne essen, dürfen Sie sie nach Herzenslust genießen.

Bei dieser Diät gibt es 1600 Kalorien pro Tag, weil das die Menge ist, bei der eine durchschnittlich große und aktive Frau ihr Idealgewicht gut erreichen und halten kann. Sie brauchen nicht zu hungern, denn 1600 Kalorien erhalten Ihr Energieniveau und die kostbare, kalorienverbrennende Muskelmasse und unterstützen das Immunsystem. Sie werden sich nicht abgespannt, gereizt, launisch oder hungrig fühlen, bekommen aber auch nicht genug Kalorien, um Ihren Bauch zu behalten.

Regel Nummer 2: Maximal vier Stunden Pause zwischen den Mahlzeiten

Ich brauche Ihnen nicht zu erklären, dass eine Diät nicht funktioniert, wenn man davon hungrig oder müde wird. Deshalb *müssen* Sie bei der *Bauch-weg-Diät* alle vier Stunden essen. Wer mit dem Essen zu lange wartet, wird leicht so hungrig (und unleidlich), dass er kaum noch klar denken kann. Dann haben Sie nicht mehr ausreichend Energie oder Geduld, um eine möglichst gesunde Wahl zu treffen, geschweige denn diese zuzubereiten, und würden am liebsten alles in sich hineinstopfen, was Sie sehen (eine Tüte Chips, Müsli direkt aus der Packung, jede Menge Kekse und so weiter). Außerdem fällt es dann schwerer, langsam zu essen und nicht im Sekundentakt zuzugreifen.

Snacks sind von besonderer Bedeutung, doch wann Sie diese zu sich nehmen, bleibt ganz Ihnen überlassen. Ich esse meinen Snack am liebsten abends, wenn ich Manuskripte lese, doch viele meiner Redakteurinnen bevorzugen eine Zwischenmahlzeit am Nachmittag, damit sie bis zum Abendessen durchhalten. Der Zeitpunkt ist also allein Ihre Sache, der Snack selbst aber unverzichtbar. Damit Sie ihn wirklich jeden Tag essen, hat Cynthia eine ganze Reihe Snackpacks voller EUFS zusammengestellt, die Sie rechtzeitig vorbereiten und morgens mitnehmen können. Jeder Snackpack ist eine vollständige Mahlzeit.

Regel Nummer 3: Keine Mahlzeit ohne EUFS

»Nicht ohne meine EUFS« ist für mich praktisch zum Mantra geworden. Sie erinnern sich: EUFS ist die Abkürzung für einfach ungesättigte Fettsäuren, eine Fettsorte, die dem Herzen und dem Immunsystem guttut und zum Beispiel in Mandeln, Erdnussbutter, Olivenöl, Avocados und sogar Schokolade vorkommt. Als ungesättigte Fettsäuren wirken EUFS den ungesunden gesättigten Fetten und Transfetten entgegen, von denen die Medien so oft berichten.

Darüber hinaus jedoch schmecken EUFS einfach gut. Endlich dürfen Sie guten Gewissens Olivenöl über den Salat träufeln oder dunkle Schokolade naschen. Alle Mahlzeiten und Snackpacks unserer *Bauch-weg-Diät* enthalten EUFS-reiche Lebensmittel. Diese Bestandteile können Sie gegeneinander tauschen, solange die Kalorienzahl ungefähr gleich bleibt. Beispielsweise können Sie Mandelmus (200 Kalorien) durch Schokostückchen aus Bitterschokolade (210 Kalorien) ersetzen. Die genauen Angaben für eine Portion EUFS finden Sie auf den nächsten Seiten. Am besten kopieren Sie die Seiten und kleben Sie an die Innenseite Ihres Küchenschranks. Noch mehr über die fünf EUFS-Gruppen, einschließlich Tipps zu Einkauf, Lagerung und Zubereitung, erfahren Sie ab Seite 175.

EUFS – Portionsgrößen und Kalorien

Lebensmittel	Portion	Kalorien
Sojabohnen (Edamame), geschält und gekocht	190 g	298
Dunkle Schokolade	45 g	210
Mandelmus	2 EL	200
Cashewmus	2 EL	190
Sonnenblumenkernmus	2 EL	190
Naturbelassene Erdnussbutter, mit Stückchen	2 EL	188
Naturbelassene Erdnussbutter, streichfähig	2 EL	188
Tahini (Sesammus)	2 EL	178
Kürbiskerne	2 EL	148
Rapsöl	1 EL	124
Leinöl, kalt gepresst aus Bioanbau	1EL	120
Macadamianüsse	2 EL	120
Distelöl (hoher Ölsäuregehalt)	1 EL	120
Sesamöl	1 EL	120
Sonnenblumenöl (hoher Ölsäuregehalt)	1 EL	120
Walnussöl	1 EL	120
Olivenöl	1 EL	119

Lebensmittel	Portion	Kalorien
Erdnussöl	1 EL	119
Pinienkernöl	2 EL	113
Paranüsse	2 EL	110
Haselnüsse	2 EL	110
Erdnüsse	2 EL	110
Mandeln	2 EL	109
Cashewkerne	2 EL	100
Avocado (Hass)	60 g	96
Pekannüsse	2 EL	90
Sonnenblumenkerne	2 EL	90
Schwarze Olivenpaste (Tapenade)	2 EL	99
Pistazien	2 EL	88
Walnüsse	2 EL	82
Pesto	1 EL	80
Avocado (grün, Fuerte)	60 g	69
Grüne Olivenpaste (Tapenade)	2 EL	54
Grüne oder schwarze Oliven	10 große	50

Öle

Geschichte

Pflanzliche Öle wurden und werden in fast allen Kulturen
weltweit verwendet. In Indiana, USA, gruben Archäologen
eine 4000 Jahre alte Küche aus, in der man Nüsse mit großen Steinscheiben zermahlen hat, um daraus Öl zu gewinnen.

EUFS-haltige Öle können Sie beim Kochen auf vielerlei Weise
verwenden. Wählen Sie das Öl, das am besten zum jeweiligen
Verwendungszweck passt – kalt oder heiß, kräftig oder dezent.

Einkauf: Wir empfehlen kalt gepresste Öle aus mechanischer
Pressung. Bei dieser traditionellen Methode behält das Öl seine
natürliche Farbe, sein Aroma und alle Nährstoffe. Kalt gepresstes Öl entsteht unter kontrollierten Bedingungen bei Tempera-
turen unter 49°C, was besonders für empfindliche Öle wie
Leinöl von Bedeutung ist.

Aufbewahrung: Kaufen Sie nicht mehr, als Sie innerhalb von
zwei Monaten verbrauchen. Je leerer die Flasche wird, desto
mehr Sauerstoff gelangt hinein, der das Öl oxidieren lässt. Das
mindert die Qualität, denn dabei entsteht ein abgestandener
oder bitterer Geschmack (wie nasse Pappe), und Vitamin E und

die wertvollen EUFS zerfallen. Auch Licht ist eine Oxidationsquelle. In dunklen Flaschen oder Dosen ist das Öl besser vor Licht geschützt als in durchsichtigen Kunststoffflaschen. Geöffnete Flaschen Oliven-, Raps- oder Erdnussöl werden kühl und dunkel aufbewahrt, zum Beispiel im hinteren Bereich der Vorratskammer. Leinöl sollte man allerdings immer im Kühlschrank lagern, weil es bei Wärme schnell ranzig wird.

Gut zu wissen!

Die meisten EUFS stecken in Distelöl mit dem Zusatz »hoher Ölsäuregehalt«, Platz zwei und drei gehen an Olivenöl und Rapsöl.

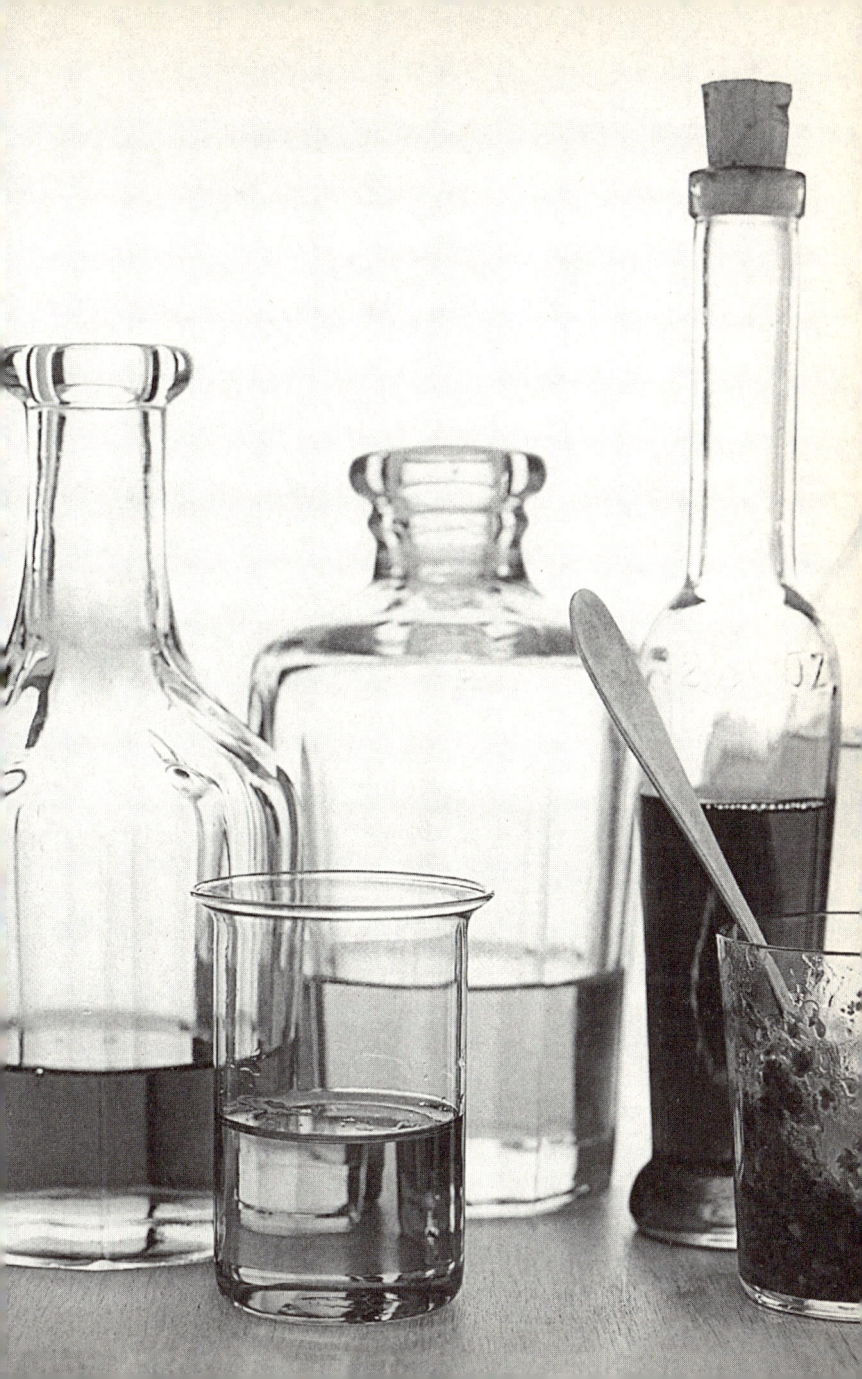

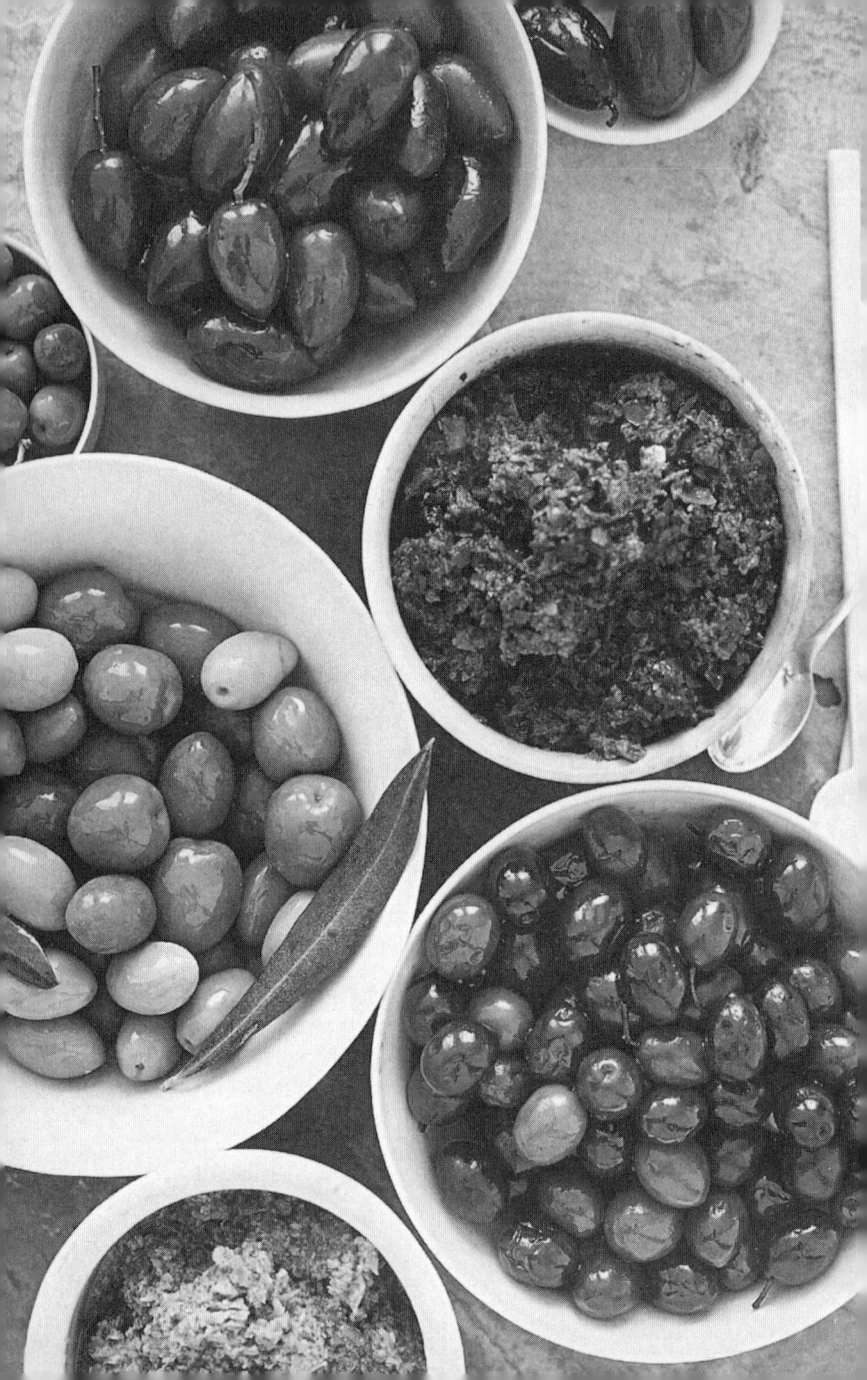

Oliven

Geschichte

Olivenbäume wachsen in den Küstengebieten des Mittelmeerraums, Asiens und Nordafrikas, wo sie bereits seit 6000 v. Chr. kultiviert werden. Spanische und portugiesische Entdecker brachten die Olive im 15. und 16. Jahrhundert in die ganze Welt. Die meisten heute gekauften Oliven stammen aus Spanien, Italien, Griechenland und der Türkei.

Oliven gibt es für jeden Geschmack. Wählen Sie Ihre Farbe (schwarz oder grün) und Ihre Lieblingssorte (salzig, süß oder pikant). Wenn Ihnen Oliven zu den Ohren herauskommen, probieren Sie Tapenade, eine leckere, streichfähige Paste aus zerdrückten Oliven.

Einkauf und Verwendung: Kaufen Sie Oliven im Delikatessengeschäft oder bei Ihrem Feinkosthändler. Manche sind pasteurisiert und in Öl, Salz oder Marinade eingelegt und mit Kräutern oder Chilis gewürzt. Oliven sind in Gläsern oder Dosen, mitunter auch als lose Ware erhältlich.

Aufbewahrung: Oliven aus dem Glas oder aus der Dose werden nach dem Öffnen im Kühlschrank aufbewahrt. Wenn Sie Oliven aus der Dose verwenden, sollten die Reste vorher in ein luftdichtes Gefäß umgefüllt werden.

Gut zu wissen!

In der traditionellen chinesischen Medizin (TCM) gilt Olivensuppe als Heilmittel gegen Halsschmerzen. Ansonsten findet die Olive in der chinesischen Küche keine Verwendung.

Nüsse und Samen

Geschichte

Nüsse und Samen werden schon sehr lange verzehrt. Ägyptens Pharaonen schätzten besonders Mandeln. Leinsamen waren bereits in der Steinzeit und im alten Griechenland bekannt. Die Indianer verwenden Sonnenblumenkerne seit über 5000 Jahren, und Erdnüsse waren besonders bei den Azteken beliebt.

Nüsse und Samen werden wegen ihres hohen Gehalts an Eiweiß, Ballaststoffen und Antioxidantien geschätzt – und natürlich wegen der gesunden Fette. Man kann sie über Joghurt, Müsli und Salat streuen, Fisch und Huhn damit überbacken oder auch mal eine Handvoll zwischendurch knabbern.

Einkauf und Verwendung: Nüsse und Samen sind in vakuumverschweißten Dosen, Gläsern oder Tüten, aber auch als lose Ware erhältlich. Man bekommt sie ganz, in Scheiben oder gehackt, roh oder geröstet, mit oder ohne Schale. Wenn Sie lose Ware kaufen, sollten Sie einen Laden mit viel Umsatz wählen, der die Nüsse in Gefäßen mit Deckel lagert, damit die Nüsse frisch bleiben. Ungeschälte Nüsse dürfen keine Risse oder Löcher haben. Im Verhältnis zur Größe sollten sie sich relativ schwer anfühlen und beim Schütteln nicht in der Schale klappern. Geschälte Nüsse sollten dick aussehen und in Form und Größe einheitlich wirken.

Aufbewahrung: Aufgrund ihres hohen Fettgehalts werden Nüsse und Samen leicht ranzig, sobald sie nicht mehr in ihrer Schale sind, ganz besonders unter dem Einfluss von Wärme, Licht und Feuchtigkeit. Deshalb am besten so frisch wie möglich kaufen. Luftdicht verschlossen sowie kühl und trocken gelagert sind ungeschälte Nüsse sechs bis zwölf Monate haltbar. Geschält bleiben sie unter denselben Bedingungen nur drei bis vier Monate frisch. Im Kühlschrank sind geschälte Nüsse bis zu vier Monate haltbar, tiefgefroren sechs.

Gut zu wissen!

Macadamianüsse enthalten mehr EUFS als alle anderen Nüsse und Samen.

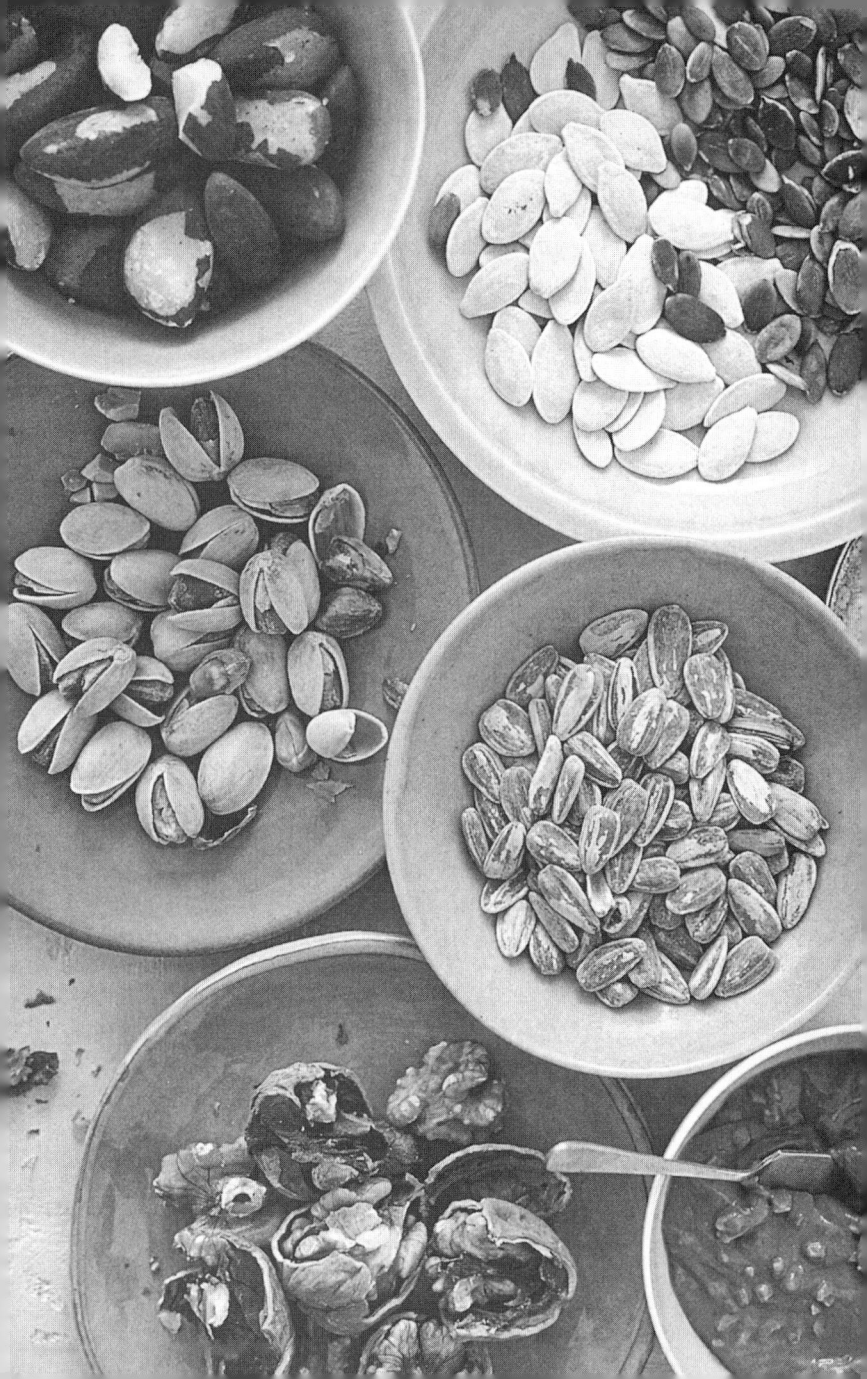

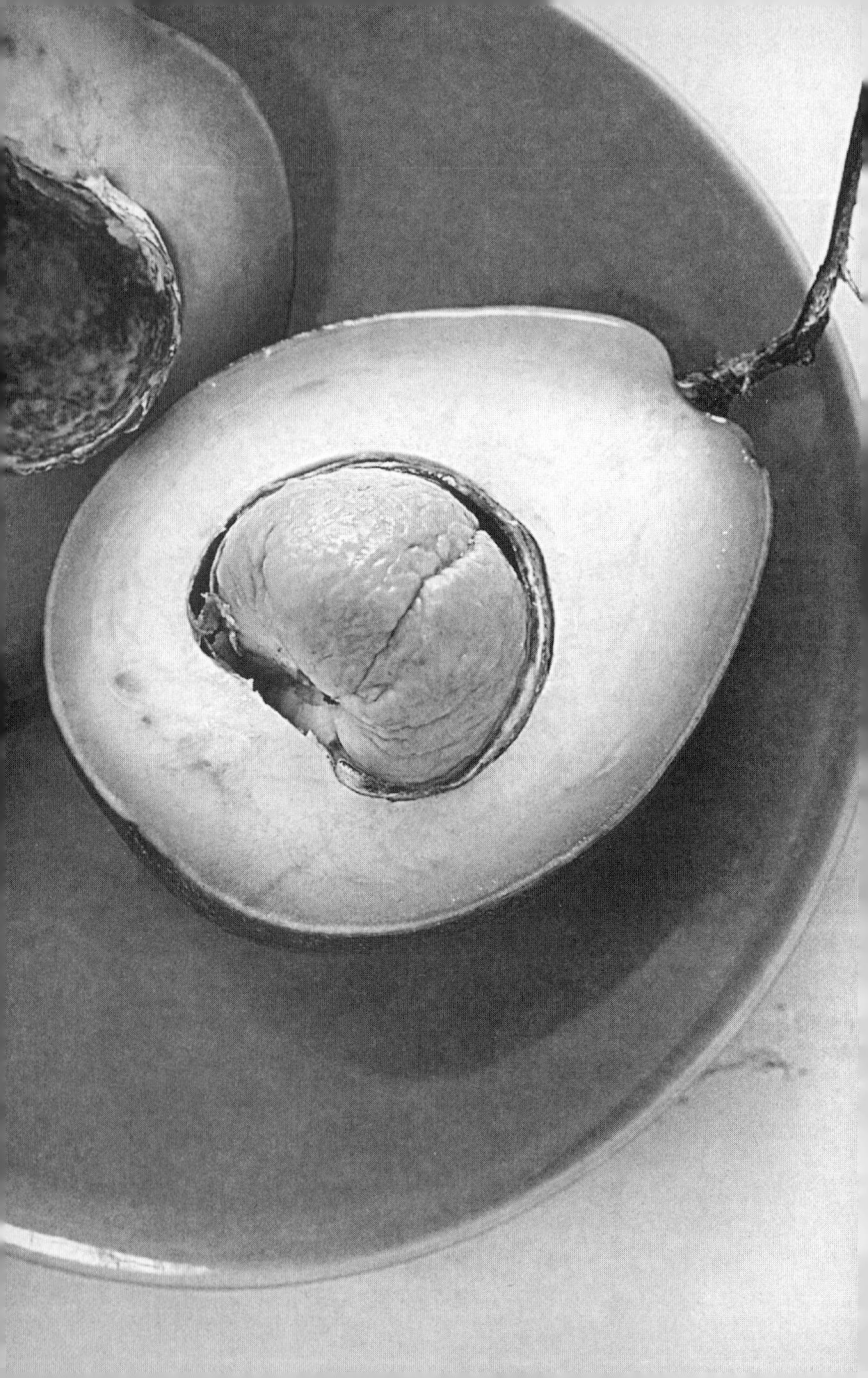

Avocados

Geschichte

In Süd- und Mittelamerika werden Avocados seit 8000 v. Chr. angebaut. Spanische Seefahrer brachten sie nach Europa. Der europäische Markt wird heute hauptsächlich aus Südspanien, Israel und Südafrika beliefert.

Früher galten die cremigen Avocados als fürstlicher Luxus, heute darf jeder ihre EUFS genießen. Als Bestandteil eines Dips oder in Scheiben zum Salat ist sie köstlich. Avocado ist wie Butter, aber viel gesünder.

Einkauf und Verwendung: Wählen Sie Früchte, deren Haut auf Daumendruck schon etwas nachgibt. Angeschlagene, rissige oder Avocados mit Dellen sollten Sie besser liegen lassen. Früchte mit tränenförmigem Hals durften wahrscheinlich am Baum reifen und schmecken besser als runde Exemplare. Die reife Avocado schneidet man mit einem scharfen Messer längs auf und führt das Messer am Stein entlang. Anschließend dreht man die Hälften gegeneinander, wobei der Stein in einer Hälfte stecken bleibt. Jetzt das Messer vorsichtig am Stein ansetzen und diesen mit einer Drehung auslösen. Nun können Sie die Avocado entweder schälen oder mit Schale in Scheiben schneiden und anschließend mit einem Löffel von der Schale trennen.

Aufbewahrung: Ungeschält und unversehrt ist eine reife Avocado im Kühlschrank ein bis zwei Tage haltbar. Eine nicht ganz ausgereifte Avocado reift innerhalb von ein bis zwei Tagen nach, wenn man sie in einer Papiertüte in der Küche lagert. Damit eine übrig gebliebene Hälfte nicht braun wird, sollten Sie das Fruchtfleisch mit Zitronensaft beträufeln, fest in Frischhaltefolie einschlagen und die Frucht im Kühlschrank aufbewahren.

Gut zu wissen!

Die knubbelige dunkle Hass-Avocado, die beispielsweise auf den Kanaren angebaut wird, ist besonders cremig und enthält fast doppelt so viele EUFS pro Portion wie die gängige grüne Sorte Fuerte.

Dunkle Schokolade

Geschichte

Schokolade war schon bei den alten Maya und Azteken beliebt, die sie als »Götterspeise« ansahen. Kulinarisch ist sie bis heute ein wahrer Genuss.

Unsere Lieblings-EUFS, nach denen wir geradezu süchtig sind, weil sie jede Mahlzeit ein wenig versüßen! Außerdem sind sie ein Hauptgrund, weshalb jemand überhaupt mit der *Bauchweg-Diät* anfängt – und nie wieder damit aufhören will.

Einkauf und Verwendung: Dunkle Schokolade enthält wenig Zucker, aber so viele ungesättigte Fettsäuren, dass wir ihr das EUFS-Prädikat verleihen können. Schokolade mit einem hohen Kakaoanteil – normalerweise auf der Packung verzeichnet – ist in der Regel dunkler, weniger süß und etwas bitterer, aber auf eine angenehme Weise. Wer bisher eher Milchschokolade gewöhnt ist, kann sich über Zartbitterschokolade allmählich an die wirklich dunklen Sorten herantasten, bis die Geschmacksknospen auch diese akzeptieren.

Sie können Schokolade in großen Blöcken kaufen (zum Beispiel bei den Backzutaten), aber auch als Tafeln oder in Form von Tröpfchen, Streuseln und Raspeln. Ich bevorzuge Schokotropfen, weil man sie so leicht abmessen und verwenden kann.

(Und wenn ich Schokolade will, möchte ich nicht lange mit Messer und Reibe herumwerkeln!)

Aufbewahrung: Auch originalverpackte dunkle Schokolade sollte kühl und trocken aufbewahrt werden (bei 15 bis 24 °C). Geöffnete Päckchen werden luftdicht verpackt im Kühlschrank (gut) oder Gefrierschrank (noch besser) gelagert. Bei längerer Lagerung bildet sich oft ein weißlicher Belag auf der Schokolade, der zwar problemlos essbar ist, aber nicht sonderlich appetitlich aussieht. Er verschwindet, wenn Sie die Schokolade schmelzen.

Gut zu wissen!

Schokolade schmilzt im Mund, weil ihr Schmelzpunkt etwas unterhalb der menschlichen Körpertemperatur liegt.

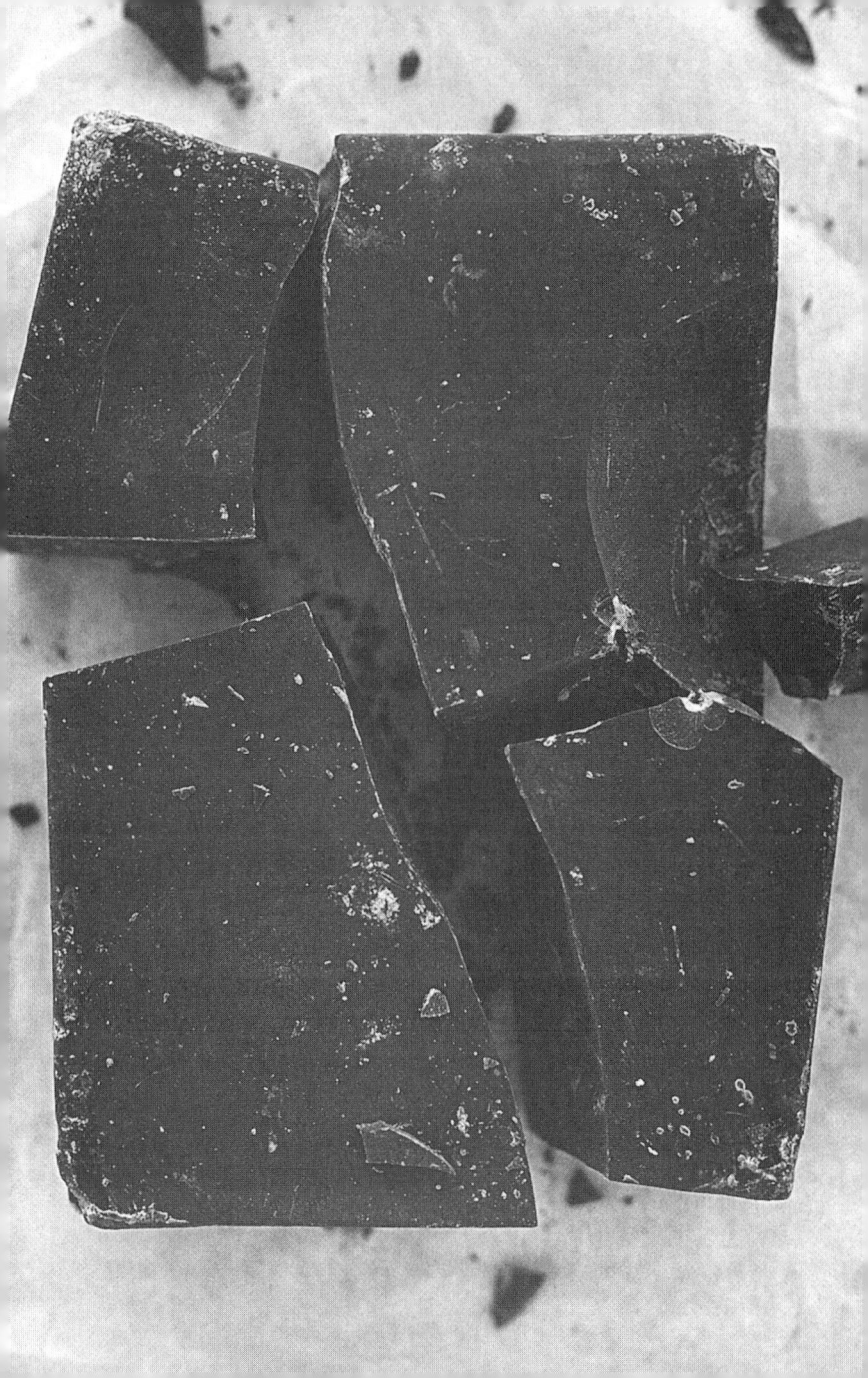

Erfolg mit der *Bauch-weg-Diät*

Kevin Martin, 50 Jahre

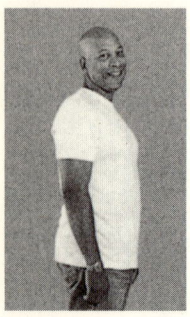 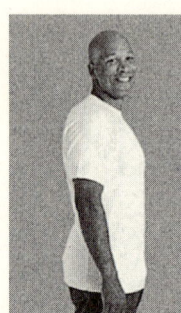

Gewichtsverlust:

6,0 kg

in 32 Tagen

Umfang:

29 cm

weniger

»Dieser Bauch ist keineswegs ganz von allein gewachsen«, gesteht Kevin Marin. »Ich bin Berater. Deshalb bin ich den ganzen Tag mit dem Auto unterwegs. Sie wissen schon – man isst unterwegs alles mögliche ungesunde Zeug. Ich bin morgens um sechs losgefahren und habe mir unterwegs einen Kaffee und vielleicht noch zwei Donuts geholt. Gegen neun gab es ein Sandwich mit Schinken, Käse und Ei, dazu Fruchtsaft. Das war mein Frühstück. Mittags habe ich dann eine Pizza oder ein großes Sandwich gegessen. Damit habe ich bis zwei Uhr durchgehalten, dann gab's ein paar Chips und etwas zu trinken. Um vier kam ich nach Hause und bin schnurstracks zum Schrank mit den Keksen marschiert, und danach gab es auch schon Abendessen. Abends habe ich am Computer gepokert. Und am nächsten Tag ging alles wieder von vorn los.« Nach einer langen Pause meint er: »Kein Wunder, dass die Wampe immer dicker wurde.«

»Ich wollte fünf bis sieben Kilo abnehmen und dabei den Rettungsring loswerden«, erklärt der 50-Jährige und fügt hinzu, dass dies seine erste – erfolgreiche – Diät gewesen sei. Zusammen mit seiner Frau hatte er schon mehrere Anläufe unternommen, aber nie länger als ein paar Tage durchgehalten.

Dieses Mal war es anders. »Ich glaube, es war einfach der richtige Zeitpunkt. Der Sommer stand bevor, und ich wollte in der Öffentlichkeit wieder mein Hemd ausziehen können.« Außerdem wusste Kevin, dass er etwas brauchte, um sich abends vom Computer zu lösen und mehr Sport zu treiben. »Ich war zwar Mitglied in einem Fitness-Studio, ging aber nie hin. So viel Geld für gar nichts! Da ich auch das Sportprogramm der *Bauch-weg-Diät* umsetzen wollte, habe ich mich im Studio wieder blicken lassen.«

Die ersten vier Tage fielen ihm zugegebenermaßen schwer. Schon der abrupte Kaffee-Entzug war hart genug. Aber auf all das Fastfood verzichten? Das tat *richtig* weh. Dennoch blieb Kevin eisern dabei. Was ihm half, war seine Sportlermentalität. »Ich wollte die Sache abschließen, bis zum 32. Tag. Und ich habe gewusst, dass ich es schaffen würde. Ich war mal sehr sportlich, habe alles Mögliche gemacht. Ein echter Sportler bringt das, was er anfängt, auch zu Ende.«

Nach der ersten Woche war er erstaunt, wie gut es ihm bereits ging. Inzwischen ist Kevin froh, dass er etwas Sinnvolles für sich *und* seinen Körper tut. Wenn er heute von der Arbeit kommt, verschwindet er nicht mit Keksen hinter dem Computer, sondern geht ins Fitness-Studio oder fährt Fahrrad – manchmal auch beides. Inzwischen hat er genug Energie dafür. »Es geht mir viel besser. Ich bin weder müde noch hungrig. Mein Hauptziel war, mich auch mal mit bloßem Oberkörper zeigen zu können. So weit bin ich bereits. Nachdem ich so viel abgenommen habe, ist mir bewusst, wie miserabel ich meinen Körper behandelt habe. Das mache ich *nie* wieder«, schwört er. »Nie mehr.«

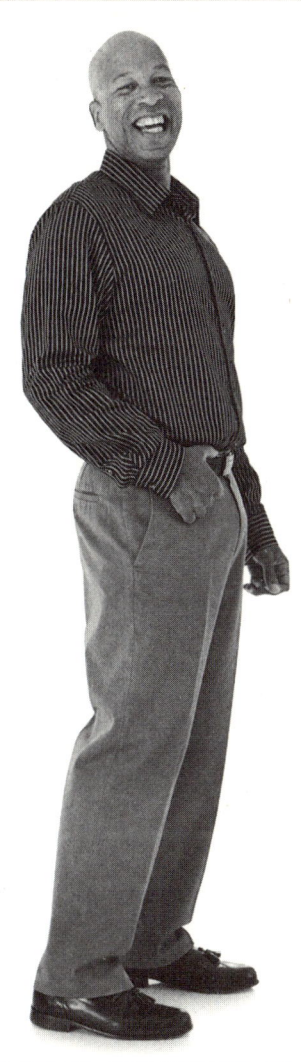

Kapitel 7

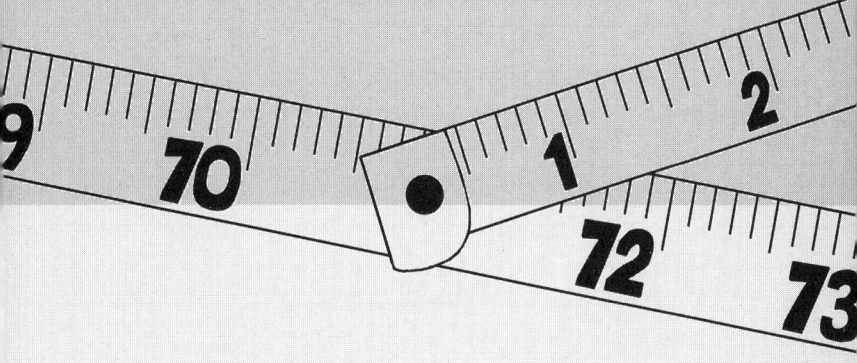

Der Vier-Wochen-Plan:

Für Kochmuffel und Eilige

Im Gegensatz zu vielen anderen Diäten brauchen Sie bei der *Bauch-weg-Diät* keinen festgelegten Speiseplan einzuhalten. Sie essen einfach jeden Tag viermal (einschließlich Snackpack), wobei jede Mahlzeit rund 400 Kalorien liefert. Wir schreiben Ihnen auch nicht vor, was Sie wann zu essen haben, sondern bringen nur Vorschläge – davon jedoch jede Menge. *Alle Mahlzeiten sind austauschbar.* Sie dürfen also nach Herzenslust wählen und anpassen. Für unsere Testpersonen war diese Wahlfreiheit wie die Luft zum Atmen. Dadurch konnten sie das Konzept einfach befolgen und sich auch nach Ablauf der vier Testwochen daran halten.

Noch einmal: Sie bekommen viermal am Tag eine Mahlzeit mit je 400 Kalorien – drei Hauptmahlzeiten plus ein Snackpack. Die Hauptmahlzeiten haben wir in die Gruppen Frühstück, Mittagessen und Abendessen eingeteilt, aber da jedes einzelne Gericht 400 Kalorien einschließlich einer Sorte EUFS enthält, können Sie ganz nach persönlichen Vorlieben essen, was Ihnen schmeckt, von uns aus auch Pizza Hawaii zum Frühstück und Kekse zum Abendbrot. Sie erhalten 14 Vorschläge fürs Frühstück und je 28 für Mittag- und Abendessen. Wer die Abwechslung liebt, kann also vier Wochen lang jeden Tag etwas anderes probieren. Wenn Sie andererseits ein Frühstück entdecken, das Ihnen jeden Morgen schmeckt, bitte sehr! (Der Mensch ist ein Gewohnheitstier. Ich esse seit drei Jahren jeden Morgen dasselbe.)

Für Tage, an denen Sie mehr Zeit und Lust zum Kochen haben, finden Sie in Kapitel 8 über 80 weitere köstliche Bauch-weg-Rezepte.

Sie bekommen bestimmt bald Lust, eigene Rezepte zu erfinden. Davon raten wir jedoch in den ersten 28 Tagen ab. Zunächst ist es wichtiger, sich an den Essrhythmus der *Bauch-weg-Diät* zu gewöhnen. Sobald Sie sich mit Portionsgrößen, EUFS und der Zusammensetzung der Mahlzeiten auskennen, können Sie natürlich fröhlich drauflosexperimentieren. Dabei ist es kein Problem, die Gerichte an den persönlichen Geschmack anzupassen, wenn Sie einige Punkte beachten. Falls Sie die Rezepte aus diesem Kapitel also verändern möchten, sollten Sie dabei folgende Fragen im Hinterkopf behalten:

Fragen zu den Rezepten

Darf ich die Zutaten verändern?

Ja und nein. Einzelne Bestandteile sind nicht beliebig austauschbar. Sie dürfen zum Beispiel Ihre EUFS nicht vom Frühstück auf das Mittagessen verschieben. Innerhalb gewisser Grenzen können Sie jedoch Veränderungen vornehmen, wenn

▸ es dieselbe Nahrungsgruppe betrifft (Tomaten statt roter Paprika, Pute statt Hähnchen) und

▸ die Kalorienzahl des neuen Lebensmittels genauso hoch ist wie die desjenigen, das Sie gestrichen haben. Hierfür haben wir die Kalorienmenge jeder Zutat in Klammern aufgeführt.

Muss ich bestimmte Marken kaufen?

Cynthia hatte bestimmte Marken vorgeschlagen, die sie nach Geschmack, Qualität, Verfügbarkeit und insbesondere Nährwert ausgewählt hat. Der Nährwert kann bei Lebensmitteln sehr unterschiedlich sein, weshalb sie Supermärkte durchstöbert, Zutatenlisten studiert und schließlich hochwertige Marken ausgewählt hat, die ihren strengen Ernährungsvorstellungen entsprachen. Die Kalorienangaben in diesem Buch entsprechen diesen Markenprodukten, die jedoch im deutschsprachigen Raum vielfach nur über den Versandhandel erhältlich sind. In der deutschsprachigen Ausgabe sind deshalb entsprechende Lebensmittel derselben Gruppe mit vergleichbarer Kalorienmenge angegeben.

Schon gewusst?

Übergewicht kann die Entstehung von Krebs begünstigen. Das ist das Ergebnis einer Studie der Universität Oxford, für die bei über einer Million britischer Frauen ein möglicher Zusammenhang zwischen Body Mass Index und Krebs überprüft wurde. Frauen mit mäßigem bis starkem Übergewicht erkrankten doppelt so häufig an Gebärmutter- und Eierstockkrebs wie normalgewichtige Frauen. Ihr Risiko für Nierenkrebs war um 53 Prozent erhöht verglichen mit Normalgewichtigen, das für Bauchspeicheldrüsenkrebs um 24 Prozent.[1]

Das Bauch-weg-Frühstück

Bei unseren Testpersonen (und ihren Familien!) kam der Haferbrei mit Pfirsich und Pekannüssen besonders gut an. Praktisch sind die fertig abgepackten *Oats So Simple*® (eine Packung beinhaltet 30 Gramm). Wo diese nicht erhältlich sind, können Sie stattdessen Haferflocken oder Schmelzflocken verwenden, die einen vergleichbaren Nährwert haben. EUFS-haltige Lebensmittel sind **fett** gedruckt, die Kalorienangaben der einzelnen Lebensmittel stehen jeweils in Klammern dahinter.

Apfel-Mandel-Brei
30 g Haferflocken mit 180 ml fettarmer Milch verrühren (180). 1 Apfel in Schnitzen (80) darunterheben und mit 1 Prise Zimt bestreuen, dann 2 EL gehackte **Mandeln** (109) hinzugeben.
INSGESAMT 369 KALORIEN.

Avocado-Brötchen mit Ei
1 Vollkorntoastie oder -brötchen (130) rösten und mit 1 pochierten oder hartgekochten Ei (75) und 1 Tomate in Scheiben (10) sowie 60 g **Hass-Avocado** in Scheiben (96) belegen.
INSGESAMT 311 KALORIEN.

Brötchen mit Erdnussbutter und Banane
1 Vollkorntoastie oder -brötchen (130) toasten. Mit 2 EL ungesalzener und zuckerfreier **Erdnussbutter** (190) bestreichen und mit 1 kleinen Banane in Scheiben (70) belegen.
INSGESAMT 390 KALORIEN.

Erdbeerbrei mit Schokobanane

30 g Haferflocken mit 180 ml fettarmer Milch verrühren (180). 3 EL frische Erdbeeren (oder in der Mikrowelle aufgetaute Tiefkühlbeeren) (50) unterziehen. Die Hälfte einer kleinen Banane (35) in Scheiben schneiden und den Brei mit Bananenscheiben, 10 g **Schokotropfen** (50) und 2 EL **Erdnüssen** (110) dekorieren.

INSGESAMT 425 KALORIEN.

Erdnusstoast und Joghurt

1 mittelgroße Scheibe Mehrkornbrot (80) toasten und mit 2 EL ungesalzener und zuckerfreier **Erdnussbutter** (190) bestreichen. Dazu gibt es 200 g fettarmen Vanillejoghurt (100).

INSGESAMT 370 KALORIEN.

Früchtemüsli

16 g Vollkornpuffweizen mit 120 ml fettarmer Milch (120), 2 EL **Mandeln** (109) und 8 getrockneten, gehackten Aprikosen (98) verrühren.

INSGESAMT 327 KALORIEN.

Haferbrei mit Pfirsich und Pekannüssen

30 g Haferflocken mit 180 ml fettarmer Milch verrühren (180). 1 Pfirsich (60) in Scheiben schneiden und unterheben oder 2 ungezuckerte Pfirsichhälften aus der Dose (60) verwenden. Mit Muskat und 2 EL **Pekannüssen** (90) bestreuen.

INSGESAMT 330 KALORIEN.

Cynthias Praxistipp

»Warum Kalorien zählen?«

Die Zahlen in den Klammern entsprechen dem Kaloriengehalt der jeweiligen Zutaten. Aus zwei Gründen habe ich sie angegeben: Erstens möchte ich Ihnen helfen, sich mit dem Kaloriengehalt der verschiedenen Lebensmittel vertraut zu machen. Vielleicht überrascht es Sie, wie viele oder wenig Kalorien das ein oder andere Produkt hat. Zweitens möchte ich Ihnen ermöglichen, die Rezepte Ihren Vorlieben anzupassen. Wenn Sie eine bestimmte Zutat nicht mögen oder nicht die empfohlene Marke zur Hand haben, wenn Sie etwas aufbrauchen möchten, was Sie noch im Haus haben, oder ein Rezept anders zubereiten möchten, ist das alles möglich. Sie müssen nur darauf achten, dass das Ersatznahrungsmittel ungefähr genauso viele Kalorien enthält wie das, was Sie weglassen. Überprüfen Sie den Kaloriengehalt abgepackter Lebensmittel anhand der Nährwertinformationen auf der Packung. *Cynthia*

Haferbrei mit Banane und Pekannüssen

30 g Haferflocken mit 180 ml fettarmer Milch verrühren (180). 1 große Banane (100) in Scheiben schneiden und unterheben. Mit Zimt, Muskat und 2 EL **Pekannüssen** (90) bestreuen.

INSGESAMT 370 KALORIEN.

Heidelbeerbrei mit Nüssen

1 Päckchen *Oats So Simple®* *Apple and Blueberry* mit 180 ml fettarmer Milch zubereiten (215). 3 EL frische Heidelbeeren (50) unterziehen (tiefgekühlte Beeren eine Minute in der Mikrowelle erhitzen), mit 2 EL **Cashewkernen** (100) bestreuen.
INSGESAMT 365 KALORIEN.

Mediterranes Schlemmerfrühstück

1 Vollkorntoastie oder -brötchen (130) toasten und mit 2 EL schwarzer **Oliventapenade** (88) bestreichen. Mit 1 *Mini-Babybel light* (42), 5 Scheiben Salatgurke (5), 3 in Olivenöl eingelegten, getrockneten Tomaten (30), 3 großen Salatblättern (3) und 2 kleinen Scheiben mageren Hinterschinken (90) belegen.
INSGESAMT 388 KALORIEN.

Müsli mit Joghurt

4 EL zuckerfreies Müsli (220) mit 200 g fettarmem Vanillejoghurt (100) und 1 EL **Mandeln** (55) verrühren. 20 kernlose rote Trauben unterheben (60).
INSGESAMT 435 KALORIEN.

Pekan-Rosinen-Müsli

16 g Vollkornpuffweizen mit 120 ml fettarmer Milch (120) verrühren. 2 EL **Pekannüsse** (90) und 3 EL Rosinen (98) darüberstreuen.
INSGESAMT 308 KALORIEN.

Rosinentoast

2 mittelgroße Scheiben Rosinenbrot toasten (200), mit 30 g fettarmem Frischkäse (50) bestreichen. 2 EL **Walnüsse** (82) darüberstreuen. Dazu 1 mittelgroßen Apfel (80).
INSGESAMT 412 KALORIEN.

Vanille-Macadamia-Parfait

4 EL zuckerfreies Müsli (220) mit 200 g fettarmem Vanillejoghurt (100) verrühren und mit 2 EL **Macadamianüssen** (120) bestreuen.
INSGESAMT 440 KALORIEN.

Das Bauch-weg-Mittagessen

Zum Mitnehmen bevorzuge ich den Putenwrap mit Dijonsenf – einfach köstlich! Wie beim Frühstück sind die EUFS **fett** gedruckt und die Kalorien der einzelnen Zutaten in Klammern angegeben.

Chicken-Burger California

100 g gegrillte Hähnchenbrust (120) ohne Haut mit 1 EL Dijonsenf (0) bestreichen und mit 3 großen Salatblättern (3), 30 g gerösteten roten Paprika aus dem Glas (30) sowie 60 g **Hass-Avocado** in Scheiben (96) auf 1 kleinen Vollkornburger (130) legen.
INSGESAMT 379 KALORIEN.

Dip hoch drei

2 EL aufgetaute oder frische **Edamame-Bohnen** (120), 2 Scheiben Roggenvollkornknäckebrot (62) und 5 junge Möhren (25) in 2 EL Tahini (178) dippen.

INSGESAMT 385 KALORIEN.

Garnelensalatwrap

4 große Salatblätter (4) gleichmäßig mit einem Salat aus 100 g gekochten Garnelen (100) und 2 EL (30 g) fettreduzierter Mayonnaise (80) füllen. Mit 2 Stangen gewürfeltem Staudensellerie (5), roten Zwiebelwürfeln (15), 1 gewürfelten roten Paprika (25) und 2 EL **Cashewkernen** (100) garnieren. Dazu eine Orange (62) essen.

INSGESAMT 391 KALORIEN.

Hähnchenbrust im Salatwrap

100 g kalte gegrillte Hähnchenbrust (120) mit 1 EL **Pesto** (80) bestreichen, mit 30 g gerösteter roter Paprika aus dem Glas (30) und 60 g frischem Mozzarella (160) in 4 große Blätter Romanasalat (4) wickeln.

INSGESAMT 394 KALORIEN.

Hähnchentortilla

1 großen Mehrkorntortillafladen (180) erwärmen und gleichmäßig mit 50 g Hähnchenbrustaufschnitt (60), 1 kleinen Handvoll Babyspinat (3), 2 EL Salsasoße (50) und 60 g **Hass-Avocado** in Scheiben (96) füllen.

INSGESAMT 389 KALORIEN.

Hähnchenpita

1 halbe große Vollkornpita (80) rösten und mit 1 Scheibe fettarmem Cheddar (80) und 100 g gegrillter Hähnchenbrust (ohne Haut) (120) füllen. Mit 3 großen Salatblättern (3), 1 halben Eiertomate in Scheiben (6), 60 g **Hass-Avocado** in Scheiben (96) und 2 EL Zwiebelringen (6) garnieren.

INSGESAMT 391 KALORIEN.

Hähnchenwrap

100 g gegrillte Hähnchenbrust (120) mit 2 EL (30 g) fettreduzierter Mayonnaise (80) bestreichen und in 4 große Salatblätter (4) wickeln. Dazu dippen Sie 3 EL frische Zuckerschoten (20) in 1 EL fettarmen Hummus (60), der mit 2 EL **Pinienkernen** (113) bestreut ist.

INSGESAMT 393 KALORIEN.

Hähnchenwrap mit Spinat

1 großen Vollkorntortillafladen (180) erwärmen und mit 100 g gegrillter Hähnchenbrust in Streifen (120) füllen. Mit 1 kleinen Handvoll Babyspinat (3), 2 EL gehackten Frühlingszwiebeln (4) und 60 g **Hass-Avocado** (96) in Scheiben garnieren.

INSGESAMT 403 KALORIEN.

Käsebrötchen mit Cranberrys

1 Vollkornbrötchen (130) mit 15 g fettarmem Frischkäse (25) bestreichen und mit 75 g Putenschinken (75), 1 EL getrockneten Cranberrys (45) und 2 EL **Walnüssen** (82) garnieren.

INSGESAMT 357 KALORIEN.

Cynthias Praxistipp !

»Zeit für die Mittagspause!«

Einer aktuellen Umfrage zufolge nehmen astronomische 74 Prozent aller Büroangestellten in Amerika ihr Mittagessen am Schreibtisch ein. Wer bei der Arbeit isst, isst oft zu schnell und verliert dabei den Überblick über die Menge, die er zu sich nimmt. Außerdem ist es schwieriger, das Essen wirklich zu schmecken und zu genießen. Halten Sie sich mittags lieber an folgende Grundsätze:

▶ Setzen Sie sich einen festen Zeitpunkt, und lassen Sie sich vom Computer oder vom Handy daran erinnern. Die Erinnerung an die Essenszeit nicht ignorieren. Nach dem Essen können Sie Ihre Arbeit mit frischer Energie wieder aufnehmen.

▶ Essen Sie möglichst mit Kollegen zusammen. Wenn Sie wissen, dass jemand auf Sie wartet, bleiben Sie nicht am Schreibtisch kleben.

▶ Verwenden Sie richtige Teller und Besteck. In Frankreich, Griechenland, Italien, Portugal, Spanien und anderen Ländern Europas (wo trotz ausgedehnter Essenszeiten die Taillen schmaler sind) hält man sich an diese Tradition, die jedes Essen zu etwas Besonderem macht. Bewahren Sie das Geschirr in der Teeküche auf – der Abwasch dauert schließlich nur Sekunden.

▶ Wenn Sie wirklich am Schreibtisch essen müssen, sollten Sie dabei wenigstens nicht arbeiten. Atmen Sie ein paarmal tief durch, und genießen Sie jeden Bissen, auch wenn die Pause nur zehn Minuten dauert. *Cynthia*

Mittagspicknick

4 Scheiben Roggenvollkornknäckebrot (120) mit Dijonsenf (0) bestreichen und mit 4 Scheiben Putenschinken (70) belegen. Zusätzlich gibt es 10 große grüne **Oliven** (50) und 5 junge Möhren (25) mit einer viertel Schale fettreduziertem Hummus (120) zum Dippen.

INSGESAMT 385 KALORIEN.

Nizza-Salat

130 g jungen Blattsalat (15) mit 1 EL Dijonsenf (0) vermischen und mit 100 g gekochten, abgekühlten und gewürfelten Frühkartoffeln (75), 10 großen schwarzen **Oliven** (50) in Scheiben, 2 EL gekochten grünen Bohnen (25), 2 Stangen gehacktem Sellerie (5), 6 halbierten Kirschtomaten (15) und 100 g Thunfisch im eigenen Saft (100) sowie 1 hartgekochten Ei in Scheiben (75) anrichten.

INSGESAMT 360 KALORIEN.

Nudelsalat mit Huhn

130 g gekochte Vollkornnudeln (140) mit 1 EL **Pesto** (80), 60 g vorgegarter Hähnchenbrust in Würfeln (70), 12 halbierten Kirschtomaten (30), 2 EL geriebenen Möhren (15) und 1 EL frisch geriebenem Parmesan (20) mischen.

INSGESAMT 355 KALORIEN.

Nudelsalat mit Wurst

50 g gegarte extra magere Schweinswürstchen, fein gewürfelt, (150) mit 130 g gekochten Vollkornnudeln (140), 12 halbierten Kirschtomaten (30), 2 EL geriebenen Möhren (15), 2 Stangen gehacktem Staudensellerie (5) und 1 EL **Pesto** (80) vermischen.

INSGESAMT 420 KALORIEN.

Olivenwrap

1 großen Vollkorntortillafladen (180) erwärmen, mit 2 EL schwarzer **Oliventapenade** (88) bestreichen und mit 50 g Putenschinken (50), 1 halben roten Zwiebel in Ringen (30), 1 halben Eiertomate in Scheiben (6) und 3 großen Salatblättern (3) füllen.

INSGESAMT 357 KALORIEN.

Penne mit Spinat und Käse

130 g gekochte Vollkornnudeln (140) mit 1 EL **Olivenöl** (119), 2 EL frisch geriebenem Parmesan (40), 1 kleinen Handvoll Babyspinat (3), 2 EL klein geschnittenen Frühlingszwiebeln (6) und 150 g Tomatensoße (60) mischen.

INSGESAMT 368 KALORIEN.

Pestobrötchen

1 Vollkornbrötchen (130) mit 1 EL **Pesto** (80) bestreichen und mit 50 g gekochtem Schinken (50), 1 halben Eiertomate in Scheiben (6), 3 großen Salatblättern (3) und 1 Scheibe fettreduziertem Cheddar (80) belegen. Dazu 6 Kirschtomaten (15) essen.

INSGESAMT 364 KALORIEN.

Puten-Avocado-Röllchen

113 g fettreduzierte Guacamole (140) mit 50 g geröstetem roten Paprika in Streifen (50) und 2 EL **Pinienkernen** (113) in 100 g Putenschinken (100) wickeln.

INSGESAMT 403 KALORIEN.

Puten-Käse-Wrap

1 großen Vollkorntortillafladen (180) erwärmen, mit 2 EL schwarzer **Oliventapenade** (88) bestreichen und mit 50 g Putenschinken (50), 1 Scheibe (30 g) fettreduziertem Cheddar (80), 2 Stangen gehacktem Staudensellerie (5) und 3 großen Salatblättern (3) füllen.

INSGESAMT 406 KALORIEN.

Putenwrap mit Dijonsenf

1 großen Vollkorntortillafladen (180) erwärmen und mit 1 EL Dijonsenf (0) bestreichen. Mit 2 EL **Kürbiskernen** (148) bestreuen und mit 50 g Putenschinken (50), ein paar Ringen rote Zwiebel (15), 1 halben Eiertomate in Scheiben (6) und 3 großen Salatblättern (3) füllen.

INSGESAMT 402 KALORIEN.

Scharfer Chicken-Burger

1 kleines Vollkornburgerbrötchen (130) mit 100 g gegrillter Hähnchenbrust (ohne Haut) in Streifen (120) belegen. Mit 60 g **Hass-Avocado** (96), 2 EL Zwiebelringen (6), 1 Chilischote in Ringen (4) und 1 EL Salsasoße (25) garnieren.

INSGESAMT 381 KALORIEN.

Spaghetti mit Tomatensoße

130 g gekochte Vollkornspaghetti (140) mit 1 EL **Olivenöl** (119) vermischen. Mit 2 EL Tomatensoße (60) und 2 EL frisch geriebenem Parmesan (80) anrichten.

INSGESAMT 399 KALORIEN.

Spinatsalat mit Gorgonzola

4 kleine Handvoll Babyspinat (12) mit 2 EL fettfreiem French Dressing (0) anmachen. Mit 1 halben Eiertomate in Scheiben (6), 100 g fein gehacktem gekochtem Schinken (100), 30 g zerkrümeltem Gorgonzola (100) und 2 EL **Kürbiskernen** (148) garnieren.

INSGESAMT 366 KALORIEN.

Thunfischpita

1 halbe Vollkornpita (80) mit 100 g Thunfisch im eigenen Saft (100), 2 gewürfelten getrockneten Tomaten in Olivenöl (20), 2 EL gehackten **Walnüssen** (82) und 30 g zerkrümeltem Schafskäse (80) füllen.

INSGESAMT 362 KALORIEN.

Thunfischsalat

130 g gemischten jungen Salat (15) mit 2 EL fettarmer Vinaigrette (45) anmachen. Mit 100 g Thunfisch im eigenen Saft (100), 2 EL **Walnüssen** (82) und 30 g zerkrümeltem Schafskäse (80) anrichten. Dazu 1 Pflaume (25) essen.

INSGESAMT 347 KALORIEN.

Überbackenes Thunfischbrot

1 mittelgroße Scheibe Mehrkornbrot (80) mit 100 g Thunfisch im eigenen Saft (100), 2 EL **Sonnenblumenkernen** (90) und 1 Scheibe fettreduziertem Cheddar (80) belegen. Das Brot nach Belieben unter dem Grill überbacken.

INSGESAMT 350 KALORIEN.

Waldorfpita

1 Vollkornpita (160) mit 30 g fettarmem Frischkäse (50) bestreichen und mit 2 gehackten Stangen Staudensellerie (5), 1 mittelgroßen Apfel in Schnitzen (80), 2 EL **Walnüssen** (82) und 3 großen Salatblättern (3) füllen.

INSGESAMT 380 KALORIEN.

Das Bauch-weg-Abendessen

Kochen Sie bei diesen Gerichten ruhig gleich für die ganze Familie. Unsere Testpersonen haben festgestellt, dass auch (Ehe-)Partner, Kleinkinder und Teenager davon angetan waren. Wie bei den Kategorien Frühstück und Mittagessen sind die EUFS **fett** gedruckt und die Kalorien jeweils in Klammern angegeben.

Bauernpfanne

2 EL rote Paprika, gewürfelt (20), und einige Ringe rote Zwiebel (15) in 1 EL **Olivenöl** (119) anbraten. 2 gehackte Frühlingszwiebeln (4) und Basilikumblätter in Streifen (0) sowie 100 g fettfrei angebratenes Putenhack (100) unterheben. Dazu gibt es 90 g pikant gewürzte Kartoffelwedges (180), gegrillt oder aus dem Ofen.

INSGESAMT 438 KALORIEN.

Bunte Käsenudeln

1 halbe rote Paprika (10), gewürfelt, 2 Röschen Brokkoli (20) und 2 EL Zwiebelringe (6) in 1 EL **Olivenöl** (119) anbraten. 50 g Ricotta (70) und 1 EL frisch geriebenen Parmesan (40) unterheben und über 130 g gekochte Vollkornnudeln (140) geben.

INSGESAMT 405 KALORIEN.

Cynthias Praxistipp

»Hilfe für Feier-abendnascher«

Viele Frauen, die ich beraten habe, arbeiten außer Haus. Das Mittagessen nehmen sie zwischen 12 und 13 Uhr ein, das Abendessen gibt es aber meist erst deutlich nach 18 Uhr. Das bedeutet, dass sie bereits einen Bärenhunger haben, bevor sie die Küche auch nur betreten – die perfekte Voraussetzung, um sich vor dem Essen mit Keksen oder Käse den Bauch vollzuschlagen oder beim Kochen von den Zutaten zu naschen. Um das zu vermeiden, hilft es, den Snackpack zwischen 15 und 16 Uhr einzuplanen. Die EUFS aus dem Snackpack machen ausreichend satt und ausgeglichen. So haben Sie auch noch während des Kochens genug Energie. Und weil man nicht völlig ausgehungert ist, muss es in der Küche auch nicht so schnell gehen.   *Cynthia*

Caprihuhn

50 g gegrillte Hähnchenbrust (60) mit 3 EL gekochtem Wildreis (150) und einem Salat aus 1 Eiertomate in Scheiben (12), 30 g fettreduziertem Mozzarella (50), 2 Blättern Basilikum und einer Vinaigrette aus 1 EL **Olivenöl** (119) sowie 1 EL Balsamico-Essig (5) anrichten. Mit frisch gemahlenem schwarzem Pfeffer bestreuen.

INSGESAMT 396 KALORIEN.

Edamame-Bohnen-Salat

130 g gemischten, jungen Salat (15) mit 2 EL fettarmem Salatdressing (30) anmachen und mit 3 EL frischen oder aufgetauten Edamame-Bohnen (180), 130 g abgetropften Mandarinen aus der Dose (50) und 2 EL **Mandeln** (109) anrichten.

INSGESAMT 384 KALORIEN.

Edamame-Reis-Salat

2 EL kalten gekochten Reis (100) mit 2 EL frischen oder aufgetauten Edamame-Bohnen (120) und 3 EL gegarter TK-Gemüsepfanne (25) mischen, mit 2 EL fettarmem Dressing (30) und 2 EL **Cashewkernen** (100) anmachen.

INSGESAMT 375 KALORIEN.

Garnelenwrap mit Sesam-Ingwer-Dressing

1 großen Vollkorntortillafladen (180) mit 100 g gegarten Garnelen (100), 3 EL Zuckerschoten (10), 2 Stangen gehacktem Staudensellerie (5) und 2 EL **Cashewkernen** (100) füllen. 1 EL fettfreies Sesam-Ingwer-Dressing (0) darüberträufeln.

INSGESAMT 395 KALORIEN.

Hähnchen mit Cäsarsalat

130 g gemischten jungen Salat (15) mit 1 EL **Olivenöl** (119) und 1 EL fettreduziertem Cäsar-Dressing (30) anmachen. 100 g vorgegarte Hähnchenbrust (120) darauf anrichten (auf Wunsch vorher kurz grillen). Mit 25 g geriebenem Parmesan (104) und 1 Scheibe Roggenvollkornknäckebrot (30) garnieren.

INSGESAMT 418 KALORIEN.

Hotdog Chicago

1 kleines Wiener Würstchen (80) in 1 EL **Erdnussöl** (119) in der
Pfanne anbraten. In 1 Hotdogbrötchen (140) geben und mit
1 EL Senf (0), 2 EL Zwiebelwürfeln (6), 2 EL süßer Hotdogsoße
(30), 1 halben gewürfelten Eiertomate (6) und ein wenig Selle-
riesalz würzen.

INSGESAMT 381 KALORIEN.

Hotdog mit Krautsalat

1 kleines Wiener Würstchen (80) in 1 EL **Erdnussöl** (119) anbraten und mit 1 EL Senf (0) und 1 gehäuften EL kalorienreduzier-
tem Weißkrautsalat (50) in ein Hotdogbrötchen (140) geben.

INSGESAMT 389 KALORIEN.

Knoblauchgarnelen mit Reis

100 g gekochte Garnelen (100) und 145 g frische Spargelstan-
gen (30) mit 1 TL zerdrücktem Knoblauch (10), 1 EL frischer
gehackter Petersilie (0) und frisch gemahlenem Pfeffer in 1 EL
Rapsöl (124) anbraten. Mit 3 EL gekochtem Wildreis (140) servieren.

INSGESAMT 404 KALORIEN.

Lachssandwich

2 Scheiben Vollkorntoast (160) mit 2 EL schwarzer **Oliventapenade** (88) bestreichen und mit 100 g Räucherlachs (150),
1 halben gewürfelten Eiertomate (6) und 2 großen Salatblättern
(2) belegen.

INSGESAMT 406 KALORIEN.

Lachssteak mit Mandelböhnchen

Zu 130 g gegrilltem Lachssteak (215) gibt es 4 EL gekochte oder gedämpfte grüne Bohnen (50). Mit frisch gemahlenem weißem Pfeffer und 2 EL **Mandelblättchen** (109) bestreuen.

INSGESAMT 374 KALORIEN.

Mexikosalat

Auf 130 g gemischtem jungen Salat (15) 100 g Bohnenpaste (90), 3 EL Dosenmais (100), einige rote Zwiebelringe (15), 2 EL Salsasoße (50) und 60 g **Hass-Avocado** in Scheiben (96) anrichten.

INSGESAMT 366 KALORIEN.

Nudelsalat mit Garnelen

115 g gekochte Vollkornspiralnudeln (140) mit 1 EL Sesamöl (120), 3 EL Zuckerschoten (10), 2 EL gehackten Frühlingszwiebeln (4) und 2 Stängeln gehacktem Staudensellerie (5) vermengen. 50 g gekochte, abgekühlte Garnelen (50) unterheben und mit 1 EL schwarzen **Sesamsamen** (50) bestreuen.

INSGESAMT 379 KALORIEN.

Penne mit Brokkoli, Tomaten und Truthahn

2 Brokkoliröschen (20) und 12 Kirschtomaten in Scheiben (30) in 1 EL **Olivenöl** (119) anbraten und mit 4 Basilikumblättern (0) in Streifen vermischen. Zu 100 g fettfrei angebratenem Putenhack (100) und 130 g gekochten Vollkornnudeln (140) geben.

INSGESAMT 409 KALORIEN.

Pfannengemüse mit Hähnchenbrust

6 EL gemischtes TK-Pfannengemüse (50) in 1 EL **Rapsöl** (124) anbraten und mit frisch gemahlenem schwarzen Pfeffer würzen. Dazu gibt es 100 g gegrillte Biohähnchenbrust (120) und 3 EL gekochten Naturreis (150).

INSGESAMT 444 KALORIEN.

Pistazienlachswrap

4 große Salatblätter (4) gleichmäßig mit 1 EL fettreduziertem Hummus (120) bestreichen, mit 100 g Räucherlachs in Scheiben (150), 1 halben Eiertomate in Würfeln (6), 2 EL gewürfelter Salatgurke (5) und 2 EL **Pistazien** (88) füllen.

INSGESAMT 373 KALORIEN.

Pizza Hawaii

1 Vollkornpita (160) auf einer Seite mit 1 EL **Olivenöl** (119) bepinseln und mit 1 EL Tomatensoße (30) bestreichen. Mit 60 g Ananasstücken, abgetropft (30), 2 EL gewürfelter roter Paprika (10), 50 g Kochschinken, klein geschnitten (50) und 15 g zerkrümeltem Gorgonzola (50) belegen. Unter dem Grill überbacken.

INSGESAMT 449 KALORIEN.

Putensalat California

130 g gemischten jungen Salat (15) mit 2 EL fettarmer Balsamico-Vinaigrette (45) anmachen und mit 30 g zerkrümeltem Gorgonzola (100), 80 g Putenschinken (75) und 2 EL **Walnüssen** (82) garnieren. Zum Nachtisch gibt es 1 kleine Birne (50).

INSGESAMT 367 KALORIEN.

Putenquesadilla

1 großen Vollkorntortillafladen (180) mit 15 g fettarmem Frischkäse (25) bestreichen. Eine Hälfte mit 50 g gegarten Putenbruststreifen (40), 1 kleinen Handvoll Babyspinat (1), 30 g zerkrümeltem Schafskäse (80) und 10 großen schwarzen **Oliven** in Scheiben (50) belegen. Zusammenklappen und bei mittlerer Hitze in einer beschichteten Pfanne erhitzen.

INSGESAMT 376 KALORIEN.

Putentacos

2 EL gehackte rote Paprika (10) und 2 EL rote Zwiebelringe (12) in 1 EL **Olivenöl** (119) anbraten. 100 g Putenhack fettfrei anbraten (100). Das Hackfleisch gleichmäßig auf 3 Tacoschalen (150) verteilen, Gemüse hinzugeben und mit 2 gehackten Frühlingszwiebeln (4) und 2 EL geriebener Möhre (15) bestreuen.

INSGESAMT 410 KALORIEN.

Ricotta-Calzone

50 g Ricotta (70) mit 2 gewürfelten getrockneten Tomaten in Olivenöl (20), 1 EL **Olivenöl** (119), 1 TL zerdrücktem Knoblauch (10) und 4 Blättern Basilikum in Streifen (0) mischen und in 1 Vollkornpita (160) füllen. Unter dem Grill erwärmen, bis die Pita goldbraun wird und der Käse Blasen wirft. Dazu gibt es 1 EL frische Tomatensoße (30) zum Dippen.

INSGESAMT 409 KALORIEN.

Salamipizza

1 Vollkornpita (160) auf einer Seite mit 1 EL **Olivenöl** (119) bepinseln und mit 1 EL Tomatensoße (30) bestreichen. Mit 2 Scheiben fettreduzierter Minipeperonisalami (76) und 15 g fettarmem geriebenen Käse (35) belegen. Unter dem Grill überbacken.

INSGESAMT 420 KALORIEN.

Salat mit gegrillter Hähnchenbrust

130 g gemischten jungen Salat (15) mit 2 EL Balsamico-Essig (10) und 1 EL **Olivenöl** (119) anmachen. 100 g gegrillte Hähnchenbrust (120), 2 Brokkoliröschen (20), 2 EL geriebene Möhren (15), einige rote Zwiebelringe (15) und 3 EL Dosenmais (100) darauf anrichten, mit frisch gemahlenem schwarzem Pfeffer würzen.

INSGESAMT 414 KALORIEN.

Salat mit Lachs und Cashewkernen

130 g jungen gemischten Salat (15) mit 2 EL fettarmem Salatdressing (40) anmachen. 130 g gegrilltes Lachssteak (215) und 2 EL **Cashewkerne** (100) darauf anrichten.

INSGESAMT 370 KALORIEN.

Salat mit Schweinelende

100 g gegrillte Schweinelende (120) auf einem Salatbett aus 130 g gemischtem jungen Salat (15) mit 130 g abgetropften Ananasstücken (60), 2 EL gewürfelter roter Paprika (10), 30 g zerkrümeltem Schafskäse (80), 2 EL Balsamico-Essig (10) und 1 EL **Olivenöl** (119) anrichten.

INSGESAMT 414 KALORIEN.

Schweinelendchen mit Gemüsepfanne

6 EL TK-Gemüsepfanne (60) in 1 EL **Rapsöl** (124) anbraten. Mit zerstoßenen Pfefferkörnern würzen. Dazu gibt es 100 g aufgeschnittene, gebratene Schweinelendchen (120) und 3 EL gekochten Naturreis (150).

INSGESAMT 454 KALORIEN.

Spinatburrito

1 kleine Handvoll Babyspinat (3), 1 TL zerdrückten Knoblauch (10) und einige rote Zwiebelringe (15) in 1 EL **Olivenöl** (119) anbraten, in 1 großen Vollkorntortillafladen (180) füllen und mit 30 g zerkrümeltem Schafskäse (80) bestreuen.

INSGESAMT 407 KALORIEN.

Cynthias Praxistipp

»Frühstück ist die halbe Miete«

Während meiner Tätigkeit als Ernährungsberaterin hörte ich mindestens einmal die Woche die Aussage: »Ohne Frühstück komme ich besser klar.« Das ist nachweislich falsch. 78 Prozent aller Menschen, die erfolgreich eine Diät beendet haben und die bei der *US National Weight Control Registry* eingetragen sind, einer Datenbank all derer, die mindestens 15 Kilo abgenommen und das neue Gewicht mindestens ein Jahr gehalten haben, frühstücken regelmäßig. Das ist eine überwältigende Mehrheit.

Wer das Frühstück weglässt, spart keineswegs auf natürliche Weise Kalorien. Studien zufolge machen Nichtfrühstücker die eingesparten Kalorien im Laufe des Tages mehr als wett, indem sie später einfach mehr essen.

Einige meiner Klientinnen schworen, dass sie nach einem Frühstück mehr Hunger hätten. Das Frühstück stimuliert in der Tat den Appetit, weil es den Stoffwechsel ankurbelt. Doch ein schnellerer Stoffwechsel bedeutet einen flacheren Bauch und einen höheren Kalorienverbrauch im Laufe des Tages. Deshalb ist zu frühstücken insgesamt die bessere Wahl.
Cynthia

Snackpack-Vorschläge

Hier kommen 28 Snackpacks zur freien Wahl – zehn süße Varianten, zehn pikante, vier schnelle und vier Smoothies. Die EUFS sind wieder **fett** gedruckt.

▸ **Menge.** Sie bekommen einen Snackpack pro Tag, frei nach Wahl.

▸ **Planen.** Am besten nehmen Sie sich jeden Abend etwa zehn Minuten Zeit und überlegen, was Sie am nächsten Tag alles vorhaben. So können Sie entscheiden, wann und wo Sie Ihren Snackpack unterbringen. Wählen Sie entsprechend Ihrer Pläne. Vielleicht sollten Sie den Snackpack bereits am Vortag zubereiten, damit Sie morgens nur noch zugreifen müssen.

▸ **Zeitpunkt.** Sie können den Snackpack entweder zwischen dem Frühstück und Mittagessen, dem Mittagessen und Abendessen oder als Betthupferl essen. Achten Sie jedoch darauf, dass Sie mindestens alle vier Stunden etwas essen. Der Snackpack soll Ihr Energie- und Blutzuckerlevel stabilisieren, Ihren Stoffwechsel auf Trab halten und verhindern, dass Sie übermäßig hungrig werden (was oft dazu führt, dass man sich den Magen vollschlägt).

Apfelpause

1 mittelgroßen Apfel in Schnitzen in 2 EL ungesalzene und zuckerfreie **Erdnussbutter** dippen. Dazu gibt es 30 g ungesüßtes Popcorn.

INSGESAMT 370 KALORIEN.

Erdbeerjoghurt

6 EL Erdbeeren in Scheiben und 2 EL **Erdnüsse** in 200 g fettarmen Vanillejoghurt rühren.

INSGESAMT 310 KALORIEN.

Erdnuss-Apfel-Toastie

1 Vollkorntoastie oder -brötchen mit 2 EL ungesalzener und zuckerfreier **Erdnussbutter** bestreichen und mit 1 mittelgroßen Apfel in Schnitzen belegen.

INSGESAMT 400 KALORIEN.

Erdnuss-Haferbrei mit Apfel

30 g Haferflocken mit 180 ml fettarmer Milch aufkochen, 2 EL ungesalzene und zuckerfreie **Erdnussbutter** unterrühren und mit 1 mittelgroßen Apfel in Schnitzen garnieren.

INSGESAMT 448 KALORIEN.

Exotischer Nussbrei

30 g Haferflocken mit 180 ml fettarmer Milch aufkochen und mit 130 g (etwa 3 Ringen) Ananas aus der Dose und 2 EL **Macadamianüssen** garnieren.

INSGESAMT 363 KALORIEN.

Heidelbeerbrei mit Mandeln

30 g Haferflocken mit 180 ml fettarmer Milch aufkochen. Mit 3 EL Heidelbeeren und 2 EL **Mandeln** garnieren.

INSGESAMT 350 KALORIEN.

Hüttenkäse mit Ananas

130 g (etwa 3 Ringe) Ananas aus der Dose in 200 g fettarmen Hüttenkäse geben. Mit 2 EL (6 Hälften) gehackten **Walnüssen** bestreuen.

INSGESAMT 350 KALORIEN.

Hüttenkäse mit Erdbeeren

3 EL Erdbeeren in Scheiben und 45 g dunkle **Schokostückchen** in 200 g fettarmen Hüttenkäse mischen.

INSGESAMT 420 KALORIEN.

Roggenknäcke mit Apfel

3 Scheiben Roggenvollkornknäckebrot mit 2 EL ungesalzener und zuckerfreier **Erdnussbutter** bestreichen. Dazu gibt es 1 mittelgroßen Apfel in Schnitzen.

INSGESAMT 360 KALORIEN.

Schoko-Himbeer-Brei

30 g Haferflocken mit 180 ml fettarmer Milch aufkochen. Mit 3 EL Himbeeren und 45 g **Schokostückchen** garnieren.

INSGESAMT 440 KALORIEN.

PIKANT

Artischocken-Puten-Brötchen

1 Vollkorntoastie oder -brötchen mit 2 EL grüner **Oliventa-penade** bestreichen und mit 100 g gegartem Putenschinken so-wie 4 in Wasser eingelegten Artischockenherzen belegen.

INSGESAMT 380 KALORIEN.

Hähnchenwrap mit Käse

100 g fettarmen Hüttenkäse mit 1 EL **Pesto** vermischen und in 100 g gegarte Hähnchenbrust in Scheiben füllen. Mit Kirschto-maten und 4 Artischockenherzen dekorieren.

INSGESAMT 390 KALORIEN.

Hummusdip

1 rote Paprika in Streifen in 100 g fettreduzierten Hummus, gar-niert mit 2 EL **Pinienkernen**, dippen.

INSGESAMT 393 KALORIEN.

Käsebrötchen mit Tomate

1 Vollkorntoastie oder -brötchen mit 200 g fettarmem Hütten-käse bestreichen und mit 12 Kirschtomaten belegen. 2 EL **Pini-enkerne** darüberstreuen.

INSGESAMT 433 KALORIEN.

Käsechips

3 Scheiben Roggenvollkornknäckebrot mit 100 g fettarmem Hüttenkäse und 1 gewürfelten roten Paprika, 1 Prise italienischer Kräuter und 10 schwarzen **Oliven** in Scheiben belegen.

INSGESAMT 350 KALORIEN.

Möhren mit Avocado-Bohnen-Dip

100 g Butterbohnen aus der Dose abspülen, abtropfen und zerdrücken. 60 g gehackte **Hass-Avocado** und 56 g fettarmen gewürfelten Mozzarella darübergeben. 10 junge Möhren dazu servieren.

INSGESAMT 336 KALORIEN.

Putenbrust mit Oliven

2 Scheiben Roggenvollkornknäckebrot mit 2 EL schwarzer **Oliventapenade** bestreichen und mit 100 g Putenschinken belegen. Dazu 12 Kirschtomaten essen.

INSGESAMT 320 KALORIEN.

Putenröllchen

60 g gehackte **Hass-Avocado** mit 56 g gewürfeltem fettarmem Mozzarella und 1 gewürfelten roten Paprika vermischen und in 100 g Putenschinken rollen.

INSGESAMT 336 KALORIEN.

Putenwrap mit Hummus

1 EL fettreduzierten Hummus mit 2 EL **Pinienkernen** mischen und in 100 g Putenschinken einrollen.

INSGESAMT 333 KALORIEN.

Roggenknäcke mit Avocado-Bohnen-Aufstrich

100 g Butterbohnen aus der Dose abspülen, abtropfen und zerdrücken. 12 Kirschtomaten untermischen. 60 g gehackte **Hass-Avocado** darüberhäufeln, mit 30 g gewürfeltem fettarmem Mozzarella bestreuen und mit 3 Scheiben Roggenvollkornknäckebrot genießen.

INSGESAMT 356 KALORIEN.

SNACKPACKS FÜR GANZ EILIGE

Turbosnack 1

60 g fettarmer Mozzarella mit 130 g Ananas im eigenen Saft aus der Dose (etwa 3 Ringe), dazu 10 junge Möhren und 2 EL **Erdnüsse**.

INSGESAMT 320 KALORIEN.

Turbosnack 2

60 g fettarmer Mozzarella, 30 g ungesüßtes Popcorn, 4 EL geriebener Parmesan und 2 EL **Sonnenblumenkerne**.

INSGESAMT 370 KALORIEN.

Turbosnack 3

200 g Fruchtjoghurt (0,1 Prozent Fett), 1 mittelgroßer Apfel, 2 EL **Paranüsse** und 150 ml fettarme Milch.

INSGESAMT 360 KALORIEN.

Turbosnack 4

200 g Fruchtjoghurt (0,1 Prozent Fett), 1 mittelgroße Orange und 2 EL **Mandeln**.

INSGESAMT 279 KALORIEN.

SMOOTHIES

Heidelbeersmoothie

150 ml fettarme Sojamilch mit 200 g Vanillejoghurt (0,1 Prozent Fett) und 3 EL frischen Heidelbeeren sowie 1 Handvoll Eiswürfel *oder* 3 EL Tiefkühlheidelbeeren 1 Minute in den Mixer geben. In ein Glas gießen und 1 EL kalt gepresstes **Leinöl** hineinrühren.

INSGESAMT 320 KALORIEN.

Nussiger Apfelsmoothie

150 ml fettarme Sojamilch mit 200 g Vanillejoghurt (0,1 Prozent Fett), 1 Prise Lebkuchengewürz, 1 mittelgroßen Apfel (geschält, entkernt, in Stücken), 2 EL weicher ungesalzener und zuckerfreien **Erdnussbutter** und 1 Handvoll Eiswürfel 1 Minute in den Mixer geben. In ein Glas füllen und auslöffeln.

INSGESAMT 438 KALORIEN.

Schoko-Himbeer-Smoothie

150 ml fettarme Sojamilch mit 200 g Vanillejoghurt (0,1 Prozent Fett), 45 g **Schokoraspeln** und 3 EL frischen Himbeeren sowie 1 Handvoll Eiswürfel *oder* 3 EL Tiefkühlhimbeeren 1 Minute in den Mixer geben. In ein Glas gießen und auslöffeln.
INSGESAMT 440 KALORIEN.

Zitrusshake

150 ml fettarme Sojamilch mit 200 g Zitronenjoghurt (0,1 Prozent Fett), 1 mittelgroßen Orange in Stücken und 1 Handvoll Eiswürfel 1 Minute in den Mixer geben. In ein Glas gießen und 1 EL kalt gepresstes **Leinöl** unterrühren.
INSGESAMT 340 KALORIEN.

Ihr ganz persönlicher Snackpack

Die Kalorienzahl sollte insgesamt unter 400 bleiben und ein EUFS-haltiges Lebensmittel aus der Tabelle auf Seite 173f. enthalten. Zusätzlich können Sie aus den folgenden Nahrungsmitteln auswählen.

Vorschläge für Ihre EUFS (siehe auch Tabelle Seite 173f.)	
10 Oliven	50 Kalorien
190 g frische oder tiefgekühlte Sojabohnen, Edamame	298 Kalorien
60 g Hass-Avocado	96 Kalorien
45 g Schokolade	210 Kalorien
2 EL Nüsse oder Samen	82–148 Kalorien
2 EL Oliventapenade	88 Kalorien
1 EL Öl	124 Kalorien
Vollkornprodukte	
½ Vollkorntortilla	90 Kalorien
1 mittelgroße Scheibe Rosinenbrot	100 Kalorien
1 mittelgroße Scheibe Vollkornbrot	80 Kalorien
6 EL Puffweizen	80 Kalorien
1 Vollkornwaffel	100 Kalorien
30 g Haferflocken (1 Päckchen Oats So Simple®)	100 Kalorien
30 g Popcorn ohne Fett und Zucker	100 Kalorien

3 Scheiben Roggenvollkornknäckebrot	90 Kalorien
½ Vollkornpita, groß	80 Kalorien
1 Vollkornbrötchen (75 g)	130 Kalorien
1 Vollkorntoastie (75 g)	130 Kalorien
¼ Packung Naturreis für die Mikrowelle	100 Kalorien
Milchprodukte	
1 Scheibe fettarmer Cheddar (30 g)	80 Kalorien
2 kleine Scheiben fettarmer Emmentaler (30 g)	70 Kalorien
200 g fettarmer Hüttenkäse	160 Kalorien
30 g Schafskäse	80 Kalorien
150 ml fettarme Milch	70 Kalorien
60 g fettarmer Mozzarella	100 Kalorien
150 g fettarmer Naturjoghurt	80 Kalorien
200 g Fruchtjoghurt (0,1 % Fett) ohne künstliche Süßstoffe	100 Kalorien
Obst	
3 Scheiben Ananas im eigenen Saft (130 g)	60 Kalorien
Apfel, jede Sorte, mittelgroß (Tennisball)	80 Kalorien
1 kleine Banane	70 Kalorien
3 EL Beeren (Heidelbeeren, Himbeeren, Erdbeeren)	50 Kalorien
1 Birne, mittelgroß	50 Kalorien

25 frische Kirschen	80 Kalorien
2 Kiwis	100 Kalorien
150 g Mango	100 Kalorien
1 Orange, mittelgroß	70 Kalorien
½ Papaya, mittelgroß	60 Kalorien
1 Pfirsich, mittelgroß	50 Kalorien
2 Pflaumen, mittelgroß	50 Kalorien
2 kleine Handvoll Rosinen	100 Kalorien
100 g rote oder grüne Trauben (20 Stück)	60 Kalorien
2 große Schnitze Wassermelone	70 Kalorien
Gemüse	
4 Artischockenherzen, in Wasser	50 Kalorien
10 Blumenkohlröschen, roh	40 Kalorien
5 Brokkoliröschen, roh	40 Kalorien
12 Kirschtomaten	30 Kalorien
10 junge Möhren	50 Kalorien
1 rote Paprika	40 Kalorien
20 große Radieschen	20 Kalorien
130 g junger Salat, gemischt	15 Kalorien
100 g Salsasoße	50 Kalorien
150 g Tomatensoße	70 Kalorien
1 gehäufter EL Weißkrautsalat, kalorienreduziert	50 Kalorien

Eiweiß

100 g Butterbohnen (3 EL) aus der Dose, abgegossen	90 Kalorien
1 Hähnchenbrust, gegart (ca. 90 g)	90 Kalorien
90 g vorgegarte Hähnchenbrust, in Scheiben	90 Kalorien
50 g Hummus, fettreduziert	120 Kalorien
100 g Putenschinken, in Scheiben	100 Kalorien
100 g gekochter Schinken, dünn aufgeschnitten	100 Kalorien
100 g Thunfisch, im eigenen Saft	100 Kalorien

Erfolg mit der *Bauch-weg-Diät*

Julie Pavsic, 42 Jahre

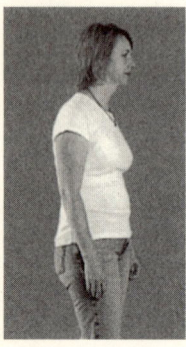 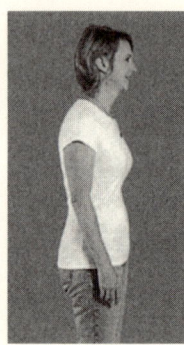

Gewichtsverlust:

3,0 kg

in 32 Tagen

Umfang:

17 cm

weniger

»Seit der Geburt meines Kindes vor ein paar Jahren kämpfe ich mit störrischen fünf Kilo. Ich hatte zwar nicht viel Übergewicht, aber die Waage wollte sich einfach nicht bewegen. Ich habe mich gesund ernährt und Sport getrieben, aber das hat alles nichts geholfen. Allerdings hatte ich auch nicht gerade die besten Essgewohnheiten.«

Julie räumt aber auch ein paar typische Diätsünden ein. Den ganzen Tag über suchte sie nach etwas Essbarem. Und sie hatte auch nicht immer den Überblick, was und wie viel sie aß. »Zum Beispiel Nudeln. Was für mich eine kleine Portion war, war nach den Maßstäben der *Bauch-weg-Diät* eine doppelte bis dreifache Portion. Wer wiegt denn schon nach? Es sah wenig aus, also fand ich es in Ordnung.«

Anfangs hatte Julie nicht erwartet, mit den 1600 Kalorien auszukommen. Aber dann war sie so satt, dass es gar keine Überwindung war. Die EUFS hatten eine erstaunliche Wirkung. In den ersten Wochen probierte Julie alles Mögliche aus, aber am Ende kehrte sie zum Einfachen zurück. Als Anwältin für Immigrationsangelegenheiten und Mutter eines kleinen Kindes brauchte sie schnelle Mahlzeiten. »Deshalb habe ich am Ende jeden Morgen dasselbe – Erdnussbutter auf Toast – gegessen, weil es so gut schmeckt. Das hat bis mittags gereicht; ich habe es den ganzen Vormittag ohne Naschen geschafft.«

Das Umdenken fiel ihr allerdings in vielen Bereichen relativ schwer. »Ich wusste, dass man während dieser Diät Sachen wie Oliven und Olivenöl essen sollte. Doch obwohl mir klar war, dass die Kalorien gar nicht so schlimm sind, konnte ich zunächst kaum glauben, dass man Fett mit Fett bekämpfen kann. Oder dass Fett auch mit anderen Dingen zu tun hat. Schließlich hatte ich mir fettreiche Lebensmittel jahrelang verkniffen. Aber ich gab der *Bauch-weg-Diät* dann einfach einen Vertrauensvorschuss.«

Heute ist Julie froh über ihr Vertrauen. »Ich habe so viel gelernt«, sagt sie. »Vor allem dass Bauchfett gefährlicher ist als jede andere Art von Fett. Deshalb macht diese Diät mich nicht nur schlanker, sondern auch gesünder. Außerdem weiß ich jetzt, dass das eigene Körpergefühl viel wichtiger ist als die Waage. Mein Ziel waren 58,5 Kilo, aber jetzt fühle ich mich mit 60 Kilo rundum wohl, und meine Kleider sitzen perfekt.«

Für Julie war die »Diät« eher eine Ernährungsumstellung. Sie hat eine neue Einstellung zum Essen und kann klügere Entscheidungen darüber treffen, wovon sie wie viel am Tag isst. »Wenn ich an all meine übergewichtigen Freundinnen denke, bin ich ganz aus dem Häuschen. Diese Diät muss ich ihnen unbedingt nahebringen!«

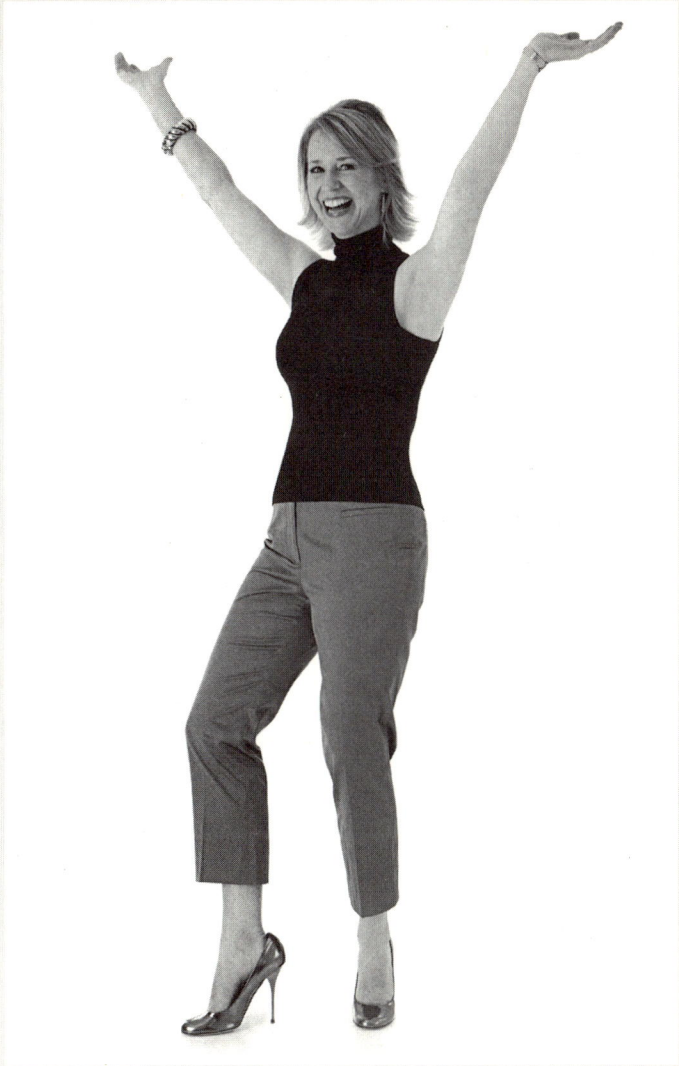

Kapitel 8

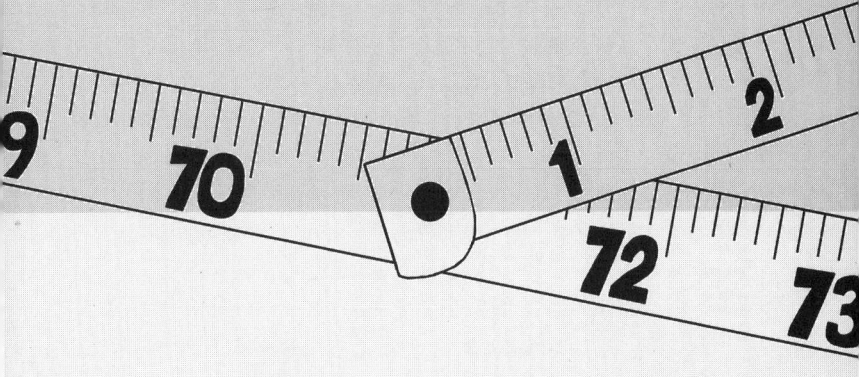

Der Vier-Wochen-Plan: Rezepte

Ich gebe es zu: Ich bin keine gute Köchin. Wenn Freunde kommen, habe ich meine Spezialrezepte (eher gesagt *ein* Spezialrezept, nämlich Pumpernickeltaler mit einem Belag aus geschmolzenem Cheddar, Oliven und Curry), aber in der Regel kocht mein Mann. Er ist (mein Engel!) auch derjenige, der normalerweise das Einkaufen übernimmt. Ich sage einfach, was ich mag – das heißt, ich ermuntere ihn zu gesunden, frischen Gerichten mit viel Gemüse, die schön satt machen – und was besser nur auf den Tisch kommt, wenn ich auf Geschäftsreise bin.

Jetzt fragen Sie sich vermutlich, wieso der Rezeptteil mit so einer Aussage beginnt. Ganz einfach: Weil ich geschworen habe, dass in meinem Buch nur Rezepte auftauchen sollen, die ich mir auch selbst zutrauen würde. Wenn ich ein Rezept mit einem Dutzend oder mehr Zutaten entdecke, das mindestens einen Tag Vorbereitung benötigt, schalte ich ab und denke an den Pizzaservice.

Deshalb finden Sie hier zwar lauter Rezepte, bei denen einem das Wasser im Mund zusammenläuft und Köchinnen ihre kreative Ader entdecken, aber sie sind zugleich auch simpel. Zum Beispiel die *Paprika-Champignon-Burger* von Seite 255. Die Zubereitung dauert vier Minuten! (Solche Rezepte lobe ich mir!) Oder die *Garnelen süß-sauer* von Seite 328 – in 15 Minuten stehen sie auf dem Tisch. Und alles schmeckt erstaunlich lecker.

Doch das wirklich Besondere an diesen Rezepten ist nicht die einfache, schnelle Zubereitung, sondern wie gut sie zur *Bauch-weg-Diät* passen. Jedes Rezept enthält eine Sorte EUFS, also genau das, was Ihr Bauchfett schmelzen lässt. Damit Sie Ihre EUFS im Rezept erkennen, sind diese Zutaten **fett** gedruckt. Außerdem finden Sie neben zahlreichen Rezepten weitere Zutaten mit dem Titel »Für die *Bauch-weg-Diät*« – erst damit wird eine Portion zu einer Mahlzeit für Ihren Tagesplan. Nehmen wir an, Sie beginnen den Tag mit einem leckeren Apfelpfannkuchen (siehe Seite 242), dann sind die EUFS schon inbegriffen. Aber jede Mahlzeit der *Bauch-weg-Diät* sollte rund 400 Kalorien liefern. Die appetitlichen 209 Kalorien aus dem Apfelpfannkuchen werden daher mit 240 ml fettarmer Milch (80 Kalorien) und drei Scheiben Putenschinken (75 Kalorien) abgerundet, um auf gesunde Weise die gewünschte Kalorienzahl zu erreichen. Auch hier entspricht die Zahl in Klammern der Kalorienmenge der jeweiligen Zutat.

Verwirrt? Keine Panik! Sie brauchen lediglich am Ende jedes Rezepts die Anweisungen »Für die *Bauch-weg-Diät*« zu befolgen. So bleiben Sie mit jedem Gericht innerhalb der Grenzen der Diät. Jetzt aber an die Arbeit.

Frühstück

Apfelpfannkuchen   12 Pfannkuchen

Zubereitungszeit: 20 Minuten; *Backzeit:* 4 Minuten (pro Stück)

90 g Vollkornweizenmehl

90 g Weizenmehl (Typ 505)

45 g feines Maismehl

1 EL Backpulver

1 TL gemahlener Ingwer

½ TL Natron (Backsoda)

450 g Magerjoghurt

180 ml Ei-Ersatz (Pulver, möglichst fettarm)

2 EL Rapsöl

1 Apfel, geschält, entkernt und grob geraspelt

EUFS: 180 g gehackte Pekannüsse

1. Mehl, Maismehl, Backpulver, Ingwer, Natron, Joghurt, Ei-Ersatz und Öl in einer großen Schüssel gut verrühren.
2. Den geriebenen Apfel unterziehen.
3. Eine große, beschichtete Pfanne mit 1 Tropfen Olivenöl auswischen und auf mittlerer Stufe erhitzen.
4. Für jeden Pfannkuchen 2 bis 3 EL Teig in die Pfanne geben. 2 Minuten backen (oder bis der Teig Blasen wirft und an den Rändern fest wird). Wenden.

5. Weitere 2 Minuten backen, bis der Pfannkuchen leicht bräunt. Mit dem restlichen Teig wiederholen.

6. Jeden Pfannkuchen mit 2 EL gehackten Pekannüssen bestreuen.

Ein Pfannkuchen: **209** Kalorien

6 g Eiweiß, 19 g Kohlenhydrate, 13,5 g Fett, 1 g gesättigte Fettsäuren, 1 mg Cholesterin, 208 mg Natrium, 3 g Ballaststoffe

Für die *Bauch-weg-Diät*: Dazu 240 ml Magermilch (80) trinken und 3 Scheiben Putenschinken (75) essen.

Insgesamt: **364** Kalorien

Eier Florentiner Art

4 Portionen

Zubereitung und Garzeit: 20 Minuten

1 TL Olivenöl
250 g vorgewaschener frischer Spinat
90 g Magerjoghurt
EUFS: 4 EL Pesto rosso (mit getrockneten Tomaten)
1 TL Essig
1 Prise Salz
4 große Eier
2 Vollkorntoasties oder -brötchen, halbiert und geröstet
Schwarzer Pfeffer, frisch gemahlen

1. Das Öl auf mittlerer Stufe in einer großen, beschichteten Pfanne erhitzen. Spinat hinzufügen (wenn nötig in mehreren Portionen nacheinander) und garen, bis die Blätter zusammenfallen.
2. Joghurt und Pesto verrühren. 60 g unter den Spinat heben, dann vom Herd nehmen und zum Warmhalten abdecken.
3. In der Zwischenzeit einen mittelgroßen Topf 2,5 cm hoch mit Wasser füllen und aufkochen. Essig und Salz hinzufügen und die Hitze herunterstellen. 1 Ei in eine Tasse aufschlagen und vorsichtig in das Wasser gießen. Mit den restlichen 3 Eiern wiederholen. Abdecken und für ein weiches Eigelb 3 bis 5 Minuten sieden lassen, dabei den Topf zwei- bis dreimal rütteln, oder so lange garen, bis das Eiweiß ganz fest ist und auch das Eigelb allmählich stockt.

4. Auf 4 vorgewärmte Teller jeweils 1 halbes Brötchen setzen. Den Spinat auf den Brötchenhälften verteilen. Die Eier mit einer gelochten Schöpfkelle herausnehmen, in der Kelle über Küchenkrepp abtropfen lassen und dann auf den Spinat setzen.

5. 1 EL des Pochiersuds in den restlichen Joghurt rühren, damit er sämiger wird. Danach den Joghurt gleichmäßig über die Eier löffeln und über jedes Brötchen etwas Pfeffer mahlen.

Eine Portion: **175** Kalorien

12 g Eiweiß, 21 g Kohlenhydrate, 6 g Fett, 2 g gesättigte Fettsäuren, 212 mg Cholesterin, 462 mg Natrium, 5 g Ballaststoffe

Für die *Bauch-weg-Diät*: Dazu 2 dicke Scheiben mageren gegrillten Hinterschinken (140) essen.

Insgesamt: **315** Kalorien

Frittata mit Räucherlachs und Frühlingszwiebeln

6 Portionen

Zubereitungszeit: 10 Minuten; *Garzeit:* 15 Minuten

2 TL natives Olivenöl extra vergine
6 Frühlingszwiebeln, geputzt und grob gehackt
6 Eiweiß
4 Eier
1½ TL frischer Estragon, fein gehackt, oder
½ TL getrockneter Estragon
60 ml kaltes Wasser
½ TL Salz
Schwarzer Pfeffer, frisch gemahlen
60 g Räucherlachs in Scheiben, in fingerbreiten Streifen
EUFS: 200 g schwarze Oliventapenade

1. Ofen auf 180 °C (Gas Stufe 4) vorheizen. Eine schwere, ofenfeste Pfanne von 20 cm Durchmesser 1 Minute auf mittlerer Stufe erhitzen. Olivenöl und Frühlingszwiebeln hineingeben und unter Rühren anbraten.

2. Eiweiß, Eier, Estragon, Wasser und Salz in einer Schüssel verquirlen. Mit Pfeffer würzen. In die Pfanne gießen und die Lachsstreifen darauflegen. Unter gelegentlichem Rühren etwa 2 Minuten garen, bis die Masse teilweise gestockt ist.

3. Das Ganze im Ofen 6 bis 8 Minuten backen, bis ein festes und goldbraunes Soufflé entstanden ist. Aus dem Ofen nehmen. Die Frittata mit einem Holzspatel aus der Pfanne lösen

und vorsichtig auf eine vorgewärmte Servierplatte gleiten lassen.

4. 2 EL Tapenade auf jeden Teller streichen und ein Stück Frittata daraufsetzen.

Eine Portion: **190** Kalorien

10 g Eiweiß, 2 g Kohlenhydrate, 15 g Fett, 2,5 g gesättigte Fettsäuren, 143 mg Cholesterin, 537 mg Natrium, 0 g Ballaststoffe

Für die *Bauch-weg-Diät*: Dazu 75 g aufgetaute Süßkirschen (45) in 230 g Magerjoghurt (112) mischen, mit 2 EL gerösteten Haferflocken (37) bestreuen.

Insgesamt: **384** Kalorien

Knuspermüsli

10 Portionen à 90 g

Zubereitung und Backzeit: 45 Minuten

230 g Haferflocken
75 g Weizenkleie (bio)
45 g gemahlener Leinsamen
EUFS: 150 g gehackte Walnüsse
75 ml Apfelsaft
120 ml Ahornsirup
1 TL kandierter Ingwer, gehackt
145 g getrocknete Apfelringe, gehackt
45 g gesüßte, getrocknete Cranberrys

1. Ofen auf 150 °C (Gas Stufe 2) vorheizen. Eine Fettpfanne dünn mit Öl auspinseln. Haferflocken, Kleie, Leinsamen und Walnüsse in einer großen Schüssel mischen.
2. Apfelsaft, Ahornsirup und Ingwer in einem kleinen Topf verrühren. Bei mittlerer Hitze auf dem Herd erhitzen, bis die Mischung leicht siedet. Über die Haferflockenmischung gießen und gut unterrühren.
3. Auf das vorbereitete Backblech streichen. 25 bis 35 Minuten backen, bis die Masse leicht gebräunt ist, dabei zweimal wenden.
4. In eine Schüssel füllen und die Apfelstücke und Cranberrys unterrühren.

Eine Portion: **294** Kalorien

7 g Protein, 43 g Kohlenhydrate, 12 g Fett, 1 g gesättigte Fettsäuren, 0 mg Cholesterin, 112 mg Natrium, 8 g Ballaststoffe

Für die *Bauch-weg-Diät*: Mit 240 ml fettarmer Milch (118) genießen.

Insgesamt: **412** Kalorien

Knuspermüsli mit   2 Portionen
Himbeer-Banane-Joghurt

Zubereitungszeit: 5 Minuten

1 Banane in Scheiben

145 g Himbeeren

145 g Magerjoghurt

230 g Knuspermüsli (selbstgemacht, siehe Seite 248,
oder gekauft)

EUFS: Walnüsse (im Knuspermüsli)

1. Banane, Himbeeren, Joghurt und Müsli schichtweise in 2 hohe Gläser füllen und sofort servieren.

Eine Portion: **420** Kalorien

14 g Eiweiß, 67 g Kohlenhydrate, 13 g Fett, 1 g gesättigte Fettsäuren, 0 mg Cholesterin, 140 mg Natrium, 14 g Ballaststoffe

Für die *Bauch-weg-Diät*: Eine Portion dieses Rezepts ist eine komplette Bauch-weg-Mahlzeit.

Mangosmoothie   1 Portion

Zubereitungszeit: 5 Minuten

30 g Mango, gewürfelt
EUFS: 60 g zerdrückte, reife Avocado
120 ml Mangosaft
60 g Magerjoghurt, Vanille
1 EL Limettensaft, frisch gepresst
1 EL Zucker
6 Eiswürfel

1. Alle Zutaten in einen Mixer geben und mixen, bis ein glatter Smoothie entsteht.
2. In ein hohes Glas gießen. Auf Wunsch mit Mango- oder Erdbeerscheiben garnieren und genießen.

Eine Portion: **268** Kalorien

5 g Eiweiß, 53 g Kohlenhydrate, 6 g Fett, 1 g gesättigte Fettsäuren, 1 mg Cholesterin, 84 mg Natrium, 4 g Ballaststoffe

Für die *Bauch-weg-Diät*: Dazu 1 große Birne (104) in Scheiben essen.

Insgesamt: **372** Kalorien

Saftige Walnussmuffins   12 Portionen

Zubereitungszeit: 10 Minuten; *Backzeit:* 20 Minuten

250 g Vollkornmehl

1½ TL Backpulver

1½ TL gemahlener Zimt

½ TL Natron (Backsoda)

¼ TL Salz

230 g Magerjoghurt, Vanille

90 g Rohrzucker

1 Ei

2 EL Rapsöl

1 TL Vanilleextrakt

115 g Ananas im eigenen Saft aus der Dose,
zerdrückt und abgetropft

90 g Rosinen oder Korinthen

½ Möhre, gerieben

EUFS: 180 g gehackte Walnüsse

1. Ofen auf 200 °C (Gas Stufe 6) vorheizen.
2. Mehl, Backpulver, Natron, Zimt und Salz in einer großen Schüssel mischen. In einer zweiten Schüssel Joghurt, Zucker, Ei, Öl und Vanilleextrakt verrühren. Die Joghurtmasse unter das Mehl ziehen, bis beides sich verbindet (Klumpen sind akzeptabel). Ananas, Rosinen und Möhren sowie die Walnüsse unterheben.

3. Eine Muffinform mit etwas Olivenöl auswischen und mit 12 Muffinförmchen auslegen. Den Teig gleichmäßig auf die Förmchen verteilen.

4. 20 Minuten backen, bis an einem Zahnstocher, der in die Mitte eines Muffins gestochen wird, kein Teig mehr klebt.

5. Die Muffins in der Form auf ein Kuchengitter stellen und 5 Minuten abkühlen lassen. Danach aus der Form lösen und auf dem Kuchengitter auskühlen lassen.

Eine Portion: **242** Kalorien

6 g Eiweiß, 29 g Kohlenhydrate, 12,5 g Fett, 1 g gesättigte Fettsäuren, 18 mg Cholesterin, 177 mg Natrium, 3 g Ballaststoffe

Für die *Bauch-weg-Diät*: Dazu gibt es 230 g Magerjoghurt (112).

Insgesamt: **354** Kalorien

Sandwiches

Bruschetta mit Thunfisch

2 Portionen

Zubereitungszeit: 5 Minuten

170 g Thunfisch aus der Dose (im eigenen Saft), abgetropft
und in Stücken
230 g Tomaten aus der Dose, abgetropft und gehackt
30 g fettreduzierter Schafskäse (falls erhältlich)
1 EL Zitronensaft
4 Scheiben Vollkorntoast
EUFS: 4 EL schwarze Oliventapenade

1. Thunfisch, Tomaten, Schafskäse und Zitronensaft in einer Schüssel vermengen. Brot toasten.
2. 2 Scheiben Toast mit Oliventapenade und der Thunfischmasse bestreichen.
3. Die übrigen 2 Scheiben Toast draufsetzen.

Eine Portion: **391** Kalorien

35 g Eiweiß, 30 g Kohlenhydrate, 14,5 g Fett, 2,5 g gesättigte Fettsäuren, 43 mg Cholesterin, 717 mg Natrium, 6 g Ballaststoffe

Für die *Bauch-weg-Diät*: Eine Portion dieses Rezepts ist eine vollständige Bauch-weg-Mahlzeit.

Paprika-Champignon-Burger 2 Portionen

Zubereitungszeit: 5 Minuten; *Backzeit:* 8 Minuten

4 braune Riesenchampignons (230 g), nur die Köpfe
4 TL Balsamico-Essig
2 geröstete rote Paprikahälften aus dem Glas
2 Vollkornburgerbrötchen
EUFS: 2 EL Pesto aus dem Glas
4 Blätter Friséesalat

1. Grill auf mittlerer Stufe vorheizen.
2. Pilze 8 Minuten grillen. Nach der Hälfte der Garzeit wenden und mit Essig bepinseln. Die Paprikahälften und die Brötchen unter dem Grill anwärmen.
3. Die untere Hälfte jedes Brötchens mit je 1 EL Pesto bestreichen, dann mit je 2 Pilzen, 1 Stück Paprika und 2 Blättern Friséesalat belegen. Auf Wunsch mit Essig beträufeln und die obere Brötchenhälfte daraufgeben.

Eine Portion: **270** Kalorien

10 g Eiweiß, 37 g Kohlenhydrate, 9,5 g Fett, 2,5 g gesättigte Fettsäuren, 5 mg Cholesterin, 614 mg Natrium, 5 g Ballaststoffe

Für die *Bauch-weg-Diät*: Ein Dessert aus 60 g Magerjoghurt (50), vermischt mit 1 TL Honig (21) und 115 g Birne in Scheiben (50).

Insgesamt: **391** Kalorien

Wasabi-Lachs-Sandwiches 4 Portionen

Zubereitungszeit: 8 Minuten

4 EL extra fettarme Mayonnaise
¼ bis ½ TL Wasabipaste
230 g geräucherter Wildlachs in Scheiben,
klein geschnitten
8 dünne Scheiben Vollkorntoast, getoastet
4 dünne Scheiben rote Zwiebel
4 dünne Schnitze rote Paprika
EUFS: 1 mittelgroße Avocado in Scheiben
4 EL sauer eingelegter Ingwer (Gari), in Scheiben
60 g Rucola

1. Mayonnaise und Wasabipaste in einer kleinen Schale glatt-
   rühren. Mit nur ¼ TL Wasabi beginnen, nach persönlichem
   Geschmack mehr hinzufügen. Den Lachs vorsichtig unterheben.
2. 4 Scheiben Brot mit je einem Viertel der Lachsmayonnaise
   bestreichen.
3. Auf jede Brotscheibe Zwiebelringe, Paprika, ein Viertel der
   Avocado, 1 EL Ingwer und ein Viertel der Rucolablätter geben.
4. Mit den übrigen Brotscheiben abdecken.

Eine Portion: **243** Kalorien

12 g Eiweiß, 26 g Kohlenhydrate, 10 g Fett, 1,5 g gesättigte Fettsäuren, 21 mg Cholesterin, 355 mg Natrium, 6 g Ballaststoffe

Für die *Bauch-weg-Diät*: Dazu gibt es 100 g aufgetaute Edamame-Bohnen (130).

Insgesamt: **373** Kalorien

Suppen

Asiasuppe mit Garnelenklößchen   4 Portionen

Zubereitungszeit: 15 Minuten; *Garzeit:* 15 Minuten

4 Knoblauchzehen, zerdrückt

1 Stück frischer Ingwer (ca. 1–2 cm), geschält und zerdrückt

230 g mittelgroße Garnelen, geschält und entdarmt

4 EL frischer Koriander

2 TL Maismehl

2 EL Wasser

1 EL Sojasoße, salzreduziert

½ TL Sesamöl

1,5 l Hühnerbrühe, salzreduziert

1 Stängel Zitronengras, längs halbiert und zerdrückt

½ TL Chiliflocken

230 g Grünkohl, gekocht

EUFS: 60 g fettfrei geröstete Erdnüsse, gehackt

1. Die Hälfte des Knoblauchs und des Ingwers in der Küchenmaschine fein zerhacken. Garnelen und Koriander hinzufügen und untermischen. Maismehl und Wasser in einer kleinen Schüssel verrühren, bis sich das Mehl auflöst. Zusammen mit der Sojasoße und dem Öl in die Küchenmaschine füllen und kurz untermischen. Beiseitestellen.

2. Die Brühe mit Zitronengras, Chili sowie dem restlichen Knoblauch und Ingwer in einem großen Topf aufkochen, dann die Hitze herunterschalten und leise köcheln lassen.

3. In der Zwischenzeit aus der Garnelenmasse mit sauberen, angefeuchteten Händen 12 Kugeln rollen. Die Garnelen-klößchen einzeln in die siedende Suppe geben. 6 Minuten mitgaren lassen, bis die Klößchen undurchsichtig werden. Das Zitronengras herausnehmen und wegwerfen. Den Grünkohl gleichmäßig auf 4 Teller verteilen und die Suppe mit je 3 Garnelenklößchen darüberschöpfen. Mit 2 EL Erd-nüssen bestreuen.

Eine Portion: **252** Kalorien

24 g Eiweiß, 13 g Kohlenhydrate, 13 g Fett, 2 g gesättigte Fettsäu-ren, 86 mg Cholesterin, 335 mg Natrium, 2 g Ballaststoffe

Für die *Bauch-weg-Diät*: Dazu gibt es 150 g rote Paprika (50) in Streifen und 4 EL Hummus (100) zum Dippen.

Insgesamt: **402** Kalorien

Brokkolicremesuppe

4 Portionen

Zubereitung und Garzeit: 35 Minuten

EUFS: 4 EL (60 ml) Olivenöl
1 Zwiebel, gehackt
960 ml Gemüsebrühe, salzarm
450 g Brokkoliröschen, gehackt
115 g frischer Spinat
5 EL Mehl
½ TL Salz
¼ TL Muskatnuss, frisch gerieben
Schwarzer Pfeffer, frisch gemahlen

1. 1 EL Öl auf mittlerer Stufe in einem großen Topf erhitzen. Zwiebelwürfel hinzufügen und unter gelegentlichem Rühren in etwa 8 Minuten goldbraun braten.
2. Brühe und Brokkoli hinzufügen, abdecken und bei leichter Hitze 15 Minuten köcheln lassen, bis der Brokkoli zart ist. Ausschalten, Spinat hinzugeben und unterrühren, bis die Blätter zusammenfallen. In einen Mixer umfüllen oder mit dem Stabmixer im Topf glatt pürieren.
3. In der Zwischenzeit 3 EL Öl auf mittlerer Stufe in einem kleinen Topf erhitzen. Mehl hinzugeben und glatt rühren, dann unter gelegentlichem Rühren 2 bis 3 Minuten leicht anbräunen. Beiseitestellen.
4. Die Suppe auf mittlerer Stufe in einem Topf erhitzen, bis sie zu kochen beginnt. Hitze herunterschalten, so dass die Sup-

pe leicht siedet. Das angebratene Mehl zum Andicken langsam unterrühren.

5. Nach Geschmack mit Salz, Muskat und Pfeffer würzen.

Eine Portion: **200** Kalorien

6 g Eiweiß, 17 g Kohlenhydrate, 14 g Fett, 2 g gesättigte Fettsäuren, 0 mg Cholesterin, 480 mg Natrium, 6 g Ballaststoffe

Für die *Bauch-weg-Diät*: Dazu 5 Scheiben Roggenvollkornknäckebrot (160) essen.

Insgesamt: **360** Kalorien

Herzhafte Gemüsesuppe · 8 Portionen

Zubereitungszeit: 15 Minuten; *Garzeit:* 2 Stunden, 15 Minuten

EUFS: 120 ml Olivenöl

½ große Zwiebel, gewürfelt

3 Stangen Staudensellerie, gehackt

1 kleiner Kopf Weißkohl, gehackt

2 Möhren, gewürfelt

2 Knoblauchzehen, fein gehackt

115 g getrocknete weiße Bohnen

1,2 l Gemüsebrühe, salzreduziert

1½ TL frischer oder ½ TL getrockneter Thymian

1½ TL frisches oder ½ TL getrocknetes Bohnenkraut
oder Salbei

230 g grüne Bohnen in 2,5 cm langen Stücken

1 Zucchini, längs halbiert und in Scheiben geschnitten

1. 4 EL Öl in einer großen Pfanne auf mittlerer Stufe erhitzen. Zwiebel, Sellerie, Kohl, Möhren und Knoblauch darin wenden, abdecken und unter gelegentlichem Rühren 12 bis 15 Minuten köcheln lassen. Weiße Bohnen und 1 Liter Brühe hinzugeben und erneut aufkochen, dann auf niedrige bis mittlere Stufe stellen. Thymian und Bohnenkraut unterrühren, abdecken und 1 bis 1½ Stunden kochen lassen, bis die Bohnen fast gar sind. Falls die Suppe zu dick wird, etwas Brühe nachgießen.

2. Die grünen Bohnen und die Zucchinischeiben unterrühren. Ohne Deckel weitere 20 bis 30 Minuten kochen, bis die grünen Bohnen gar sind. Auf 8 Tellern anrichten und jeden Teller mit ½ EL Olivenöl beträufeln.

Eine Portion: **237** Kalorien

6 g Eiweiß, 23 g Kohlenhydrate, 14 g Fett, 2 g gesättigte Fettsäuren, 0 mg Cholesterin, 353 mg Natrium, 7 g Ballaststoffe

Für die *Bauch-weg-Diät*: Dazu gibt es einen Salat aus 115 g jungem Salat (15) mit 115 g halbierten Kirschtomaten (30) und 2 EL fettfreiem Salatdressing (90).

Insgesamt: **372** Kalorien

Kalte Erbsensuppe mit Minze

4 Portionen

Zubereitungszeit: 10 Minuten; *Garzeit:* 15 Minuten
Kühlzeit: 1 Stunde

1 EL Olivenöl
2 Frühlingszwiebeln, nur die grünen Teile,
in 10 cm langen Stücken
1 Stange Staudensellerie, geputzt,
in 5 cm langen Stücken
½ Zwiebel, fein gehackt
700 ml salzarme Hühner- oder Gemüsebrühe
560 g frische oder aufgetaute Erbsen
¼ TL Salz
5 EL frische Minzeblätter
115 g Magerjoghurt
EUFS: 60 g Kürbiskerne, geröstet

1. Das Öl bei mittlerer Hitze in einem großen Topf erhitzen. Frühlingszwiebeln, Sellerie und Zwiebelwürfel hinzufügen. Unter Rühren 5 Minuten kochen lassen, bis das Gemüse gerade gar ist.
2. Brühe hinzufügen und zum Kochen bringen. Erbsen und Salz hinzugeben. 10 Minuten leicht sieden lassen.
3. Die Suppe vorsichtig mit der Minze glatt pürieren. Abdecken und mindestens 1 Stunde kalt stellen.
4. Die Suppe auf 4 Teller verteilen. Je 2 EL Joghurt in die Mitte setzen und mit 2 EL Kürbiskernen bestreuen.

Eine Portion: **337** Kalorien

23 g Eiweiß, 29 g Kohlenhydrate, 16,5 g Fett, 3 g gesättigte Fett-säuren, 4 mg Cholesterin, 439 mg Natrium, 8 g Ballaststoffe

Für die *Bauch-weg-Diät*: Als Nachtisch 115 g Trauben (60) essen.

Insgesamt: **397** Kalorien

Langsam geschmortes Chili

4 Portionen

Zubereitungszeit: 10 Minuten; *Garzeit:* 4–6 Stunden

800 g Tomaten aus der Dose
1 mittelgroße grüne Paprika, entkernt und gewürfelt
1 Dose Kidneybohnen (420 g), abgespült und abgetropft
340 g fettfreies Sojahack
1 EL Zwiebeln, fein gehackt
1 EL Olivenöl
Chilipulver
EUFS: 1 mittelgroße Avocado (240 g), frisch gehackt

1. Tomaten, Paprika, Bohnen, Sojahack, Zwiebel und Öl in einen großen, schweren Kochtopf oder »Slow Cooker« geben, nach Geschmack mit Chilipulver würzen und abdecken.
2. 4 bis 6 Stunden auf hoher Stufe oder 8 Stunden auf mittlerer Stufe garen, bis das Chili andickt. Im normalen Topf 2 Stunden bei niedrigster Stufe eindicken lassen. Jede Portion mit einem Viertel der Avocado bestreuen.

Eine Portion: **358** Kalorien

24 g Eiweiß, 34 g Kohlenhydrate, 13,5 g Fett, 2 g gesättigte Fettsäuren, 0 mg Cholesterin, 807 mg Natrium, 13 g Ballaststoffe

Für die *Bauch-weg-Diät*: Eine Portion dieses Rezepts ist eine vollständige Bauch-weg-Mahlzeit.

Mexikanische Hühnersuppe   4 Portionen

Zubereitungszeit: 5 Minuten; *Garzeit:* 15 Minuten

1,2 l Hühnerbrühe, salzreduziert
5 Maistortillas (15 cm Durchmesser),
in 5 mm breiten Streifen
340 g Hühnerbrust ohne Haut und Knochen,
quer in dünne Streifen geschnitten
2 EL scharfe Salsa
90 g Kirschtomaten, halbiert
EUFS: 1 mittelgroße Avocado (240 g), gehackt
15 g frische Korianderblätter

1. Brühe zugedeckt bei starker Hitze in einem großen, schweren Topf aufkochen.
2. In der Zwischenzeit die Tortillastreifen unter dem Grill in etwa 5 Minuten goldbraun anrösten, dabei gelegentlich wenden. Beiseitestellen.
3. Sobald die Brühe kocht, Fleisch, Salsa und Tomaten hinzufügen und wieder zum Kochen bringen. Vom Herd nehmen. Tortillastreifen, Avocado und Koriander gleichmäßig auf 4 Suppenteller verteilen, dabei eine Mulde in der Mitte lassen.
4. Die Suppe in die Mulde schöpfen.

Eine Portion: **282** Kalorien

29 g Eiweiß, 24 g Kohlenhydrate, 9,5 g Fett, 1,5 g gesättigte Fettsäuren, 49 mg Cholesterin, 153 mg Natrium, 5 g Ballaststoffe

Für die *Bauch-weg-Diät*: Dazu einen Salat aus 150 g Salatblättern
(10) mit 2 EL Balsamico-Vinaigrette (45) und 115 g Trauben (60)
vermischt.

Insgesamt: **397** Kalorien

Rübensuppe mit Parmesan   8 Portionen

Zubereitungszeit: 15 Minuten; *Garzeit:* 25 Minuten

450 g weiße Rübchen, geschält und geviertelt

4 große Möhren, in Stücken

2 große neue Kartoffeln, geviertelt

1 große Zwiebel, gehackt

5 Knoblauchzehen, zerdrückt

350 ml Hühnerbrühe, salzreduziert

1½ TL frischer gehackter oder ½ TL getrockneter Thymian

1½ TL frischer gehackter oder ½ TL getrockneter Salbei

¼ TL Salz

¼ TL schwarzer Pfeffer, frisch gemahlen

240 ml fettarme Milch

60 g Parmesankäse, gerieben

EUFS: 120 g geröstete Pinienkerne

1. Rüben, Möhren, Kartoffeln, Zwiebel, Knoblauch, Brühe, 350 ml Wasser, Thymian, Salbei, Salz und Pfeffer in einem großen Topf aufkochen. Hitze herunterschalten, abdecken und 20 Minuten köcheln lassen, bis das Gemüse ganz zart ist.

2. Das gekochte Gemüse portionsweise in eine Küchenmaschine oder in einen Mixer schöpfen und glatt pürieren. Sobald die gesamte Suppe püriert ist, zurück in den Topf geben und die Milch unterrühren. Bei schwacher Hitze gründlich er-

wärmen, aber nicht mehr kochen lassen. Vom Herd nehmen und den Parmesan unterrühren. Auf 8 Teller verteilen und je 2 EL Pinienkerne darüberstreuen.

Eine Portion: **261** Kalorien

9 g Eiweiß, 28 g Kohlenhydrate, 13,5 g Fett, 2 g gesättigte Fettsäuren, 7 mg Cholesterin, 263 mg Natrium, 5 g Ballaststoffe

Für die *Bauch-weg-Diät*: 2 Ecken fettarmen Streichkäse (70) auf 2 Scheiben Roggenvollkornknäckebrot (64) streichen und dazu essen.

Insgesamt: **395** Kalorien

Schwarze-Chilibohnen-Eintopf

2 Portionen

Zubereitungszeit: 5 Minuten; *Garzeit:* 3 Minuten

230 g fettfreies Sojahack
1 Dose schwarze Bohnen (420 g), ungesalzen, abgespült und abgetropft
230 g Salsasoße mit Chili
1 Knoblauchzehe, gepresst
1 TL Limettensaft, frisch gepresst (etwa ½ Limette)
2 TL Chilipulver
1 TL gemahlener Kreuzkümmel
EUFS: ½ mittelgroße Avocado (120 g), zerdrückt

1. Sojahack, Bohnen, Salsasoße, Limettensaft, Knoblauch, Chilipulver und Kreuzkümmel bei mittlerer Hitze in einem Topf vermischen. Unter gelegentlichem Rühren 3 Minuten gründlich durcherhitzen.
2. Jede Portion mit der Hälfte der Avocado dekorieren.

Eine Portion: **338** Kalorien

20 g Eiweiß, 39 g Kohlenhydrate, 9 g Fett, 1,7 g gesättigte Fettsäuren, 0 mg Cholesterin, 674 mg Natrium, 15 g Ballaststoffe

Für die *Bauch-weg-Diät*: Dazu 150 g rote Paprika (40) in Streifen essen.

Insgesamt: **378** Kalorien

Salate

Currygraupensalat mit Garnelen 6 Portionen

Zubereitungszeit: 10 Minuten; *Garzeit:* 45 Minuten

1 TL Currypulver

1/2 TL Kurkuma

230 g Perlgraupen

5 EL Limettensaft, frisch gepresst (etwa 4 Limetten)

1 EL Öl

2 TL Jalapeños, entkernt und fein gehackt

Anmerkung: Frische Chilischoten nur mit Gummi- oder Einweghandschuhen berühren und jeglichen Augenkontakt vermeiden.

1 Knoblauchzehe, fein gehackt

¼ TL Salz

450 g kleine gegarte Garnelen, geschält und entdarmt

450 g Tomaten, entkernt und gewürfelt

1 grüne Paprika, gewürfelt

⅓ Salatgurke, geschält und gewürfelt

800 g junger Salat

4 EL Basilikum, gehackt

EUFS: 90 g Kürbiskerne, geröstet

1. 700 ml Wasser, Curry und Kurkuma in einem großen Topf aufkochen. Perlgraupen hineinrühren und auf kleinste Stufe schalten. Etwa 45 Minuten kochen, bis die Gerste alles Wasser aufgenommen hat und zart ist. Vom Herd nehmen.

2. In der Zwischenzeit Limettensaft, Öl, Chilis, Knoblauch und Salz in einer großen Schüssel verschlagen. Garnelen, Tomaten, Paprika, Gurke und Perlgraupen hinzufügen und gut vermengen.

3. 6 Teller mit Salatblättern belegen und die Currygraupen darauf anrichten. Mit Basilikum und Kürbiskernen bestreuen.

Eine Portion: **338** Kalorien

24 g Eiweiß, 35 g Kohlenhydrate, 12,5 g Fett, 2,5g gesättigte Fettsäuren, 115 mg Cholesterin, 273 mg Natrium, 7 g Ballaststoffe

Für die *Bauch-weg-Diät*: Zusätzlich 75 g Salatherzen (15) auf dem Teller anrichten.

Insgesamt: **353** Kalorien

Currykartoffelsalat

4 Portionen

Zubereitungszeit: 5 Minuten

450 g Kartoffeln, vorgekocht, gepellt und gewürfelt

2 Frühlingszwiebeln, gehackt

EUFS: 60 g Mandelblättchen, geröstet

60 g Rosinen

115 g Naturjoghurt (0,1 Prozent Fett)

2 EL Mangochutney

2 TL Currypulver

1. Kartoffeln in einer großen Schüssel mit Frühlingszwiebeln, Mandeln und Rosinen mischen.
2. In einer kleinen Schüssel Joghurt, Chutney und Curry verrühren. Über die Kartoffeln gießen und diese gut mit dem Dressing vermischen. Auf 4 Teller verteilen und servieren.

Eine Portion: **226** Kalorien

6 g Eiweiß, 39 g Kohlenhydrate, 6,5 g Fett, 0,5 g gesättigte Fettsäuren, 1 mg Cholesterin, 26 mg Natrium, 4 g Ballaststoffe

Für die *Bauch-weg-Diät:* Den Salat auf 115 g jungen Salatblättern (15) anrichten, mit 90 g gegrillter Hähnchenbrust (90) und 1 mittelgroßen Apfel (80) in Stücken bestreuen.

Insgesamt: **411** Kalorien

Erbsen-Fenchel-Salat

6 Portionen

Zubereitungszeit: 15 Minuten

2 EL Apfelessig
2 TL Honig
1½ TL Olivenöl, extra vergine
¾ TL Dijonsenf
¼ TL Salz
300 g Zuckerschoten, geputzt
300 g frische Erbsen, geschält
1 kleine Fenchelknolle, geputzt, halbiert
und in mundgerechten Stücken
¼ Zwiebel, gerieben
1 EL frischer Estragon, gehackt
2 TL Schalotten, fein gehackt
Schwarzer Pfeffer, frisch gemahlen
EUFS: 90 g Sonnenblumenkerne

1. Essig, Honig, Öl, Senf und Salz in einer großen Schüssel verrühren.
2. Zuckerschoten, Erbsen, Fenchel, Zwiebel, Estragon und Schalotten hinzufügen. Durchmengen und nach Geschmack mit schwarzem Pfeffer abschmecken. Gleichmäßig auf 6 Salatteller verteilen und mit Sonnenblumenkernen bestreut servieren.

Eine Portion: **189** Kalorien

8 g Eiweiß, 19 g Kohlenhydrate, 10,5 g Fett, 1 g gesättigte Fettsäuren, 0 mg Cholesterin, 141 mg Natrium, 6 g Ballaststoffe

Für die *Bauch-weg-Diät*: Dazu 60 g geräucherten Wildlachs in Scheiben (180) essen.

Insgesamt: **369** Kalorien

Geflügelsalat mit Avocado 4 Portionen

Zubereitungszeit: 10 Minuten; *Garzeit:* 7 Minuten

450 g Putenbrustfilet

3 TL Olivenöl

2 EL Apfelessig

1 EL Dijonsenf

500 g Babyspinat

4 Scheiben Putenschinken, gegart und gehackt

EUFS: 1 mittelgroße Avocado (240 g), gewürfelt

4 Kirschtomaten, halbiert

30 g Blauschimmelkäse, zerkrümelt

Schwarzer Pfeffer, frisch gemahlen

1. Den Grill 2 Minuten auf mittlerer Stufe vorheizen. Das Putenfleisch mit 1 TL Öl bepinseln. 4 Minuten grillen, dann wenden und noch etwa 3 Minuten von der anderen Seite grillen, bis das Fleisch ganz durchgegart ist. In große Würfel schneiden.

2. Für das Dressing Essig, 1 EL Wasser, Senf und 2 TL Öl gut verrühren.

3. Den Spinat in einer großen Schüssel mit 2 EL Dressing vermengen, bis die Blätter gut von der Salatsoße überzogen sind. Putenfleisch, Schinkenstückchen, Avocadowürfel, Tomaten und Käse auf dem Spinat verteilen. Das restliche Dressing darüberträufeln und mit Pfeffer abschmecken.

Eine Portion: **288** Kalorien

34 g Eiweiß, 10 g Kohlenhydrate, 13,5 g Fett, 3,1 g gesättigte Fettsäuren, 57 mg Cholesterin, 473 mg Natrium, 5 g Ballaststoffe

Für die *Bauch-weg-Diät*: Als Nachtisch 1 mittelgroßen Apfel (80) essen.

Insgesamt: **368** Kalorien

Italienischer Nudelsalat mit Garnelen   2 Portionen

Zubereitungszeit: 5 Minuten; *Garzeit:* 10 Minuten

115 g Vollkornnudeln (Fusilli)
90 g gekochte TK-Garnelen, aufgetaut
60 g Kirschtomaten, halbiert
4 EL frisches Basilikum, zerzupft
1 TL italienische Kräutermischung
1 TL Olivenöl
EUFS: 30 g Pinienkerne, geröstet

1. Nudeln in sprudelnd kochendem Wasser in 8 bis 10 Minuten al dente kochen. Abgießen und unter kaltem Wasser abspülen, bis die Nudeln abgekühlt sind.
2. Nudeln, Garnelen, Tomatenhälften, Basilikum, Kräuter und Öl in einer großen Schüssel gründlich vermengen und zum Schluss mit Pinienkernen bestreuen.

Eine Portion: **231** Kalorien

12 g Eiweiß, 15 g Kohlenhydrate, 15 g Fett, 1 g gesättigte Fettsäuren, 87 mg Cholesterin, 362 mg Natrium, 3 g Ballaststoffe

Für die *Bauch-weg-Diät*: Dazu 50 g fettarmen Mozzarella (80) und 115 g Trauben (60) essen.

Insgesamt: **371** Kalorien

Jungbrunnensalat mit gegrillten Garnelen

4 Portionen

Zubereitungszeit: 30 Minuten; *Marinierzeit:* 20 Minuten
Garzeit: 4 Minuten

4 EL Limettensaft, frisch gepresst (etwa 3–4 Limetten)
½ TL gemahlener Kreuzkümmel
¼ TL Salz
¼ TL Chiliflocken
450 g große Garnelen, geschält und entdarmt
400 g gemischter junger Salat
60 g frische Minze
60 g frischer Koriander
60 g frische glatte Petersilie
1 kleine rote Zwiebel, in feinen Ringen
2 EL Öl
EUFS: 60 g Mandelsplitter, geröstet

1. 2 EL Limettensaft mit ¼ TL Kreuzkümmel, ⅛ TL Salz und einer Prise Chili in einer Schüssel verrühren. Die Garnelen unterheben und 20 Minuten im Kühlschrank marinieren.
2. In der Zwischenzeit Salat, Minze, Koriander, Petersilie und Zwiebelringe in einer Salatschüssel mischen. Bis zum Servieren kalt stellen.
3. In einer kleinen Schüssel das Öl mit ¼ TL Kreuzkümmel, ⅛ TL Salz, den übrigen Chiliflocken und 2 EL Limettensaft verrühren.

4. Die Garnelen auf jeder Seite 2 Minuten grillen, bis das Fleisch gerade eben rot ist. Garnelen und Dressing zum Salat geben und vorsichtig unterheben. Gleichmäßig auf 4 Teller verteilen. Mit den Mandelsplittern garnieren.

Eine Portion: **280** Kalorien

25 g Eiweiß, 11 g Kohlenhydrate, 16 g Fett, 1,5 g gesättigte Fettsäuren, 151 mg Cholesterin, 327 mg Natrium, 5 g Ballaststoffe

Für die *Bauch-weg-Diät*: Dazu eine halbe Vollkornpita (70), bestrichen mit 2 EL Hummus (50), essen.

Insgesamt: **400** Kalorien

Knackiger Romanasalat mit Hähnchen und Mango

4 Portionen

Zubereitungszeit: 15 Minuten; *Garzeit:* 15 Minuten

2 EL Olivenöl

3 Hähnchenbrustfilets ohne Haut (je 170 g)

½ TL Salz

¼ TL schwarzer Pfeffer, frisch gemahlen

2 Schalotten, fein gehackt

2 EL Balsamico-Essig

115 Romanasalat, zerzupft

1 kleiner Bund Brunnenkresse

45 g Rotkohl, fein geraspelt

1 feste reife Mango, entsteint, geschält
und in 1 cm große Stücke geschnitten

EUFS: 60 g Kürbiskerne, geröstet

1. 1 EL Öl auf mittlerer Stufe in einer großen, beschichteten Pfanne erhitzen. Die Hähnchenbrustfilets auf jeder Seite mit Salz und Pfeffer würzen. Von jeder Seite etwa 6 Minuten braten, dabei einmal wenden (ein Bratenthermometer sollte an der dicksten Stelle 71 °C anzeigen). Auf einen Teller legen, abdecken und kalt stellen.

2. Schalotten mit 1 EL Essig in die Pfanne geben und unter Rühren etwa 3 Minuten kochen, bis die Flüssigkeit fast verdampft ist. In eine kleine Schüssel umfüllen. Das restliche Öl, 1 EL Essig, ¼ TL Salz und ⅛ TL Pfeffer unterschlagen.

3. Romanasalat, Brunnenkresse, Rotkohl und Mangowürfel in einer großen Salatschüssel vermengen. Die Hähnchenbrust diagonal in lange, dünne Streifen schneiden. Zum Salat geben und mit dem Dressing und den Kürbiskernen unterheben.

Eine Portion: **301** Kalorien

33 g Eiweiß, 19 g Kohlenhydrate, 10,5 g Fett, 2 g gesättigte Fettsäuren, 74 mg Cholesterin, 384 mg Natrium, 3 g Ballaststoffe

Für die *Bauch-weg-Diät*: Dazu gibt es 3 Scheiben Roggenvollkornknäckebrot (93).

Insgesamt: **394** Kalorien

Krabbensalat mit Avocado und Grapefruit

4 Portionen

Zubereitungszeit: 15 Minuten

Dressing

2 EL Orangensaft

2 EL Olivenöl, extra vergine

2 EL Weißweinessig

2 TL frischer Estragon oder Kerbel, fein gehackt

½ TL Orangenschale (bio), frisch gerieben

½ TL Salz

¼ TL Senfpulver

¼ TL schwarzer Pfeffer, frisch gemahlen

Salat

2 Kopfsalate, in Blätter zerteilt

2 mittelgroße milde Zwiebeln, in Ringen

2 Pomelos oder Grapefruits, geschält und in Schnitzen

EUFS: 1 mittelgroße Avocado (240 g), in Scheiben

230 g weißes Krabbenfleisch

1 EL blanchierte Haselnüsse, gehackt und geröstet

1. Alle Zutaten für das Dressing in einer mittelgroßen Schüssel verschlagen.
2. Salat, Zwiebeln und Grapefruitschnitze in einer großen Salatschüssel vermengen. Das Dressing darübergießen und

284

gründlich unterheben. Den Salat gleichmäßig auf 4 Teller verteilen, dann die Avocados und das Krabbenfleisch darauf anrichten und mit den Haselnüssen bestreuen.

Eine Portion: **237** Kalorien

11 g Eiweiß, 31 g Kohlenhydrate, 10 g Fett, 1,5 g gesättigte Fettsäuren, 30 mg Cholesterin, 335 mg Natrium, 7 g Ballaststoffe

Für die *Bauch-weg-Diät*: Dazu 4 Scheiben Roggenvollkornknäckebrot (124) essen.

Insgesamt: **361** Kalorien

Marokkanischer Möhrensalat mit geröstetem Kreuzkümmel

4 Portionen

Zubereitungszeit: 10 Minuten; *Garzeit:* 2 Minuten

¾ TL gemahlener Kreuzkümmel

¼ TL gemahlener Koriander

115 g saure Sahne, fettreduziert (falls erhältlich)

EUFS: 4 EL kalt gepresstes Leinöl (bio)

1½ EL Zitronensaft, frisch gepresst (etwa 1 Zitrone)

1½ TL Olivenöl, extra vergine

¼ TL Orangenschale (bio), frisch gerieben

¼ TL Salz

7 mittelgroße Möhren, gerieben

115 g Korinthen oder ungesüßte Rosinen

2 rote Zwiebeln, fein gewürfelt

1. Kreuzkümmel und Koriander in einer kleinen, beschichteten Pfanne unter häufigem Wenden etwa 2 Minuten anrösten, bis die Gewürze stark duften und etwas dunkler geworden sind.
2. In einer Salatschüssel auskühlen lassen, dann mit saurer Sahne, Leinöl, Zitronensaft, Olivenöl, Orangenschale und Salz verrühren.
3. Möhren, Korinthen und Zwiebelwürfel hinzufügen und alles gründlich vermengen. Gleichmäßig auf 4 Teller verteilen.

Eine Portion: **276** Kalorien

3 g Eiweiß, 26 g Kohlenhydrate, 19,5 g Fett, 4 g gesättigte Fettsäuren, 12 mg Cholesterin, 234 mg Natrium, 4 g Ballaststoffe

Für die *Bauch-weg-Diät*: Mit 90 g mittelgroßen gegrillten Garnelen (90) servieren.

Insgesamt: **366** Kalorien

Melonen-Gurken-Salat

4 Portionen

Zubereitungszeit: 25 Minuten

Dressing

2 TL Olivenöl, extra vergine

2 EL Zitronensaft, frisch gepresst (etwa 1 Zitrone)

2 EL Weißweinessig

1 EL Schalotte, fein gehackt

1 TL Zucker

½ TL Salz

½ TL schwarzer Pfeffer, frisch gemahlen

Salat

3 Salatgurken, geschält und gewürfelt

1 Honigmelone (oder andere Melone), in Kugeln

1 Bund Brunnenkresse

30 g frische Minzeblätter

60 g Feta, zerkrümelt

EUFS: 60 g geröstete Pinienkerne

1 EL Kalamata-Oliven, gehackt

1. Alle Zutaten für das Dressing in einer kleinen Schüssel gut verrühren.
2. Alle Zutaten für den Salat in einer großen Salatschüssel vermengen. Das Dressing darübergießen und vorsichtig unterheben.

Eine Portion: **354** Kalorien

9 g Eiweiß, 43 g Kohlenhydrate, 19 g Fett, 4 g gesättigte Fettsäuren, 17 mg Cholesterin, 548 mg Natrium, 5 g Ballaststoffe

Für die *Bauch-weg-Diät*: Eine Portion dieses Rezepts ist eine vollständige Bauch-weg-Mahlzeit.

Möhren-Walnuss-Salat   4 Portionen

Zubereitungszeit: 20 Minuten

90 g Rosinen

2 EL Reisweinessig

1 EL Rapsöl

2 TL Zitronensaft, frisch gepresst (etwa 1 Zitrone)

1 TL Honig

⅛ TL Salz

4 große Möhren, geraspelt

EUFS: 60 g Walnüsse, geröstet und gehackt

15 g glatte Petersilie, gehackt

1. Die Rosinen 20 Minuten in heißem Wasser ausquellen lassen. Abtropfen lassen. In der Zwischenzeit Essig, Öl, Zitronensaft, Honig und Salz in einer kleinen Schüssel verrühren.
2. Möhrenraspel, Walnüsse, Petersilie, Rosinen und Dressing in einer Salatschüssel vermengen. Auf 4 Salatteller verteilen.

Eine Portion: **199** Kalorien

3 g Eiweiß, 20 g Kohlenhydrate, 13,5 g Fett, 1,5 g gesättigte Fettsäuren, 0 mg Cholesterin, 127 mg Natrium, 4 g Ballaststoffe

Für die *Bauch-weg-Diät*: Dazu gibt es 1 Scheibe Roggenbrot (80) und 1 Apfel (80).

Insgesamt: **359** Kalorien

Pesto-Pasta-Salat rot-grün

4 Portionen

Zubereitungszeit: 20 Minuten

115 g Nudeln (Fusilli)

170 g Brokkoliröschen

90 g Kirschtomaten, halbiert

¼ rote Zwiebel, in feinen Ringen

15 g Basilikum, in feinen Streifen

EUFS: 4 El selbst gemachtes oder gekauftes Pesto

2 EL Olivenöl

1. Die Nudeln nach Packungsanweisung bissfest garen. In den letzten 2 Minuten der Kochzeit den Brokkoli hinzufügen. Abgießen, unter kaltem Wasser abspülen und gut abtropfen lassen. In eine große Schüssel geben.
2. Tomaten, Zwiebelringe und Basilikum zu den Nudeln geben. Pesto und Öl in einer kleinen Schale verschlagen. Die Pesto-mischung mit dem Salat gut vermengen und kalt stellen.

Eine Portion: **288** Kalorien

8 g Eiweiß, 36 g Kohlenhydrate, 13 g Fett, 2 g gesättigte Fettsäuren, 1 mg Cholesterin, 105 mg Natrium, 3 g Ballaststoffe

Für die *Bauch-weg-Diät*: Zusätzlich 1 halben Paprika-Champignon-Burger (135, siehe Seite 255) essen.

Insgesamt: **423** Kalorien

Rote-Bete-Salat mit Ziegenkäse   6 Portionen

Zubereitungszeit: 10 Minuten

Salat
400 g jungen Blattsalat nach Wahl
8 mittelgroße vorgegarte rote Bete (etwa 230 g),
in Scheiben geschnitten
EUFS: 90 g Walnusshälften, geröstet

Dressing
2 EL Olivenöl
3 EL Weißweinessig
¼ TL Salz
Schwarzer Pfeffer, frisch gemahlen
60 g Ziegenfrischkäse, zerkrümelt

1. Die Zutaten für den Salat in einer großen Schüssel vermengen.
2. Das Olivenöl in eine kleine Schüssel geben. Essig und Salz allmählich unterschlagen. Nach Geschmack mit schwarzem Pfeffer würzen. Über den Salat gießen und vorsichtig unterheben.
3. Gleichmäßig auf 6 Teller verteilen und mit Käse bestreuen.

Eine Portion: **147** Kalorien

5 g Eiweiß, 6 g Kohlenhydrate, 12,5 g Fett, 3 g gesättigte Fettsäuren, 7 mg Cholesterin, 227 mg Natrium, 2 g Ballaststoffe

Für die *Bauch-weg-Diät*: Eine Vollkornpita (140) mit 4 EL Hummus (100) bestreichen und zum Salat essen.

Insgesamt: **387** Kalorien

Sobanudelsalat mit Erbsen — 6 Portionen

Zubereitungszeit: 15 Minuten

230 g ungekochte Sobanudeln oder Vollkornspaghetti

2 EL Honig

2 EL Limettensaft, frisch gepresst (etwa 1–2 Limetten)

2 EL Reisweinessig

2 EL Sojasoße, salzreduziert

1 Stück frischer Ingwer (3–4 cm), gerieben

¼ TL rote Chiliflocken

2 EL Erdnussöl

450 g Hühnerfleisch, gekocht und in kleinen Stücken

170 g frische Zuckerschoten, in feinen Streifen

2 rote Paprika, entkernt und in feinen Streifen

115 g Möhren, gerieben

EUFS: 1 mittelgroße Avocado (240 g), gewürfelt

4 EL frischer Koriander, grob gehackt

1. Nudeln nach Packungsanweisung zubereiten. Abgießen und kalt abspülen. Beiseitestellen.
2. Honig, Limettensaft, Essig, Sojasoße, Ingwer und Chiliflocken in einer großen Schüssel verrühren. Das Öl unter ständigem Rühren unterschlagen.
3. Hühnerfleisch, Zuckerschoten, Paprika, Möhren, Avocado, Koriander und Nudeln unterheben.

Eine Portion: **352** Kalorien

20 g Eiweiß, 48 g Kohlenhydrate, 11 g Fett, 2 g gesättigte Fettsäuren, 26 mg Cholesterin, 392 mg Natrium, 6 g Ballaststoffe

Für die *Bauch-weg-Diät*: Eine Portion dieses Rezepts ist eine vollständige Bauch-weg-Mahlzeit.

Spinatsalat

1 Portion

Zubereitungszeit: 8 Minuten

2 EL Balsamico-Essig
EUFS: 1 EL Olivenöl
Schwarzer Pfeffer, frisch gemahlen
170 g Babyspinat
60 g Champignons, in Scheiben
30 g gelbe Kirschtomaten, halbiert
1 kleine rote Paprika, entkernt und in Streifen geschnitten

1. Essig, Öl und Pfeffer in einer Salatschüssel gut verrühren. Den Spinat hinzufügen und gründlich vermischen.
2. Pilze, Tomaten und Paprikastreifen darauf anrichten.

Eine Portion: **209** Kalorien

4 g Eiweiß, 20 g Kohlenhydrate, 14 g Fett, 2 g gesättigte Fettsäuren, 0 mg Cholesterin, 353 mg Natrium, 6 g Ballaststoffe

Für die *Bauch-weg-Diät*: 4 Scheiben Roggenvollkornknäckebrot (124) mit 2 Ecken fettarmem Streichkäse (70) bestreichen und zum Salat essen.

Insgesamt: **403** Kalorien

Spinat mit warmer Vinaigrette

4 Portionen

Zubereitungszeit: 10 Minuten; *Garzeit:* 2 Minuten

230 g Blattspinat, auf 4 Teller angerichtet
8 EL Balsamico-Essig
2 TL Honig
1 TL Dijonsenf
2 Knoblauchzehen, fein gehackt
1½ TL frischer Estragon, gehackt,
oder ½ TL getrockneter Estragon
⅛ TL schwarzer Pfeffer, frisch gemahlen
2 Scheiben Putenschinken, klein geschnitten, knusprig gebraten
EUFS: 60 g Pinienkerne, geröstet

1. Essig, Honig, Senf, Knoblauch, Estragon und Pfeffer in einem Topf verrühren. 1 bis 2 Minuten erhitzen, aber nicht kochen.
2. Über den Spinat löffeln. Spinat gründlich in der Soße wenden. Schinkenstückchen und Pinienkerne darüber verteilen.

Eine Portion: **198** Kalorien

5 g Eiweiß, 18 g Kohlenhydrate, 13 g Fett, 2 g gesättigte Fettsäuren, 8 mg Cholesterin, 141 mg Natrium, 2 g Ballaststoffe

Für die *Bauch-weg-Diät*: Mit 90 g gegrillter Schweinelende (115) und 50 g gedämpftem Naturreis (55) servieren.

Insgesamt: **368** Kalorien

Spinatsalat mit Radieschen und Walnüssen

4 Portionen

Zubereitungszeit: 5 Minuten

1 EL Zitronensaft, frisch gepresst (etwa ½ Zitrone)
2 TL Weißweinessig
Salz, schwarzer Pfeffer, frisch gemahlen
60 ml Olivenöl, extra vergine
145 g Babyspinat
4 mittelgroße Radieschen, in feinen Scheiben
EUFS: 60 g Walnusshälften, gehackt

1. Zitronensaft und Essig in einer großen Schüssel verrühren, nach Geschmack salzen und pfeffern. Olivenöl langsam unterschlagen.
2. Kurz vor dem Servieren Spinat und Radieschen mischen und gründlich im Dressing wenden. Gleichmäßig auf 4 Salatteller verteilen und mit den Walnüssen bestreuen.

Eine Portion: **224** Kalorien

3 g Eiweiß, 6 g Kohlenhydrate, 22 g Fett, 2,5 g gesättigte Fettsäuren, 0 mg Cholesterin, 204 mg Natrium, 3 g Ballaststoffe

Für die *Bauch-weg-Diät*: 90 g Thunfisch im eigenen Saft (120), abgetropft, und 115 g Trauben (60) zum Salat essen.

Insgesamt: **404** Kalorien

Warmer Quinoasalat 4 Portionen

Zubereitungszeit: 10 Minuten; *Garzeit:* 5 Minuten

230 g Quinoa, abgespült und abgetropft

½ Kopf Radicchio, gehackt, und einige Blätter zum Garnieren

8 EL frischer Koriander, gehackt

115 g Rosinen

120 ml fettfreies Honig-Senf-Dressing

½ TL Salz, schwarzer Pfeffer, frisch gemahlen

EUFS: 60 g geröstete Cashewkerne, gehackt

1. 480 ml Wasser und Quinoa in einem Topf aufkochen. Hitze herunterschalten, abdecken und etwa 5 Minuten kochen lassen, bis das Wasser vollständig aufgesogen ist.

2. Quinoa in eine Salatschüssel füllen. Gehackten Radicchio, Koriander, Rosinen, Dressing und Salz hinzufügen und untermischen. Nach Geschmack mit Pfeffer würzen.

3. Die Radicchioblätter auf 4 Tellern anrichten, den warmen Salat darübergeben und mit den Cashewkernen bestreuen.

Eine Portion: **363** Kalorien

9 g Eiweiß, 60 g Kohlenhydrate, 10,5 g Fett, 2 g gesättigte Fettsäuren, 0 mg Cholesterin, 435 mg Natrium, 4 g Ballaststoffe

Für die *Bauch-weg-Diät*: Eine Portion dieses Rezepts ist eine vollständige Bauch-weg-Mahlzeit.

Geflügel

Afrikanischer Hühnerschmortopf   4 Portionen

Zubereitung und Garzeit: 4–6 Stunden

1 EL Erdnussöl
340 g Hähnchenschenkel ohne Haut und Knochen,
in 24 Stücke geschnitten
1 Zwiebel, gehackt
3 Knoblauchzehen, fein gehackt
1 rote Chilischote, entkernt und gehackt
Anmerkung: Frische Chilischoten nur mit Gummi- oder
Einweghandschuhen berühren und jeglichen Augenkontakt
vermeiden.
1 Möhre, in dicken Scheiben
1 Süßkartoffel, geschält und gewürfelt
420 ml Hühnerbrühe, salzreduziert
**EUFS: 115 g ungesalzene, zuckerfreie Erdnussbutter
mit Stückchen**
2 EL Tomatenmark
¼ TL Salz
¼ TL schwarzer Pfeffer, frisch gemahlen

1. Das Öl in einer großen, beschichteten Pfanne auf mittlerer
Stufe erhitzen. Die Hähnchenstücke hineingeben und unter
gelegentlichem Wenden 3 bis 4 Minuten garen, bis sie leicht

gebräunt sind. In einen Langsamkochtopf (Slow Cooker) von 4 Liter Inhalt oder einen großen Topf umfüllen. Die Pfanne erneut erhitzen. Zwiebel, Knoblauch, Chili und Möhre hineingeben, 1 Minute anbraten, dann in den Topf geben. Süßkartoffel, Brühe, Erdnussbutter und Tomatenmark direkt hineinrühren.

2. Im Langsamkochtopf auf hoher Stufe 3 bis 4 Stunden oder auf niedriger Stufe 5 bis 6 Stunden garen, im normalen Kochtopf 1 Stunde, bis Fleisch und Gemüse ganz zart sind. Mit Salz und Pfeffer abschmecken.

Eine Portion: **439** Kalorien

29 g Eiweiß, 32 g Kohlenhydrate, 23 g Fett, 4 g gesättigte Fettsäuren, 71 mg Cholesterin, 615 mg Natrium, 7 g Ballaststoffe

Für die *Bauch-weg-Diät*: Eine Portion dieses Rezepts ist eine vollständige Bauch-weg-Mahlzeit.

Chicken Pad Thai

4 Portionen

Zubereitung und Garzeit: 20 Minuten

115 g breite Reisnudeln

4 EL Ketchup

1 EL Fischsoße

1 TL Zucker

1 EL Erdnussöl

1 Ei, leicht verschlagen

340 g Hähnchenbrust ohne Haut, in 3 cm langen Streifen

2 Knoblauchzehen, fein gehackt

3 Frühlingszwiebeln, in 2,5 cm langen Stücken

45 g Sojasprossen

EUFS: 60 g ungesalzene Erdnüsse, fein gehackt

Limettenschnitze (nach Belieben)

1. Einen Topf mit Wasser zum Kochen bringen. Die Nudeln nach Packungsanweisung garen und quellen lassen.
2. Währenddessen Ketchup, Fischsoße und Zucker in einer kleinen Schüssel verrühren.
3. 1 TL Erdnussöl in eine große, beschichtete Pfanne geben und auf mittlerer Stufe erhitzen. Das Ei hinzufügen und unter gelegentlichem Rühren in etwa 2 Minuten stocken lassen. Das Ei aus der Pfanne nehmen und beiseitestellen.
4. Das restliche Öl in der Pfanne erhitzen, die Hähnchenstreifen hineinlegen und unter häufigem Wenden in 4 bis 5 Minuten ganz durchgaren. Den Knoblauch hinzufügen und

noch 30 Sekunden mitbraten. Die Ketchupsoße zugeben und unter ständigem Rühren 1 Minute weiterbraten. Frühlingszwiebeln, Ei und abgetropfte Nudeln untermischen und die Pfanne vom Herd nehmen.

5. Auf 4 Teller verteilen. Jede Portion mit ¼ der Sprossen und ¼ der Erdnüsse garnieren. Auf Wunsch mit Limettenschnitzen dekorieren.

Eine Portion: **386** Kalorien

29 g Eiweiß, 36 g Kohlenhydrate, 15 g Fett, 2,5 g gesättigte Fettsäuren, 102 mg Cholesterin, 425 mg Natrium, 3 g Ballaststoffe

Für die *Bauch-weg-Diät*: Eine Portion dieses Rezepts ist eine vollständige Bauch-weg-Mahlzeit.

Gegrilltes Hähnchen mit Ingwer   8 Portionen

Zubereitungszeit: 10 Minuten; *Marinierzeit:* 2 Stunden
Garzeit: 20 Minuten

4 EL Sojasoße, salzreduziert

1 Stück frischer Ingwer (ca. 8 cm), gerieben

2 EL Honig

2 EL Misopaste

1 Knoblauchzehe, fein gehackt

2 TL geröstetes Sesamöl

¼ TL Chiliflocken

8 halbe Hähnchenbrüste ohne Haut (je ca. 170 g)

¼ TL Öl

½ TL Meersalz

EUFS: 120 g geröstete Erdnüsse, ungesalzen

1. Sojasoße, Ingwer, Honig, Misopaste, Knoblauch, Sesamöl und Chiliflocken in einen großen, wiederverschließbaren Frischhaltebeutel geben. Die Hähnchenbrüste hinzugeben und darin wenden. Verschließen und mindestens 2 Stunden im Kühlschrank marinieren.
2. Eine Grillpfanne mit ¼ TL Öl auspinseln. Auf mittlerer Stufe erhitzen.
3. Hähnchenbrüste aus der Marinade nehmen. Das Fleisch mit Meersalz würzen.
4. Die Hähnchenbrüste 10 Minuten in der Grillpfanne garen,

dann wenden und weitere 10 Minuten garen, bis ein Bratenthermometer im dicksten Teil des Fleisches 74 °C anzeigt.
Vor dem Servieren mit Erdnüssen bestreuen.

Eine Portion: **317** Kalorien

44 g Eiweiß, 8 g Kohlenhydrate, 12 g Fett, 2 g gesättigte Fettsäuren, 99 mg Cholesterin, 424 mg Natrium, 2 g Ballaststoffe

Für die *Bauch-weg-Diät*: Dazu 150 g rote Paprika (40) in Streifen in
2 EL Hummus (50) dippen.

Insgesamt: **407** Kalorien

Gegrilltes Oreganohuhn   6 Portionen

Zubereitungszeit: 10 Minuten; *Marinierzeit:* 2 Stunden
Garzeit: 16 Minuten

6 kleine Hähnchenbrusthälften ohne Haut (je ca. 170 g)
60 g frischer Oregano, grob gehackt
4 Frühlingszwiebeln, geputzt und in feinen Scheiben
120 ml Balsamico-Essig
EUFS: 6 EL Olivenöl, extra vergine (90 ml)
2 TL schwarzer Pfeffer, frisch gemahlen
¾ TL Salz
¼ TL Pflanzenöl

1. Hähnchenbrusthälften zwischen 2 Stücke Frischhaltefolie legen. Mit einem Fleischklopfer oder einer schweren Pfanne auf 2 Zentimeter Dicke klopfen.
2. Oregano, Frühlingszwiebeln, Essig, Öl, Pfeffer und Salz in einen wiederverschließbaren Kunststoffbeutel geben. Das Fleisch hinzufügen, sorgfältig verschließen und mehrfach wenden. Für 2 Stunden zum Marinieren in den Kühlschrank legen.
3. Eine Grillpfanne mit ¼ TL Öl einpinseln, auf mittlerer Stufe erhitzen.
4. Hähnchenbrüste aus der Marinade nehmen; die Marinade aufbewahren. Das Fleisch in der Pfanne 10 Minuten anbraten, dabei einmal wenden. Die Hitze reduzieren und weitere 6 Minuten garen, dabei erneut wenden. Ein Bratenthermo-

meter sollte zum Schluss in der Mitte des Fleisches 74 °C anzeigen.

5. Die restliche Marinade 5 Minuten aufkochen und über die Hähnchenbrüste gießen. Auf 6 Teller verteilen.

Eine Portion: **317** Kalorien

40 g Eiweiß, 5 g Kohlenhydrate, 15 g Fett, 2 g gesättigte Fettsäuren, 99 mg Cholesterin, 410 mg Natrium, 0 g Ballaststoffe

Für die *Bauch-weg-Diät*: Dazu gibt es 115 g Kirschtomaten (30) und 1 Ecke fettarmen Streichkäse (35).

Insgesamt: **382** Kalorien

Griechisches Zitronenhuhn

4 Portionen

Zubereitungszeit: 10 Minuten; *Garzeit:* 45 Minuten

4 Hähnchenbrustfilets ohne Haut (je ca. 170 g)
1 mittelgroße rote Paprika, entkernt und in Achteln
1 mittelgroße orange Paprika, entkernt und in Achteln
1 mittelgroße festkochende Kartoffel, in Achteln
1 mittelgroße rote Zwiebel, geschält und in Achteln
EUFS: 40 entsteinte Kalamata-Oliven, zerdrückt
1 EL Olivenöl, extra vergine
Geriebene Schale und Saft von einer Zitrone (bio)
1 EL Knoblauch, fein gehackt
1 EL frischer Oregano, gehackt
oder ½ TL getrockneter Oregano
¾ TL schwarzer Pfeffer, frisch gemahlen
¾ TL Paprikapulver

1. Ofen auf 200 °C (Gas Stufe 6) vorheizen. 2 Stücke antihaftbe-
schichtete Alufolie von 60 cm Länge abschneiden. Die beschichteten Seiten aufeinanderlegen und auf einer Seite
zweimal falten, damit sich eine Kante bildet. Aufklappen
und ein Backblech von 40 x 30 cm so damit auslegen, dass
die beschichtete Seite der Folie nach oben zeigt.

2. Die Hähnchenfilets auf eine Seite des Backblechs legen, Paprika, Kartoffel, Zwiebel und Oliven auf die andere Seite. Öl,
Zitronenschale, Zitronensaft, Knoblauch und Gewürze in einer kleinen Schüssel gut verrühren. Über das Huhn und das

Gemüse träufeln und beides gut mit der Marinade vermischen.

3. 40 bis 45 Minuten backen, dabei das Hähnchen und das Gemüse nach der Hälfte der Zeit wenden. Ein Bratenthermometer sollte im dicksten Teil des Hähnchens zum Schluss 74 °C anzeigen. Je 1 Hähnchenbrust und ¼ des Gemüses auf einem Teller anrichten.

Eine Portion: **401** Kalorien

39 g Eiweiß, 19 g Kohlenhydrate, 18 g Fett, 2,5 g gesättigte Fettsäuren, 115 mg Cholesterin, 742 mg Natrium, 3 g Ballaststoffe

Für die *Bauch-weg-Diät*: Eine Portion dieses Rezepts ist eine vollständige Bauch-weg-Mahlzeit.

Hähnchen-Piccata 4 Portionen

Zubereitungszeit: 5 Minuten; *Garzeit:* 8 Minuten

340 g Hähnchenfilet ohne Haut
2 EL Mehl
EUFS: 4 EL Olivenöl
2 EL Zitronensaft, frisch gepresst (etwa 1 Zitrone)
2 EL frische gehackte Petersilie
2 TL Kapern, fein gehackt
Schwarzer Pfeffer, frisch gemahlen

1. Die Hähnchenfilets auf die Arbeitsplatte legen. Ein Nudel-
   holz mit Frischhaltefolie umwickeln und die Filets auf 5 Millimeter Dicke flach ausrollen. Anschließend leicht in Mehl
   wenden.
   Anmerkung: Das gleichmäßig dicke Ausrollen ist ein wichtiger Schritt bei der Vorbereitung, weil das Fleisch auf diese
   Weise gleichmäßig gart und beide Enden saftig bleiben.
2. Eine große Pfanne auf mittlerer Stufe erhitzen. Das Öl hineingeben und erhitzen. Die Filets in die Pfanne legen und
   von jeder Seite 2 Minuten braten, bis sie leicht gebräunt und
   ganz durch sind.
3. Zitronensaft, Petersilie und Kapern hinzufügen und zum
   Kochen bringen. Hitze herunterschalten und weitere 2 Minuten köcheln lassen, damit sich die Aromen verbinden. Mit
   Pfeffer abschmecken. Das Huhn mit dem Bratensaft auf
   4 Teller verteilt servieren.

Eine Portion: **235** Kalorien

21 g Eiweiß, 24 g Kohlenhydrate, 15 g Fett, 2 g gesättigte Fettsäuren, 49 mg Cholesterin, 108 mg Natrium, 0 g Ballaststoffe

Für die *Bauch-weg-Diät*: Dazu schmeckt der Rote-Bete-Salat mit Ziegenkäse (147, siehe Seite 292).

Insgesamt: **382** Kalorien

Hähnchenbrust mit Mandelkruste   1 Portion

Zubereitungszeit: 5 Minuten; *Garzeit:* 10 Minuten

145 g Hähnchenbrust ohne Haut
1 EL Maismehl
60 ml fettarmer Ei-Ersatz, angerührt
EUFS: 2 EL Mandeln, fein gehackt
¼ TL Öl

1. Die Hähnchenbrust von beiden Seiten mit Maismehl bestreuen. In den Ei-Ersatz tauchen, dann in den Mandelsplittern wenden.
2. Eine kleine, beschichtete Pfanne mit Öl auspinseln und auf mittlerer Stufe erhitzen. Das Fleisch 5 Minuten von jeder Seite braten oder so lange, bis ein Bratthermometer in der dicksten Stelle 74 °C anzeigt. Auf einem Teller anrichten.

Eine Portion: **310** Kalorien

43 g Eiweiß, 10 g Kohlenhydrate, 9,8 g Fett, 1,5 g gesättigte Fettsäuren, 83 mg Cholesterin, 204 mg Natrium, 1 g Ballaststoffe

Für die *Bauch-weg-Diät*: Dazu 60 g fettarmen Hüttenkäse (40) und 115 g Kirschtomaten (30) essen.

Insgesamt: **380** Kalorien

Hähnchen mit Honigsenf und Pekannüssen

2 Portionen

Zubereitungszeit: 10 Minuten

200 g gegarte Hähnchenbrust
2 EL saure Sahne, fettreduziert
4 TL Honigsenf
EUFS: 30 g Pekannüsse, geröstet und gehackt

1. Die Hähnchenbrust diagonal in dünne Streifen schneiden. Auf 2 Tellern fächerförmig auslegen.
2. Saure Sahne und Senf in einer kleinen Schüssel verrühren. In Tupfen auf das Hähnchenfleisch setzen, mit Pekannüssen bestreuen.

Eine Portion: **307** Kalorien

33 g Eiweiß, 5 g Kohlenhydrate, 16 g Fett, 3 g gesättigte Fettsäuren, 90 mg Cholesterin, 120 mg Natrium, 1 g Ballaststoffe

Für die *Bauch-weg-Diät*: Auf einem Bett aus jungem Blattsalat (15) anrichten und 2 Scheiben Roggenvollkornknäckebrot (62) dazu reichen.

Insgesamt: **384** Kalorien

Hühnerroulade mit Spinatfüllung
4 Portionen

Zubereitungszeit: 10 Minuten; *Garzeit:* 27 Minuten

1 Zwiebel, fein gehackt

1 Knoblauchzehe, fein gehackt

¼ TL Chiliflocken (nach Geschmack)

2 TL Olivenöl

4 EL Parmesan, frisch gerieben

280 g fein gehackter TK-Spinat, aufgetaut, abgetropft und gut ausgedrückt

4 Hähnchenbrustfilets (je ca. 110 g)

2 EL getrocknete Tomaten, gehackt

120 ml Hühnerbrühe, salzarm

EUFS: 60 g Pinienkerne, geröstet

1. Zwiebel, Knoblauch und Chili mit 1 TL Olivenöl in einer beschichteten Pfanne bei mittlerer Hitze 30 Sekunden anbraten. Hitze herunterschalten, zudecken und mit 1 EL Wasser etwa 3 Minuten weich kochen, dabei einmal umrühren. Die Zwiebelmischung in einer kleinen Schüssel mit dem Parmesan und Spinat mischen.

2. Das Hähnchenfleisch mit der glatten Seite nach unten auf eine Arbeitsplatte legen. Tomatenstückchen gleichmäßig über dem Fleisch verteilen. Die Spinatfüllung auf die Filets streichen. Von der breiteren Seite her aufrollen und zum Schluss mit einem Zahnstocher feststecken.

3. Das restliche Öl in der Pfanne auf mittlerer Stufe erhitzen.

Die Rouladen 10 Minuten darin anbraten. Brühe hinzufügen, zudecken und bei schwacher Hitze etwa 7 Minuten garen. Die Rouladen auf eine Servierplatte legen und zum Warmhalten zudecken.

4. Den Bratensaft in der Pfanne etwa 5 Minuten einkochen. Die Rouladen diagonal in Scheiben schneiden. Mit dem Bratensaft beträufeln und die Pinienkerne darüberstreuen.

Eine Portion: **322** Kalorien

33 g Eiweiß, 8 g Kohlenhydrate, 17 g Fett, 2,5 g gesättigte Fettsäuren, 70 mg Cholesterin, 302 mg Natrium, 2 g Ballaststoffe

Für die *Bauch-weg-Diät*: Zum Nachtisch 1 mittelgroße Orange (70) essen.

Insgesamt: **392** Kalorien

Hähnchen mit Romesco-Soße   4 Portionen

Zubereitung und Garzeit: 30 Minuten

2 Knoblauchzehen, zerdrückt

1 Scheibe Vollkornbrot ohne Kruste, in Stücke zerteilt

EUFS: 60 g Mandelsplitter

230 g geröstete rote Paprika aus dem Glas,
abgetropft und grob gehackt

1 Tomate, entkernt und grob gehackt

1 EL Rotweinessig

1 TL Paprikapulver

½ TL Salz

2 EL Olivenöl, extra vergine

¼ TL Öl

4 Hähnchenbrusthälften ohne Haut (je ca. 145 g)

1. Knoblauch und Brot bei mittlerer Hitze 5 Minuten in einer großen, beschichteten Pfanne rösten, bis beides leicht gebräunt ist. Mandelsplitter hinzufügen und unter Rühren weitere 3 Minuten rösten, bis die Mandeln bräunen. In eine Küchenmaschine oder einen Mixer geben. Paprika, Tomate, Essig, Gewürze und Öl hinzugeben und pürieren. Beiseitestellen.

2. ¼ TL Pflanzenöl in die Pfanne geben und wieder auf mittlerer Stufe erhitzen. Das Hähnchenfleisch darin 5 Minuten auf beiden Seiten anbraten. Auf einen Teller legen. Die fertige

Mandelmischung auf mittlerer Stufe in der Pfanne erhitzen, bis sie fast kocht.

3. Das Hähnchenfleisch zurück in die Pfanne geben. Zugedeckt 10 Minuten in der Mandelmischung garen lassen, bis ein Bratenthermometer im dicksten Teil 74 °C anzeigt. Auf 4 Teller verteilen.

Eine Portion: **340** Kalorien

37 g Eiweiß, 11 g Kohlenhydrate, 16 g Fett, 2 g gesättigte Fettsäuren, 80 mg Cholesterin, 420 mg Natrium, 4 g Ballaststoffe

Für die *Bauch-weg-Diät*: Mit 170 g gedämpftem Spargel (30) servieren.

Insgesamt: **370** Kalorien

Huhn mit Zitrus-Avocado-Soße   4 Portionen

Zubereitungszeit: 10 Minuten; *Garzeit:* 15 Minuten

4 Hähnchenbrusthälften ohne Haut (je ca. 170 g)
½ TL Salz
1 rote Grapefruit
EUFS: 1 mittelgroße Avocado (240 g), gewürfelt
4 Radieschen, in feinen Scheiben
15 g Basilikumblätter, gehackt
Basilikum zum Garnieren

1. Hähnchenbrüste, 1 l Wasser und ½ TL Salz in einem großen Topf zugedeckt auf höchster Stufe aufkochen. Hitzezufuhr reduzieren und 15 Minuten garen lassen. (Ein Bratenthermometer sollte an der dicksten Stelle im Fleisch 74 °C anzeigen.)
2. In der Zwischenzeit die Grapefruit schälen. Über einer Schüssel jeden Schnitz auslösen, dabei den Saft auffangen. Die Stücke mundgerecht klein schneiden und in die Schüssel geben. Avocado, Radieschen, Basilikum und 1 Prise Salz hinzufügen und vorsichtig unterheben.
3. Das Hähnchenfleisch abgießen und quer in zentimeterbreite Streifen schneiden.
4. Die Grapefruit-Avocado-Mischung auf 4 Tellern anrichten und jeweils ¼ vom Fleisch darauflegen. Mit dem verbliebenen Saft aus der Grapefruit-Avocado-Mischung beträufeln und mit den Basilikumblättern garnieren.

Eine Portion: **269** Kalorien

41 g Eiweiß, 9 g Kohlenhydrate, 7,5 g Fett, 1,5 g gesättigte Fettsäuren, 99 mg Cholesterin, 188 mg Natrium, 3 g Ballaststoffe

Für die *Bauch-weg-Diät*: Mit 100 g gedämpftem Naturreis (108) servieren.

Insgesamt: **377** Kalorien

Langsam geschmortes Hähnchen, marokkanische Art

6 Portionen

Zubereitung und Garzeit: 4 bis 8 Stunden

120 ml Hühnerbrühe, salzreduziert
45 g Mehl
EUFS: 3 EL Olivenöl
2 TL Kreuzkümmel, gemahlen
½ TL schwarzer Pfeffer, frisch gemahlen
¼ TL Salz
400 g Tomaten aus der Dose
1 Möhre, in Scheiben
1 große Zwiebel, geschält
30 kleine schwarze Oliven ohne Stein
3 Knoblauchzehen, fein gehackt
900 g Hähnchenbrust ohne Haut
60 g frischer Koriander, gehackt (nach Belieben)

Harissa:
90 g getrocknete, scharfe rote Chilischoten
2 Knoblauchzehen, fein gehackt
1 TL gemahlener Koriander
1 TL gemahlener Kümmel
¼ TL Salz
EUFS: 3 EL Olivenöl

1. *Für das Huhn:* Den Keramikteil eines Langsamkochtopfs (Slow Cooker) oder einen normalen Topfboden mit Öl einreiben. Brühe, Mehl, 3 EL Öl, Kreuzkümmel, Pfeffer und Salz in den Topf füllen und glatt verrühren. Die Tomaten mit Saft, die Möhre, die Zwiebel, die Oliven und den Knoblauch hinzufügen. Alles gründlich umrühren. Das Hähnchenfleisch in den Topf legen und mit den anderen Zutaten bedecken. Deckel aufsetzen und auf kleiner Stufe 5 bis 6 Stunden, auf hoher Stufe 3 bis 4 Stunden kochen. Im normalen Kochtopf 1 Stunde köcheln lassen.

2. *Für die Harissa:* Chilischoten entkernen, die Stiele abschneiden. Die Schoten etwa 1 Stunde in warmem Wasser einweichen. Abtropfen lassen und in eine Küchenmaschine oder einen Mixer füllen. Knoblauch, Koriander, Kümmel und Salz hinzufügen. Alles zu einer Paste verarbeiten, dabei wenn nötig nicht verarbeitete Bestandteile zwischendurch wieder unter die Masse mischen. Das Öl langsam hinzugeben, bis eine weiche Konsistenz erreicht ist.

3. Auf Wunsch kurz vor dem Servieren frischen Koriander unterrühren. Die Harissa zum Hähnchen servieren.

Eine Portion: **388** Kalorien

38 g Eiweiß, 16 g Kohlenhydrate, 19 g Fett, 3 g gesättigte Fettsäuren, 88 mg Cholesterin, 530 mg Natrium, 4 g Ballaststoffe

Für die *Bauch-weg-Diät*: Eine Portion dieses Rezepts ist eine vollständige Bauch-weg-Mahlzeit.

Mariniertes Limettenhähnchen 4 Portionen

Zubereitungszeit: 10 Minuten; *Marinierzeit:* 1 Stunde
Garzeit: 15 Minuten

    4 Hähnchenbrusthälften ohne Haut (je ca. 140 g)
    3 EL Limettensaft (etwa 3 Limetten)
    2 EL Olivenöl
    1¼ TL gemahlener Kreuzkümmel
    ¼ TL Meersalz
    3 mittelgroße Tomaten, gewürfelt
    EUFS: 1 mittelgroße Avocado (240 g), gehackt
    2 Zwiebeln, gehackt
    60 g frischer Koriander, gehackt
    1 kleine Jalapeño, entkernt und fein gehackt
    Anmerkung: Frische Chilischoten nur mit Gummi- oder
    Einweghandschuhen berühren und jeglichen Augenkontakt
    vermeiden.
    ¼ TL Öl

1. Die Hähnchenbrüste in einen großen, wiederverschließbaren Frischhaltebeutel geben.
2. Limettensaft, Öl, Kreuzkümmel und Salz in einer kleinen Schüssel verrühren. 2 EL der Marinade in eine Glasschüssel geben. Die restliche Marinade in den Beutel mit dem Hähnchenfleisch gießen. Verschließen, mehrfach wenden und mindestens 1 Stunde im Kühlschrank marinieren.
3. In der Zwischenzeit Tomaten, Avocado, Zwiebel, Koriander

und Chili in die Schüssel mit der restlichen Marinade geben und vorsichtig darin wenden. Abdecken und kalt stellen.

4. Eine Grillpfanne mit ¼ TL Öl einpinseln. Das Fleisch ohne die Marinade 7 Minuten von jeder Seite grillen, bis ein Bratenthermometer im dicksten Teil der Hähnchenbrust 74 °C anzeigt. Je 1 Hähnchenbrust mit ¼ des Gemüses auf einem Teller anrichten.

Eine Portion: **307** Kalorien

35 g Eiweiß, 10 g Kohlenhydrate, 14,5 g Fett, 2 g gesättigte Fettsäuren, 82 mg Cholesterin, 249 mg Natrium, 4 g Ballaststoffe

Für die *Bauch-weg-Diät*: Auf einem Bett aus 115 g jungem Blattsalat (15) anrichten. Dazu 2 Scheiben Roggenvollkornknäckebrot (62) essen.

Insgesamt: **384** Kalorien

Pikanter Bohnentopf mit Huhn   4 Portionen

Zubereitungszeit: 5 Minuten; *Garzeit:* 10 Minuten

285–340 g gekochte Hähnchenbrust, in Stücken
420 g schwarze Bohnen aus der Dose, gewaschen
und abgetropft
400 g stückige Tomaten aus der Dose (mit Saft)
1 EL Chilipulver
EUFS: 1 mittelgroße Avocado (240 g), gehackt
4 EL saure Sahne, möglichst fettarm

1. Fleisch, Bohnen, Tomaten und Chili in einer großen, beschichteten Pfanne aufkochen. Auf mittlere Hitze zurückschalten und unter gelegentlichem Rühren etwa 5 Minuten garen.
2. Gleichmäßig auf 4 Teller verteilen und jede Portion mit ¼ der Avocado und 1 EL saurer Sahne garnieren.

Eine Portion: **298** Kalorien

30 g Eiweiß, 26 g Kohlenhydrate, 8,5 g Fett, 1,5 g gesättigte Fettsäuren, 61 mg Cholesterin, 137 mg Natrium, 10 g Ballaststoffe

Für die *Bauch-weg-Diät*: Dazu 150 g rote Paprika (40) in Streifen mit 2 EL Hummus (50) dippen.

Insgesamt: **388** Kalorien

Toskanahähnchen mit Bohnen   2 Portionen

Zubereitungszeit: 5 Minuten

170 g gegarte Hähnchenbrust, gehackt

200 g stückige Tomaten aus der Dose, abgetropft

1 Knoblauchzehe, fein gehackt

115 g Cannellinibohnen aus der Dose, abgespült
und abgetropft

2 TL Balsamico-Essig

60 g Salatblätter

EUFS: 30 g Mandelsplitter, geröstet

1. Hähnchenfleisch, Tomaten, Knoblauch, Bohnen und Essig in einer Schüssel vermengen.
2. Die Salatblätter auf 2 Salatteller verteilen und je 1 Hälfte des Hähnchensalats darauf anrichten. Mit Mandelsplittern bestreuen.

Eine Portion: **294** Kalorien

29 g Eiweiß, 25 g Kohlenhydrate, 9,5 g Fett, 1 g gesättigte Fettsäuren, 54 mg Cholesterin, 112 mg Natrium, 9 g Ballaststoffe

Für die *Bauch-weg-Diät*: Mit 50 g gedämpftem Wildreis (75) servieren.

Insgesamt: **369** Kalorien

Fisch und Meeresfrüchte

Chai-Muscheln mit Pak Choi   4 Portionen

Zubereitungszeit: 10 Minuten; *Garzeit:* 14 Minuten

2 Beutel Chai-Tee oder Yogitee
2–4 Köpfe junger Pak Choi (etwa 340 g), längs geviertelt
oder halbiert
1 Stück frischer Ingwer (ca. 3–4 cm), fein gehackt
16 Jakobsmuscheln (ca. 450 g), horizontal halbiert
¼ TL Salz
2 TL Rapsöl
80 ml fettarme ungesüßte Kokosmilch
EUFS: 60 g gehackte Cashewkerne
1 Limette, geviertelt

1. 120 ml Wasser zum Kochen bringen. Vom Herd nehmen und die Teebeutel 3 Minuten darin ziehen lassen. Beutel herausnehmen, den Tee beiseitestellen.
2. Den Pak Choi mit Ingwer bestreuen. Über sprudelnd kochendem Wasser zugedeckt 8 Minuten dämpfen, bis der Kohl leuchtend grün ist und ein Messer leicht hindurchgleitet.
3. Die Muscheln trocken tupfen und salzen. Das Öl in einer großen Pfanne auf mittlerer Stufe erhitzen. Die Muscheln in einer Lage darin ausbreiten (notfalls in mehreren Portionen

arbeiten). Von jeder Seite 2 Minuten braten, bis sie gar sind. Aus der Pfanne nehmen und beiseitestellen.

4. Den Tee und die Kokosmilch in die Pfanne gießen. 1 bis 2 Minuten kochen, dabei die Pfanne schwenken, damit die Soße eindicken kann.

5. Die Soße gleichmäßig auf 4 flache Suppenteller verteilen. Den Pak Choi, die Muscheln und die Cashewkerne darauf anrichten. Mit Limette garnieren.

Eine Portion: **250** Kalorien

23 g Eiweiß, 12 g Kohlenhydrate, 12,5 g Fett, 3 g gesättigte Fettsäuren, 37 mg Cholesterin, 392 mg Natrium, 1 g Ballaststoffe

Für die *Bauch-weg-Diät*: Mit 100 g gedämpftem Wildreis (150) servieren.

Insgesamt: **400** Kalorien

Garnelen süß-sauer   2 Portionen

Zubereitungszeit: 5 Minuten; *Garzeit:* 6 Minuten

½ TL Olivenöl
230 g Paprika beliebiger Farbe, in Streifen geschnitten
75 g Aprikosenkonfitüre
2 TL Rotweinessig
170 g gekochte Garnelen, geschält und entdarmt
EUFS: 30 g ungesalzene geröstete Erdnüsse, gehackt

1. Das Öl in einer beschichteten Pfanne auf mittlerer Stufe erhitzen. Paprikastreifen unter Wenden etwa 3 Minuten garen.
2. Aprikosenkonfitüre und Essig hinzufügen und 1 Minute erhitzen, bis das Ganze kocht. Die Garnelen zugeben und 2 Minuten erhitzen. Gleichmäßig auf 2 Teller verteilen und mit Erdnüssen bestreuen.

Eine Portion: **357** Kalorien

23 g Eiweiß, 44 g Kohlenhydrate, 11 g Fett, 1,5 g gesättigte Fettsäuren, 16 mg Cholesterin, 223 mg Natrium, 3 g Ballaststoffe

Für die *Bauch-weg-Diät*: Auf einem Bett aus 115 g jungem Blattsalat (15) anrichten.

Insgesamt: **372** Kalorien

Gebratene Garnelen mit Tomaten   4 Portionen

Zubereitungszeit: 10 Minuten; *Garzeit:* 12 Minuten

2 TL Olivenöl

450 g große Garnelen, geschält und entdarmt

2 getrocknete Tomaten in Öl, fein gehackt

1 mittelgroße rote Zwiebel, gehackt

200 g Zuckermais, direkt vom Kolben geschnitten

(etwa 2 Maiskolben)

3 mittelgroße Tomaten, gehackt

4 Knoblauchzehen, fein gehackt

½ TL Salz

¼ TL schwarzer Pfeffer, frisch gemahlen

30 g frisches Basilikum, zerzupft

30 g Schnittlauchröllchen

EUFS: 1 mittelgroße Avocado (240 g), in Scheiben

1. 1 TL Öl in einer großen, beschichteten Pfanne auf mittlerer Stufe erhitzen. Die Garnelen darin 1 Minute anbraten, bis sie sich rot färben. Garnelen herausnehmen und beiseitestellen.

2. Das restliche Öl mit den getrockneten Tomaten, der Zwiebel und dem Mais in die Pfanne geben. 6 Minuten garen, bis Zwiebel und Mais angebräunt sind.

3. Frische Tomaten und Knoblauch unterrühren und weitere 3 Minuten kochen.

4. Die Garnelen 1 bis 2 Minuten mitgaren, bis sie rot sind.

5. Mit Salz und Pfeffer abschmecken, dann Basilikum und Schnittlauch unterrühren. Auf 4 Tellern anrichten und mit der Avocado garnieren.

Eine Portion: **248** Kalorien

22 g Eiweiß, 21 g Kohlenhydrate, 10 g Fett, 1,5 g gesättigte Fettsäuren, 168 mg Cholesterin, 515 mg Natrium, 6 g Ballaststoffe

Für die *Bauch-weg-Diät*: Mit 1 Vollkornpita (140) essen.

Insgesamt: **388** Kalorien

Gedämpfter Lachs mit Zuckerschoten   4 Portionen

Zubereitungszeit: 10 Minuten; *Garzeit:* 12 Minuten

4 Lachsfilets ohne Haut, etwa 3 cm dick (450–685 g)
1 Stück frischer Ingwer (ca. 1–2 cm), gerieben
1 Knoblauchzehe, fein gehackt
1 EL Limettensaft, frisch gepresst
(etwa 1 Limette)
2 TL Sojasoße, salzreduziert
1 TL Sesamöl
2 Frühlingszwiebeln, in feinen Scheiben
450 g Zuckerschoten, geputzt
EUFS: 1 mittelgroße Avocado (240 g), gehackt

1. Die Lachsfilets mit Ingwer und Knoblauch einreiben. Einen Dämpfeinsatz mit Öl einpinseln und die Lachsfilets hineinlegen.
2. Einen Topf 5 Zentimeter hoch mit Wasser füllen. Den Dämpfeinsatz darüberhängen, abdecken und den Lachs 8 Minuten garen.
3. In der Zwischenzeit Limettensaft, Sojasoße, Öl und Frühlingszwiebeln in einer kleinen Schüssel verrühren. Beiseitestellen.
4. Nach 8 Minuten Dämpfzeit die Zuckerschoten auf den Lachs legen und abdecken. 4 Minuten weitergaren, bis der Lachs schön rosa ist und die Zuckerschoten zart, aber noch knackig sind.

5. Die Zuckerschoten auf 4 Teller verteilen, den Lachs darauflegen. Mit Avocadowürfeln bestreuen und mit der Soße beträufeln.

Eine Portion: **330** Kalorien

27 g Eiweiß, 13 g Kohlenhydrate, 19 g Fett, 3,5 g gesättigte Fettsäuren, 67 mg Cholesterin, 176 mg Natrium, 6 g Ballaststoffe

Für die *Bauch-weg-Diät*: Zum Nachtisch gibt es 1 mittelgroße Orange (70).

Insgesamt: **400** Kalorien

Gegrilltes Lachssteak   1 Portion

Zubereitungszeit: 10 Minuten; *Marinierzeit:* 30 Minuten
Garzeit: 8 Minuten

EUFS: 1 EL Rapsöl
1 EL Zitronensaft, frisch gepresst (etwa ½ Zitrone)
Cayennepfeffer, ½ TL frischer Dill, gehackt
1 Lachssteak (ca. 115 g)

1. Öl, Zitronensaft, Pfeffer und Dill in einem wiederverschließbaren Frischhaltebeutel gut vermischen. Den Lachs hineinlegen und mithilfe der Tüte die Marinade gut einmassieren.
   Verschließen und 30 Minuten in den Kühlschrank legen.
2. Den Grill auf mittlerer Stufe vorheizen. Den Lachs aus der
   Marinade nehmen, die Marinade in ein Mikrowellengefäß
   gießen. Den Lachs von jeder Seite 4 Minuten grillen, bis er
   rosa ist. Die Marinade auf hoher Stufe etwa 1 Minute in der
   Mikrowelle erhitzen, bis sie kocht. Über den Lachs träufeln.

Eine Portion: **335** Kalorien

23 g Eiweiß, 1 g Kohlenhydrate, 26,5 g Fett, 3,5 g gesättigte Fettsäuren, 67 mg Cholesterin, 67 mg Natrium, 0 g Ballaststoffe

Für die *Bauch-weg-Diät*: Dazu gibt es jungen Blattsalat (15) mit 2 EL
fettarmer Balsamico-Vinaigrette (45).

Insgesamt: **395** Kalorien

Gefüllte Scholle   4 Portionen

Zubereitungszeit: 15 Minuten; *Garzeit:* 7 Minuten

4 Schollenfilets (je ca. 110 g)
¼ TL Salz
⅛ TL schwarzer Pfeffer, frisch gemahlen
230 g geschmorte Zucchini (siehe Seite 370)
1 TL Olivenöl, extra vergine
60 ml trockener Weißwein oder 2 EL frisch gepresster
Zitronensaft mit 2 EL Gemüsebrühe vermischt
1 EL Butter
2 TL Zitronensaft, frisch gepresst (etwa ½ Zitrone)
½ TL Zitronenschale (bio), frisch gerieben
1 TL frische Petersilie, fein gehackt
EUFS: 60 g Kürbiskerne, geröstet

1. Den Fisch von beiden Seiten salzen und pfeffern. Ein Filet auf eine glatte Oberfläche legen und 2 EL geschmorte Zucchini darauf verteilen. An beiden Enden je 1 Zentimeter frei lassen. Das Filet aufrollen und mit einem Zahnstocher feststecken. Mit den restlichen Filets wiederholen.
2. Das Öl in einer großen, beschichteten Pfanne auf mittlerer Stufe erhitzen. Die Fischrollen mit der Nahtseite nach oben hineinlegen. 2 Minuten anbraten. Wein oder Zitronenbrühe angießen, die Hitze herunterschalten, zudecken und 5 Minuten weitergaren, bis der Fisch mit der Gabel leicht zu zerteilen ist.

3. Die Fischröllchen auf einen Teller legen und locker mit Alufolie abdecken. Butter, Zitronensaft und Zitronenschale in
die Pfanne geben. Vom Herd nehmen und die Pfanne
schwenken, bis die Butter geschmolzen ist. Über den Fisch
löffeln.

4. Die Zahnstocher herausziehen und jedes Röllchen auf einem Teller anrichten. Mit Petersilie und Kürbiskernen bestreuen.

Eine Portion: **219** Kalorien

24 g Eiweiß, 8 g Kohlenhydrate, 9 g Fett, 3 g gesättigte Fettsäuren,
62 mg Cholesterin, 334 mg Natrium, 1 g Ballaststoffe

Für die *Bauch-weg-Diät*: Mit 60 g gewürfelten Kartoffelwedges mit
Schale (100) und 2 EL fettarmer saurer Sahne (40) servieren.

Insgesamt: **359** Kalorien

Jakobsmuscheln im Sesammantel   4 Portionen

Zubereitungszeit: 10 Minuten; *Garzeit:* 10 Minuten

16 Jakobsmuscheln (etwa 450 g)

¼ TL Meersalz

2 EL Ei-Ersatz, fettreduziert

40 g Sesamsamen

1 EL Erdnussöl

685 g Baby-Pak-Choi (4–6 Köpfe), längs geviertelt

EUFS: 60 g Sonnenblumenkerne

1. Die Muscheln trocken tupfen und von beiden Seiten salzen. Ei-Ersatz in eine kleine Schüssel füllen. Die Sesamsamen auf einen Teller schütten. Die Muscheln auf einer Seite erst in Ei-Ersatz, dann in Sesam wenden. Beiseitestellen.
2. Das Öl in einer großen Pfanne auf mittlerer Stufe erhitzen. Die Muscheln mit der Sesamseite nach unten mit etwas Abstand voneinander in die Pfanne legen und 3 bis 4 Minuten braten, bis die Samen goldbraun werden. Vorsichtig und einzeln wenden, damit die Sesamkruste nicht beschädigt wird, und weitere 6 Minuten braten, bis die Muscheln gar sind.
3. In der Zwischenzeit den Pak Choi in einem Dämpfeinsatz über sprudelnd kochendem Wasser abgedeckt 6 Minuten dämpfen, bis er gerade eben gar ist.
4. Den Kohl auf 4 Teller verteilen und die Muscheln dazwischensetzen. Mit Sonnenblumenkernen bestreuen.

Eine Portion: **280** Kalorien

20 g Eiweiß, 11 g Kohlenhydrate, 19 g Fett, 2,5 g gesättigte Fettsäuren, 20 mg Cholesterin, 345 mg Natrium, 5 g Ballaststoffe

Für die *Bauch-weg-Diät*: Mit 50 g gedämpftem Wildreis (75) servieren.

Insgesamt: **355** Kalorien

Marinierte Jakobsmuscheln 4 Portionen

Zubereitungszeit: 10 Minuten; *Marinierzeit:* 1 Stunde

8 frische Jakobsmuscheln (ca. 230 g), Sushiqualität
2 rote Zwiebeln, fein gehackt
1 mittelgroße Chilischote, entkernt und fein gehackt
Anmerkung: Frische Chilischoten nur mit Gummi- oder
Einweghandschuhen berühren und jeglichen Augenkontakt
vermeiden.
5 EL Limettensaft (etwa 4 Limetten)
30 g frischer Koriander, grob gehackt
1 kleine Mango, entsteint, geschält und gewürfelt
EUFS: 1 mittelgroße Avocado (240 g) in Scheiben

1. Muscheln, Zwiebeln, Chili und Limettensaft in einer Schüssel mischen. Zudecken und mindestens 1 Stunde im Kühlschrank marinieren.
   Anmerkung: Mit rohem Fisch und rohen Meeresfrüchten immer sehr achtsam umgehen.
2. Die Muscheln aus dem Kühlschrank nehmen und die Marinade abgießen. Die Muscheln mit Koriander und Mangowürfeln mischen.
3. Gleichmäßig auf 4 Teller verteilen und die Avocadoscheiben fächerförmig auf der Seite anrichten.

Eine Portion: **158** Kalorien

11 g Eiweiß, 18 g Kohlenhydrate, 6 g Fett, 1 g gesättigte Fettsäuren, 19 mg Cholesterin, 121 mg Natrium, 4 g Ballaststoffe

Für die *Bauch-weg-Diät*: Dazu 1 Vollkornpita (140) und 1 Apfel (80) essen.

Insgesamt: **378** Kalorien

Ofenfisch mit Artischocken   4 Portionen

Zubereitungszeit: 10 Minuten; *Garzeit:* 40–50 Minuten

2 große rote Zwiebeln, gehackt
EUFS: 4 EL Olivenöl extra vergine
285 g Artischockenherzen aus der Dose, abgetropft
115 g kleine Kirschtomaten
2 EL Petersilie, gehackt
1 TL Orangenschale (bio), frisch gerieben
1 Knoblauchzehe, fein gehackt
4 Schollenfilets, gehäutet (je ca. 150 g)

1. Ofen auf 200 °C (Gas Stufe 6) vorheizen. Zwiebeln und Öl in einer Auflaufform mischen und gleichmäßig ausbreiten. Etwa 35 Minuten in den Ofen stellen, bis die Zwiebeln ganz weich sind. Aus dem Ofen nehmen, Artischocken und Tomaten unterrühren.
2. Petersilie, Orangenschale und Knoblauch in einer kleinen Schale mischen und beiseitestellen.
3. Die Temperatur auf 230 °C (Gas Stufe 8) erhöhen. Das Gemüse in der Form zur Seite schieben und den Fisch gleichmäßig ausbreiten. Das Gemüse über den Fisch löffeln. Mit der Petersilienwürze bestreuen.
4. Weiterbacken, bis der Fisch mit der Gabel leicht zerteilt werden kann (dünne Filets etwa 5 Minuten, dickere 10 bis 12 Minuten). Die Filets und das Gemüse auf 4 Tellern anrichten.

Eine Portion: **302** Kalorien

24 g Eiweiß, 15 g Kohlenhydrate, 16,5 g Fett, 2,5 g gesättigte Fettsäuren, 54 mg Cholesterin, 181 mg Natrium, 6 g Ballaststoffe

Für die *Bauch-weg-Diät*: Mit 50 g gedämpftem Naturreis (50) servieren.

Insgesamt: **352** Kalorien

Streifenbarsch mit Zucchini   4 Portionen

Zubereitungszeit: 8 Minuten; *Garzeit:* 40 Minuten

1 große rote Zwiebel, gehackt
EUFS: 4 EL Olivenöl, extra vergine
Etwas Zitronenschale (bio), fein aufgeschnitten
230 g Zucchini in 1 cm dicken Würfeln
230 g gelbe Zucchini in 1 cm dicken Würfeln
1 Knoblauchzehe, fein gehackt
4 Streifenbarschfilets, etwa 2,5 cm dick (450–685 g)
1 EL Rotweinessig
2 EL frische Minze, fein gehackt

1. Ofen auf 200 °C (Gas Stufe 6) vorheizen. 2 EL Zwiebelwürfel in einer kleinen Schale beiseitestellen, den Rest in eine Auflaufform streuen. 2 EL Olivenöl und die Zitronenschale hinzufügen. Mischen und gleichmäßig ausbreiten. Unter gelegentlichem Wenden etwa 15 Minuten im Ofen braten, bis die Zwiebeln zart sind. Die Form aus dem Ofen nehmen, Zucchini und Knoblauch dazugeben. Weitere 10 Minuten im Ofen backen, dann herausnehmen.

2. Die Temperatur auf 230 °C (Gas Stufe 8) erhöhen. Das Gemüse auf eine Seite der Form schieben, den Fisch hineinlegen und gleichmäßig ausbreiten. Mit dem Gemüse bedecken. Weiterbacken, bis der Fisch mit der Gabel leicht zerteilt werden kann (dünne Filets 8 bis 10 Minuten, dickere 12 bis 15 Minuten).

3. In der Zwischenzeit Essig, 1 EL Wasser, Minze und das restliche Öl mit den übrigen Zwiebelwürfeln mischen und als Soße zum Fisch reichen.

Eine Portion: **272** Kalorien

22 g Eiweiß, 8 g Kohlenhydrate, 17 g Fett, 2,5 g gesättigte Fettsäuren, 91 mg Cholesterin, 125 mg Natrium, 2 g Ballaststoffe

Für die *Bauch-weg-Diät*: Mit 50 g gedämpftem Wildreis (75) servieren.

Insgesamt: **347** Kalorien

Süß-scharfe Thaigarnelen 6 Portionen

Zubereitungszeit: 10 Minuten; *Marinierzeit:* 30 Minuten
Garzeit: 7 Minuten

3 Knoblauchzehen, fein gehackt
1 grüne Chilischote, entkernt und gehackt
Anmerkung: Frische Chilischoten nur mit Gummi- oder
Einweghandschuhen berühren und jeglichen Augenkontakt
vermeiden.
1½ EL Fischsoße *(Nam Pla)*, salzreduziert
Anmerkung: Salzreduzierte Fischsoße – auch unter der
Bezeichnung *Nam Pla* erhältlich – gibt es zum Beispiel in
Asialäden.
1½ EL Zucker
1 EL Orangensaft, frisch gepresst
1 EL Reisweinessig
½ TL Chilipaste
685 g große Garnelen, geschält, entdarmt und trocken getupft
¼ TL Öl
EUFS: 90 g ungesalzene geröstete Erdnüsse, gehackt

1. Knoblauch, Chili, Fischsoße, Zucker, Orangensaft, Essig und
   Chilipaste in einem kleinen Topf bei mittlerer Hitze aufkochen. Herunterschalten und 3 Minuten köcheln lassen, bis
   die Soße leicht eingedickt ist. Vom Herd nehmen und abkühlen lassen.
2. Die Garnelen in eine große Schüssel geben. 3 EL der abge-

kühlten Marinade hinzufügen und gut vermengen. Abdecken und 30 Minuten kalt stellen.

3. Den Grill auf mittlerer Hitze vorheizen oder eine Grillpfanne mit ¼ TL Öl einpinseln.

4. Die Garnelen auf 6 Metallspieße stecken. 3 bis 4 Minuten grillen, bis sie rot sind, dabei einmal wenden. Auf 6 Teller verteilen und mit den Erdnüssen bestreuen.

Eine Portion: **230** Kalorien

25 g Eiweiß, 9 g Kohlenhydrate, 11 g Fett, 1,5 g gesättigte Fettsäuren, 151 mg Cholesterin, 375 mg Natrium, 2 g Ballaststoffe

Für die *Bauch-weg-Diät*: Mit 100 g gedämpftem Wildreis (150) servieren.

Insgesamt: **380** Kalorien

Wildlachs mit Mangosoße

6 Portionen

Zubereitungszeit: 10 Minuten; *Marinierzeit:* 1 Stunde
Garzeit: 15 Minuten

Soße

1 reife Mango, entsteint, geschält und gewürfelt

75 g rote Paprika, entkernt und gewürfelt

75 g rote Zwiebeln, gewürfelt

3 EL Limettensaft, frisch gepresst (etwa 3–4 Limetten)

2 EL frische Minze, gehackt

1 rote Chilischote, fein gehackt

Anmerkung: Frische Chilischoten nur mit Gummi- oder Einweghandschuhen berühren und jeglichen Augenkontakt vermeiden.

¼ TL Salz

Lachs

4 EL Zitronensaft, frisch gepresst (etwa 2 Zitronen)

½ TL Paprikapulver

¼ TL Salz

2 Wildlachsfilets (je ca. 450 g und 2,5 cm dick)

1 EL Olivenöl

EUFS: 1 mittelgroße Avocado (240 g), in kleinen Würfeln

1. *Für die Soße:* Alle Zutaten in einer kleinen Schüssel vermengen, abdecken und mindestens 1 Stunde kalt stellen, damit sich die Aromen verbinden können.

2. *Für den Lachs:* Zitronensaft, Paprika und Salz in einer großen, flachen Backform mischen. Den Lachs darauflegen und
   jede Seite darin wenden. Zugedeckt bis zu 60 Minuten im
   Kühlschrank marinieren.
3. Die Filets aus der Marinade nehmen. Das Öl in einer großen, beschichteten Pfanne auf mittlerer Stufe erhitzen. Die
   Filets 15 Minuten braten, bis sie rosa sind, dabei einmal wenden. Den Lachs auf 6 Teller verteilen und mit der Soße und
   den Avocadowürfeln garnieren.

Eine Portion: **364** Kalorien

32 g Eiweiß, 15 g Kohlenhydrate, 20,5 g Fett, 3 g gesättigte Fettsäuren, 83 mg Cholesterin, 267 mg Natrium, 5 g Ballaststoffe

Für die *Bauch-weg-Diät*: Eine Portion dieses Rezepts ist eine vollständige Bauch-weg-Mahlzeit.

Fleisch

Asiapfanne mit Rindfleisch   4 Portionen

Zubereitungszeit: 10 Minuten; *Garzeit:* 15–20 Minuten

285 g Naturreis
1 Filetsteak (ca. 230 g und 2 cm dick), in dünnen Streifen
2 EL Sojasoße, salzreduziert
2 TL Rapsöl
400 g frisches oder tiefgekühltes Asia- bzw. Pfannengemüse
1 Stück frischer Ingwer (ca. 3–4 cm), fein gehackt
2 Knoblauchzehen, fein gehackt
5 Frühlingszwiebeln, diagonal aufgeschnitten
EUFS: 60 g ungesalzene geröstete Erdnüsse, grob gehackt

1. Den Reis nach Packungsanweisung zubereiten. Beiseitestellen.
2. In der Zwischenzeit die Steakstreifen in 1 EL Sojasoße wenden. Einen Wok oder eine große Pfanne stark erhitzen. Das Öl hineingießen, das Steakfleisch hineingeben und 1 Minute ohne Rühren bräunen lassen. Dann ein- bis zweimal wenden und so lange braten, bis das Fleisch nicht mehr rosa ist. Aus der Pfanne in eine Schüssel geben und beiseitestellen.
3. Das TK-Gemüse in die Pfanne geben und unter ständigem Rühren bei mittlerer Hitze in etwa 5 Minuten garen. Ingwer und Knoblauch zum Gemüse geben und weitere 30 Sekun-

den mitbraten. Fleisch, Frühlingszwiebeln, Erdnüsse, Reis und die restliche Sojasoße hinzufügen. Unter Rühren noch etwa 2 Minuten weiterkochen, bis alles gründlich erhitzt ist.

4. Auf 4 Teller verteilen und servieren.

Eine Portion: **330** Kalorien

21 g Eiweiß, 30 g Kohlenhydrate, 15 g Fett, 2,5 g gesättigte Fettsäuren, 27 mg Cholesterin, 356 mg Natrium, 5 g Ballaststoffe

Für die *Bauch-weg-Diät*: Zum Nachtisch 1 mittelgroße Orange (70) essen.

Insgesamt: **400** Kalorien

Geschmortes Steak mit Balsamico-Glace

4 Portionen

Zubereitungszeit: 10 Minuten; *Marinierzeit:* 1 Stunde
Garzeit: 16 Minuten

685 g Rumpsteak
150 ml Balsamico-Essig
1 EL schwarzer Pfeffer, frisch gemahlen
2 Knoblauchzehen
EUFS: 4 EL Olivenöl

1. Das Fleisch mit einer Gabel anstechen, damit die Marinade leichter eindringen kann. Die übrigen Zutaten in einem großen, wiederverschließbaren Frischhaltebeutel mischen. Das Steak in die Marinade legen, den Beutel schließen und mindestens 1 Stunde, maximal 24 Stunden, im Kühlschrank marinieren.

2. Den Grill oder die Grillpfanne auf mittlerer Stufe erhitzen. Das Fleisch aus der Tüte nehmen, die Marinade aufheben. Das Steak 6 bis 8 Minuten pro Seite grillen, bis ein Bratthermometer im dicksten Teil des Fleisches 63 °C anzeigt (roh bis medium).

3. Die Marinade 5 Minuten in einem kleinen Topf aufkochen.

4. Das Fleisch schräg zur Faser in dünne Scheiben schneiden und mit der Soße beträufeln. Gleichmäßig auf 4 Teller verteilen.

Eine Portion: **393** Kalorien

37 g Eiweiß, 7 g Kohlenhydrate, 23 g Fett, 5,5 g gesättigte Fettsäuren, 56 mg Cholesterin, 108 mg Natrium, 0 g Ballaststoffe

Für die *Bauch-weg-Diät*: Eine Portion dieses Rezepts ist eine vollständige Bauch-weg-Mahlzeit.

Mexikanische Schweinelende

4 Portionen

Zubereitungszeit: 20 Minuten; *Marinierzeit:* 12 Stunden
Garzeit: 25 Minuten

¼ TL Öl

½ mittelgroße Zwiebel, gehackt

3 Knoblauchzehen, fein gehackt

2 frische Chilischoten, fein gehackt

Anmerkung: Frische Chilischoten nur mit Gummi- oder
Einweghandschuhen berühren und jeglichen Augenkontakt
vermeiden.

3 EL Apfelessig

2 EL Orangensaft

1 EL Zucker

2 TL Rapsöl

1 TL frischer Oregano, gehackt

685 g Schweinelende

½ TL gemahlener Kreuzkümmel

½ TL Salz

¼ TL schwarzer Pfeffer, frisch gemahlen

EUFS: 1 mittelgroße Avocado (240 g), in Scheiben

1. Eine kleine Pfanne mit ¼ TL Öl einpinseln. Zwiebel und
   Knoblauch darin bei mittlerer Hitze 5 bis 7 Minuten anbraten. Dann mit Chilis, Essig, Orangensaft, Zucker, Öl und
   Oregano pürieren.
2. Das Fleisch in eine flache Schale legen und mit der Paste be-

streichen. Abdecken und über Nacht im Kühlschrank marinieren.

3. Den Grill oder eine Grillpfanne auf mittlerer Stufe erhitzen.

4. Kreuzkümmel, Salz und Pfeffer in einer Schüssel mischen. Das Schweinefleisch aus der Marinade nehmen und mit Küchenkrepp trocken tupfen. Mit der Kreuzkümmelmischung einreiben und 10 Minuten grillen, dann die Hitze reduzieren und weitere 10 Minuten grillen, bis ein Bratthermometer in der Mitte des Fleisches 68 °C anzeigt.

5. Vor dem Anschneiden 10 Minuten ruhen lassen. Die Scheiben gleichmäßig auf 4 Teller verteilen und mit den Avocadoscheiben belegen.

Eine Portion: **329** Kalorien

37 g Eiweiß, 11 g Kohlenhydrate, 15 g Fett, 3 g gesättigte Fettsäuren, 111 mg Cholesterin, 416 mg Natrium, 3 g Ballaststoffe

Für die *Bauch-weg-Diät*: Dazu gibt es 115 g Kirschtomaten (30).

Insgesamt: **359** Kalorien

Schweinemedaillons mit Apfelrotkohl

4 Portionen

Zubereitungszeit: 15 Minuten; *Garzeit:* 35 Minuten

4 Schweinemedaillons (je ca. 110 g)

4 TL Dijonsenf

½ 1 EL Rapsöl

1 Stück frischer Ingwer (ca. 3–4 cm), gerieben

½ TL gemahlener Zimt

¼ TL gemahlene Nelken

½ Kopf Rotkohl (ca. 450 g), geraspelt

2 Granny-Smith-Äpfel, geschält und geraspelt

1 EL Ahornsirup

¼ TL Salz

2 TL Apfelessig

EUFS: 60 g Kürbiskerne, geröstet

1. Das Fleisch auf beiden Seiten mit Senf bestreichen und beiseitestellen. In einer großen, schweren Pfanne mit Deckel 1 TL Öl auf mittlerer Stufe erhitzen. Ingwer, Zimt und Nelkenpulver hinzugeben. Unter Rühren 10 bis 15 Sekunden anbraten. Kohl, Äpfel, Ahornsirup und Salz hinzufügen. Weiterrühren, auf niedrige Hitze stellen, abdecken und etwa 30 Minuten köcheln lassen.

2. In der Zwischenzeit 1 EL Rapsöl in einer Pfanne auf mittlerer Stufe erhitzen. Die Schweinemedaillons nebeneinander hineinlegen und etwa 8 bis 10 Minuten braten (bis ein Brat-

thermometer im Inneren des Fleisches 68 °C anzeigt), dabei einmal wenden.

3. Den Essig zum Rotkohl geben und auf mittlerer Stufe erhitzen. Weitere 5 Minuten kochen, bis die Flüssigkeit größtenteils verdampft ist. Je 1 Medaillon und 1 großen Löffel Rotkohl auf 1 Teller anrichten. Mit gerösteten Kürbiskernen bestreuen.

Eine Portion: **316** Kalorien

28 g Eiweiß, 25 g Kohlenhydrate, 12,5 g Fett, 2,5 g gesättigte Fettsäuren, 70 mg Cholesterin, 317 mg Natrium, 4 g Ballaststoffe

Für die *Bauch-weg-Diät*: Mit 50 g gedämpftem Naturreis (55) servieren.

Insgesamt: **371** Kalorien

Vietnamesischer Rindfleischsalat   4 Portionen

Zubereitungszeit: 15 Minuten; *Marinierzeit:* 30 Minuten
Garzeit: 8–10 Minuten

- 60 ml Sojasoße, salzreduziert
- 3 EL Limettensaft, frisch gepresst (etwa 4 Limetten)
- 2 EL Zucker
- 2 Knoblauchzehen, fein gehackt
- 2 TL Chilipaste
- 1 Rumpsteak (ca. 230 g)
- 400 g gemischter Blattsalat
- 60 g frisches Basilikum
- 60 g frischer Koriander
- 2 große rote Zwiebeln, in feinen Scheiben
- 2 große kernlose Gurken (bio) mit Schale, in langen, dünnen Streifen
- 4 mittelgroße Möhren, in langen, dünnen Streifen
- **EUFS: 60 g ungesalzene geröstete Erdnüsse, gehackt**

1. Sojasoße, Limettensaft, 60 ml Wasser, Zucker und Knoblauch in einer mittelgroßen Schüssel verrühren. 3 EL davon in einen wiederverschließbaren Frischhaltebeutel füllen. Die übrige Soße abdecken und in den Kühlschrank stellen. Das Steak in den Beutel legen, verschließen und mehrfach wenden. 30 Minuten im Kühlschrank marinieren.

2. Einen Grill oder eine Grillpfanne auf mittlerer Stufe erhitzen. Das Steak 8 bis 10 Minuten grillen und dabei einmal

wenden. Ein Bratthermometer, das seitlich in die Mitte des Fleisches geschoben wird, sollte 63 °C anzeigen (roh bis medium). 5 Minuten ruhen lassen, dann quer zur Faser dünn aufschneiden.

3. Salat, Basilikum und Koriander in einer großen Schüssel mischen, danach gleichmäßig auf 4 Teller verteilen. Zwiebeln, Gurken- und Möhrenstreifen darauf anrichten. Auf jeden Teller ¼ des aufgeschnittenen Steaks legen, mit der Soße begießen und die Erdnüsse darüberstreuen.

Eine Portion: **323** Kalorien

22 g Eiweiß, 30 g Kohlenhydrate, 14,5 g Fett, 3 g gesättigte Fettsäuren, 21 mg Cholesterin, 654 mg Natrium, 8 g Ballaststoffe

Für die *Bauch-weg-Diät*: Als Nachtisch 115 g rote Trauben (60) essen.

Insgesamt: **383** Kalorien

Vegetarisch

Brokkoli-Pilz-Pfanne mit Tofu   4 Portionen

Zubereitungszeit: 10 Minuten; *Garzeit:* 8 Minuten

80 ml Gemüsebrühe

1 EL Aprikosenkonfitüre

1 EL Sojasoße, salzarm

1 EL trockener Sherry

2 TL Maismehl

1 EL Rapsöl

1 großer Kopf Brokkoli, in Röschen zerteilt

4 Knoblauchzehen, fein gehackt

1 Stück frischer Ingwer (ca. 3–4 cm), gerieben

115 g Pilze, in Scheiben

115 g Kirschtomaten

230 g fester Tofu, in Würfeln

EUFS: 60 g geröstete Cashewkerne, gehackt

1. Brühe, Konfitüre, Sojasoße, Sherry und Maismehl in einer Tasse anrühren, dann beiseitestellen.
2. Das Öl in einer großen, beschichteten Pfanne auf mittlerer Stufe erhitzen. Brokkoli, Knoblauch und Ingwer hinzufügen und 1 Minute anbraten. Pilze hinzugeben und unter ständigem Rühren 3 Minuten mitkochen, bis der Brokkoli gar, aber noch leuchtend grün ist.

3. Tomaten und Tofu hinzugeben und unter häufigem Umrühren 2 Minuten kochen, bis die Tomaten zusammenfallen.

4. Die angerührte Soße dazugießen. Unter Rühren 2 Minuten kochen, bis die Soße andickt. Auf 4 Teller verteilen. Mit Cashewkernen bestreuen.

Eine Portion: **283** Kalorien

16 g Eiweiß, 25 g Kohlenhydrate, 16 g Fett, 2,5 g gesättigte Fettsäuren, 0 mg Cholesterin, 243 mg Natrium, 6 g Ballaststoffe

Für die *Bauch-weg-Diät*: Zum Nachtisch gibt es 1 mittelgroße Orange (70).

Insgesamt: **353** Kalorien

Brokkoli-Tofu-Pfanne mit gerösteten Mandeln

4 Portionen

Zubereitungszeit: 10 Minuten; *Garzeit:* 20–25 Minuten

400 g Naturreis

230 g Brokkoliröschen

450 g fester Tofu, in Würfeln

3 TL geröstetes Sesamöl

1 Bund Frühlingszwiebeln (etwa 8 Stück), geputzt und in dünnen Scheiben

3 Knoblauchzehen, fein gehackt

1 kleine Jalapeño, entkernt und fein gehackt

Anmerkung: Frische Chilischoten nur mit Gummi- oder Einweghandschuhen berühren und jeglichen Augenkontakt vermeiden.

3½ TL Sojasoße, salzreduziert

EUFS: 60 g Mandelblättchen, leicht angeröstet

1. Den Reis nach Packungsanweisung zubereiten. Beiseitestellen.
2. Brokkoli 5 Minuten dämpfen, bis er zart, aber noch leuchtend grün ist. Beiseitestellen.
3. 2 TL Öl in einem Wok oder einer großen, beschichteten Pfanne stark erhitzen. Den Tofu hinzufügen und unter ständigem Rühren in etwa 5 Minuten anbraten. Auf einen flachen Teller geben.
4. Das restliche Öl in den Wok geben und 30 Sekunden erhit-

zen. Frühlingszwiebeln, Knoblauch, Chili und Brokkoli hinzufügen und auf mittlerer bis hoher Stufe 2 Minuten anbraten. Sojasoße, Mandelblättchen und Tofu vorsichtig unterheben. Zusammen mit dem Reis gleichmäßig auf 4 Teller verteilen.

Eine Portion: **360** Kalorien

21 g Eiweiß, 33 g Kohlenhydrate, 18 g Fett, 2,5 g gesättigte Fettsäuren, 0 mg Cholesterin, 184 mg Natrium, 7 g Ballaststoffe

Für die *Bauch-weg-Diät*: Mit 150 g roher roter Paprika (40) in Streifen servieren.

Insgesamt: **400** Kalorien

Edamame-Bohnen mit Sesamöl und Frühlingszwiebeln

4 Portionen

Zubereitungszeit: 5 Minuten; *Garzeit:* 15 Minuten

340 g grüne Edamame-Bohnen, tiefgekühlt und enthülst
1 EL Sojasoße
EUFS: 60 g Mandelsplitter
1 Spritzer scharfe Chilisoße (nach Geschmack)
2 Frühlingszwiebeln, fein gehackt
1½ TL geröstetes Sesamöl
⅛ TL schwarzer Pfeffer, frisch gemahlen

1. Bohnen, Sojasoße und 120 ml Wasser in einem Topf aufkochen, gelegentlich umrühren. Hitze herunterschalten und 12 Minuten köcheln, bis die Bohnen gar sind. Übrige Flüssigkeit bei mittlerer Hitze weiterkochen, bis sie verdampft ist.
2. Vom Herd nehmen. Mandeln, Chilisoße, Frühlingszwiebeln, Öl und Pfeffer unterrühren. Auf 4 Teller verteilen.

Eine Portion: **212** Kalorien

13 g Eiweiß, 12 g Kohlenhydrate, 13,5 g Fett, 1,5 g gesättigte Fettsäuren, 0 mg Cholesterin, 340 mg Natrium, 6 g Ballaststoffe

Für die *Bauch-weg-Diät*: Mit 100 g gedämpftem Wildreis (150) servieren.

Insgesamt: **362** Kalorien

Fusilli mit Zucchini

2 Portionen

Zubereitungszeit: 5 Minuten; *Garzeit:* 20 Minuten

40 g Vollkornnudeln (Fusilli) oder andere kurze Nudeln

170 g fettarmer Hüttenkäse

1 EL italienische Kräuter

60 g Zucchini, geraspelt

200 g stückige Tomaten aus der Dose, abgetropft

30 g fettarmer Mozzarella, in kleinen Stücken

EUFS: 20 mittelgroße schwarze Oliven, in Scheiben

1. Nudeln nach Packungsanweisung zubereiten, beiseitestellen.
2. Hüttenkäse und italienische Kräuter in einer Mikrowellenschüssel verrühren. Nudeln und Zucchiniraspel unterziehen. Mit Tomaten belegen und mit Mozzarella bestreuen. In der Mikrowelle 3 Minuten auf hoher Stufe erhitzen.
3. Die Nudeln auf 2 Teller verteilen und mit den Olivenscheiben dekorieren.

Eine Portion: **223** Kalorien

18 g Eiweiß, 20 g Kohlenhydrate, 8 g Fett, 2,5 g gesättigte Fettsäuren, 12 mg Cholesterin, 864 mg Natrium, 4 g Ballaststoffe

Für die *Bauch-weg-Diät*: Mit 115 g fein geschnittenen Putenbratenröllchen (100) und 150 g roter Paprika (40) in Streifen servieren.

Insgesamt: **363** Kalorien

Kichererbsensalat

4 Portionen

Zubereitungszeit: 5 Minuten; *Garzeit:* 18 Minuten

1 EL Olivenöl

½ mittelgroße Zwiebel, gehackt

2 Knoblauchzehen, fein gehackt

1 TL Currypulver

½ mittelgroße gelbe Paprika, entkernt und gewürfelt

2 Dosen stückige Tomaten (je 400 g)

1 Dose Kichererbsen (450 g), abgespült und abgetropft

60 g Ananas, frisch oder aus der Dose, gehackt

115 g frischer Spinat, in feinen Streifen

EUFS: 1 mittelgroße Avocado (240 g), zerdrückt

1. Das Öl in einer großen, beschichteten Pfanne auf mittlerer Stufe erhitzen. Zwiebel, Knoblauch und Currypulver hinzufügen. Unter gelegentlichem Rühren etwa 3 Minuten anbraten, bis die Zwiebeln weich werden.

2. Paprika, Tomaten, Kichererbsen und Ananas hinzufügen. Hitze zurückstellen und 10 bis 15 Minuten köcheln lassen, bis alles durcherhitzt ist. Den Spinat in den letzten 5 Minuten unterheben.

3. Gleichmäßig auf 4 Teller verteilen und mit je ¼ Avocadomus garnieren.

Eine Portion: **278** Kalorien

7 g Eiweiß, 35 g Kohlenhydrate, 13 g Fett, 2 g gesättigte Fettsäuren, 0 mg Cholesterin, 319 mg Natrium, 10 g Ballaststoffe

Für die *Bauch-weg-Diät*: Mit 100 g gekochtem Naturreis (110) servieren.

Insgesamt: **388** Kalorien

Mediterrane Gemüsepfanne   4 Portionen

Zubereitungszeit: 5 Minuten; *Garzeit:* 20 Minuten

EUFS: 4 EL Olivenöl, extra vergine
1 große Zwiebel, gehackt
3 Knoblauchzehen, fein gehackt
450 g ganze Tomaten aus der Dose
½ TL getrockneter Thymian
1 Prise Salz
450 g grüne Bohnen, geputzt und in 5 cm langen Stücken
1 mittelgroße Zucchini, halbiert und in Scheiben
30 g frisches Basilikum, gehackt

1. Das Öl in einer großen, beschichteten Pfanne auf mittlerer Stufe erhitzen. Zwiebel und Knoblauch hinzufügen und unter gelegentlichem Rühren in 4 Minuten weich braten.
2. Tomaten (mit Saft), Thymian und Salz hinzufügen und umrühren, bis die Tomaten zerfallen sind. Kräftig aufkochen, dann die grünen Bohnen hinzugeben. Die Hitze reduzieren, abdecken und unter gelegentlichem Rühren etwa 10 Minuten köcheln lassen, bis die Bohnen gar sind.
3. Zucchini hinzufügen und unter gelegentlichem Rühren in weiteren 5 Minuten weich dünsten.
4. Vom Herd nehmen, auf 4 Teller verteilen und mit Basilikum würzen.

Eine Portion: **194** Kalorien

4 g Eiweiß, 18 g Kohlenhydrate, 14 g Fett, 2 g gesättigte Fettsäuren, 0 mg Cholesterin, 242 mg Natrium, 7 g Ballaststoffe

Für die *Bauch-weg-Diät*: Mit 90 g gegrillter Hähnchenbrust (90) und 50 g gedämpftem Wildreis (75) servieren.

Insgesamt: **359** Kalorien

Penne mit Champignons und Artischocken

4 Portionen

Zubereitung und Garzeit: 20 Minuten

170 g Vollkornweizennudeln (Penne)
1 EL Olivenöl, extra vergine
230 g weiße Champignons, in Scheiben
1 Zwiebel, gehackt
3 Knoblauchzehen, fein gehackt
540 g Kirschtomaten, halbiert
400 g Artischockenherzen aus der Dose,
abgetropft und gehackt
EUFS: 4 EL Pesto
4 TL Pecorino, gerieben

1. Die Nudeln nach Packungsanweisung kochen.
2. In der Zwischenzeit das Öl in einer großen, beschichteten Pfanne auf mittlerer Stufe erhitzen. Pilze und Zwiebeln hineingeben und unter gelegentlichem Rühren 7 bis 8 Minuten braten, bis die Pilze ihr Wasser abgegeben haben und zu bräunen beginnen. Knoblauch hinzugeben und 1 Minute mitkochen. Tomaten und Artischocken unterrühren und noch 1 bis 3 Minuten weiterkochen, bis die Tomaten langsam weich werden.
3. Die Nudeln hinzugeben und in der Soße wenden. Vom Herd nehmen und das Pesto unterrühren.
4. Auf 4 Teller verteilen und jeweils 1 TL Käse darüberstreuen.

Eine Portion: **370** Kalorien

16 g Eiweiß, 49 g Kohlenhydrate, 13 g Fett, 2 g gesättigte Fettsäuren, 5 mg Cholesterin, 790 mg Natrium, 6 g Ballaststoffe

Für die *Bauch-weg-Diät*: Zum Nachtisch 1 Birne (52) essen.

Insgesamt: **422** Kalorien

Beilagen

Geschmorte Zucchini   8 Portionen

Zubereitungszeit: 5 Minuten; *Garzeit:* 45 Minuten

2 EL Olivenöl, extra vergine
6 Knoblauchzehen, in Scheibchen
1 TL Chiliflocken
1,4 kg grüne und gelbe Zucchini, in dünnen Scheiben
½ TL Salz
EUFS: 120 g Sonnenblumenkerne

1. Öl, Knoblauch und Chiliflocken bei mittlerer Hitze in eine große, beschichtete Pfanne geben und unter gelegentlichem Umrühren 2 bis 3 Minuten anbraten, bis der Knoblauch goldbraun wird. Zucchini und Salz hinzufügen, gut umrühren. Abdecken, Hitze reduzieren und 30 Minuten garen, bis die Zucchini zu zerfallen beginnen, dabei gelegentlich umrühren.
2. Den Deckel abnehmen und wieder auf mittlere Hitze schalten. Noch 10 bis 12 Minuten kochen, bis die Flüssigkeit fast verdampft ist.
3. Auf 8 Teller verteilen und mit Sonnenblumenkernen bestreuen.

Eine Portion: **156** Kalorien

5 g Eiweiß, 10 g Kohlenhydrate, 12 g Fett, 1,4 g gesättigte Fettsäuren, 0 mg Cholesterin, 156 mg Natrium, 4 g Ballaststoffe

Für die *Bauch-weg-Diät*: Dazu gibt es 115 g fein geschnittenen Putenschinken (100) und 150 g rote Paprika (40) in Streifen mit 4 EL Hummus (100) zum Dippen.

Insgesamt: **396** Kalorien

Möhren in Balsamico

2 Portionen

Zubereitungszeit: 5 Minuten; *Garzeit:* 25 Minuten

8 mittelgroße Möhren, längs geviertelt
EUFS: 2 EL Olivenöl, extra vergine
1 EL Balsamico-Essig
½ TL Salz
¼ TL schwarzer Pfeffer, frisch gemahlen

1. Ofen auf 230 °C (Gas Stufe 8) vorheizen.
2. Möhren, Öl, Essig, Salz und Pfeffer in einer ofenfesten Form vermengen. 20 bis 25 Minuten backen, dabei gelegentlich wenden, bis das Gemüse leicht karamellisiert und gar, aber noch fest ist.
3. Auf 2 Teller verteilen und servieren.

Eine Portion: **177** Kalorien

1 g Eiweiß, 12 g Kohlenhydrate, 14,5 g Fett, 2 g gesättigte Fettsäuren, 0 mg Cholesterin, 356 mg Natrium, 3 g Ballaststoffe

Für die *Bauch-weg-Diät*: Dazu einen Salat aus gemischten jungen Salatblättern (16) und 115 g halbierten Kirschtomaten (30) sowie eine Vollkornpita (140).

Insgesamt: **363** Kalorien

Pommes frites ohne Reue

4 Portionen

Zubereitungszeit: 5 Minuten; *Garzeit:* 25 Minuten

1 große Süßkartoffel und 1 große festkochende Kartoffel
(insgesamt ca. 685 g), geschält und in dünnen Streifen
EUFS: 4 EL Rapsöl
½ TL Chilipulver
½ TL Knoblauchpulver
½ TL gemahlener Kreuzkümmel
½ TL Meersalz

1. Ofen auf 230 °C (Gas Stufe 8) vorheizen. Die Kartoffelstreifen, Öl, Chili, Knoblauchpulver und Kreuzkümmel in einer Schüssel gut vermischen. Auf einem Backblech ausbreiten und 25 Minuten backen, nach der Hälfte der Zeit wenden.
2. Aus dem Ofen nehmen und auf mehrere Lagen Küchenkrepp legen. Mit Salz bestreuen und auf 4 Teller verteilen.

Eine Portion: **243** Kalorien

3 g Eiweiß, 28 g Kohlenhydrate, 14 g Fett, 1 g gesättigte Fettsäuren, 0 mg Cholesterin, 338 mg Natrium, 3 g Ballaststoffe

Für die *Bauch-weg-Diät*: Dazu einen Salat aus 115 g gemischtem jungen Salat (15), 115 g halbierten Kirschtomaten (30) und 115 g Mais (70), angemacht mit 2 EL fettarmer Balsamico-Vinaigrette (45).

Insgesamt: **403** Kalorien

Reispilaw mit Pilzen   4 Portionen

Zubereitung und Garzeit: 1 Stunde, 20 Minuten

240 ml Hühner- oder Gemüsebrühe, salzreduziert
EUFS: 60 g Pekannüsse
1½ EL Olivenöl
1 große Zwiebel, halbiert und in feinen Scheiben
2 Knoblauchzehen, fein gehackt
285 g braune Champignons, geviertelt
½ TL Piment
½ TL getrockneter Thymian
1 Prise Salz
1 Prise schwarzer Pfeffer, frisch gemahlen
145 g Naturreis

1. Den Ofen auf 180 °C (Gas Stufe 4) vorheizen.
2. Brühe und 120 ml Wasser in einem kleinen Topf aufkochen und beiseitestellen.
3. Die Pekannüsse in einer großen, beschichteten Pfanne bei mittlerer Hitze unter häufigem Rühren 3 bis 4 Minuten leicht anbräunen, bis sie duften. Auf einen Teller geben.
4. Das Öl in einer großen, ofenfesten Pfanne oder Kasserolle mit Deckel auf mittlerer Stufe erhitzen. Zwiebel und Knoblauch hinzufügen. Abdecken und unter häufigem Rühren etwa 6 Minuten dünsten, bis beides gar ist.
5. Pilze, Thymian, Piment, Pfeffer und Salz hinzufügen. Abdecken und unter häufigem Rühren etwa 6 Minuten dünsten,

bis die Pilze ihre Flüssigkeit ausgeschwitzt haben und diese verdunstet ist. Reis und Pekannüsse unterrühren.

6. Die Brühe hinzufügen und zum Kochen bringen. Zudecken und in den Ofen stellen. 50 bis 60 Minuten garen, bis der Reis gar und alle Flüssigkeit absorbiert ist. 5 Minuten ruhen lassen, dann mit der Gabel auflockern und servieren.

Eine Portion: **311** Kalorien

7 g Eiweiß, 37 g Kohlenhydrate, 16 g Fett, 2 g gesättigte Fettsäuren, 0 mg Cholesterin, 265 mg Natrium, 4 g Ballaststoffe

Für die *Bauch-weg-Diät*: Pekannüsse weglassen und mit 75 g Ofenfisch mit Artischocken (siehe Seite 340) servieren (110).

Insgesamt: **421** Kalorien

Spargelpfanne mit Ingwer, Sesam und Soja

4 Portionen

Zubereitungszeit: 5 Minuten; *Garzeit:* 10 Minuten

685 g Spargel, geschält und in 5 cm langen Stücken
EUFS: 4 EL Rapsöl
½ rote Paprika, entkernt und in Streifen
1 Stück frischer Ingwer (ca. 3–4 cm), gehackt
1 EL Sojasoße, salzarm
⅛ TL Chiliflocken
2 TL Sesamöl
1 TL Sesamsamen

1. Eine große, beschichtete Pfanne mit Deckel 5 Millimeter hoch mit Wasser füllen und das Wasser aufkochen. Spargel hinzufügen und erneut zum Kochen bringen. Hitze reduzieren, abdecken und 5 Minuten leicht kochen lassen. Der Spargel sollte gar, aber noch bissfest sein. In ein Sieb abgießen und kurz unter fließendem kalten Wasser abkühlen. Die Pfanne mit Küchenkrepp trocken wischen.
2. Das Rapsöl in derselben Pfanne kräftig erhitzen. Paprikastreifen hinzufügen und unter ständigem Rühren 3 Minuten anbraten, bis sie gar, aber noch bissfest sind.
3. Spargel, Ingwer, Sojasoße und Chili hinzufügen und 2 Minuten gut durcherhitzen. Vom Herd nehmen.
4. Das Sesamöl und die Sesamsamen unterrühren und auf 4 Teller verteilen.

Eine Portion: **190** Kalorien

4 g Eiweiß, 9 g Kohlenhydrate, 17 g Fett, 1,5 g gesättigte Fettsäuren, 0 mg Cholesterin, 145 mg Natrium, 4 g Ballaststoffe

Für die *Bauch-weg-Diät*: Dazu 115 g aufgerollten Putenschinken (100), 115 g Kirschtomaten (30) und 1 mittelgroße Orange (70) essen.

Insgesamt: **390** Kalorien

Toskanischer Bohnenaufstrich

12 Portionen

Zubereitungszeit: 10 Minuten

420 g Cannellini oder andere kleine weiße Bohnen
aus der Dose, abgespült und abgetropft
1 große Knoblauchzehe, halbiert
1 EL Zitronensaft, frisch gepresst (etwa 1 Zitrone)
2 TL Weißweinessig
2 Zweige glatte Petersilie
2 Basilikumblätter
1 TL Dijonsenf
¼ TL getrockneter Oregano
Chiliflocken
EUFS: 180 ml Olivenöl
Salz
Schwarzer Pfeffer, frisch gemahlen

1. Bohnen, Knoblauch, Zitronensaft, Essig, Petersilie, Basilikum, Senf, Oregano und Chiliflocken in einer Küchenmaschine oder einem Mixer glatt pürieren.
2. Langsam das Öl zugießen, bis alles eingearbeitet ist. Nach Geschmack mit Salz und Pfeffer würzen.

Eine Portion: **140** Kalorien

1 g Eiweiß, 4 g Kohlenhydrate, 13,5 g Fett, 2 g gesättigte Fettsäuren, 0 mg Cholesterin, 87 mg Natrium, 1 g Ballaststoffe

Für die *Bauch-weg-Diät*: 1 Vollkornpita (140) damit bestreichen und 115 g Kirschtomaten (30) dazu essen.

Insgesamt: **310** Kalorien

Wildreis mit Cranberrysoße und Mandeln

8 Portionen

Zubereitungszeit: 20 Minuten; *Garzeit:* 1 Stunde, 15 Minuten

230 g Wildreis
Orangenschale (bio, ca. 5 cm)
1 Stange Sellerie (ca. 8 cm von der blättrigen Spitze)
2 TL Salz
2 ganze Nelken
½ kleine Zwiebel sowie
2 mittelgroße gehackte Zwiebeln
1 EL Olivenöl
2 Knoblauchzehen, fein gehackt
230 g kernlose grüne Trauben
115 g getrocknete Cranberrys, ungesüßt
240 ml Hühnerbrühe, salzarm
30 g glatte Petersilie, gehackt
EUFS: 120 g Mandelsplitter, geröstet

1. Reis, Orangenschale, Sellerie, Salz und 1,5 l Wasser in einer tiefen, breiten 5-Liter-Kasserolle zum Kochen bringen. Die halbe Zwiebel mit den Nelken spicken und hinzugeben. Abdecken und bei kleiner bis mittlerer Hitze 35 bis 45 Minuten kochen, bis der Reis gar ist.
2. Vom Herd nehmen und zugedeckt 10 Minuten stehen lassen. Orangenschale, Zwiebel mit Nelken und Sellerie herausnehmen und beiseitestellen.

3. Das Öl in einer großen Pfanne auf mittlerer Stufe erhitzen und die gehackten Zwiebeln hineingeben. Hitze herunterschalten, zudecken und 5 Minuten dünsten. Auf mittlere Stufe hochschalten, den Deckel abnehmen und unter gelegentlichem Rühren etwa 10 Minuten weiterbraten. Knoblauch hinzufügen und 1 Minute mitgaren. Zwiebelmischung, Trauben, Cranberrys, Brühe und Petersilie zum Reis geben und gründlich umrühren. Zudecken und bei kleiner Hitze 15 Minuten garen.

4. Auf 8 Teller verteilen und vor dem Servieren mit den Mandeln bestreuen.

Eine Portion: **322** Kalorien

9 g Eiweiß, 56 g Kohlenhydrate, 8,5 g Fett, 1 g gesättigte Fettsäuren, 0 mg Cholesterin, 655 mg Natrium, 6 g Ballaststoffe

Für die *Bauch-weg-Diät*: Als Nachtisch 1 Apfel (80) essen.

Insgesamt: **402** Kalorien

Desserts

Beeren-Crumble
6 Portionen

Zubereitung und Backzeit: 1 Stunde, 15 Minuten

Früchte
450 g Erdbeeren, geputzt und in dicken Scheiben
3 reife Pflaumen, in 2,5 cm dicken Stücken
145 g Himbeeren, frisch oder tiefgekühlt
60 g Himbeer- oder Erdbeersoße, glatt gerührt

Streusel
30 g Haferflocken
3 EL Vollkornweizenmehl
4 EL Rohrzucker
½ TL gemahlener Zimt
1 Prise Salz
3 EL Margarine, in kleinen Flocken
EUFS: 90 g gehackte Walnüsse

1. Ofen auf 180 °C (Gas Stufe 4) vorheizen.
2. *Für die Früchte:* Erdbeeren, Pflaumen, Himbeeren und Soße in eine quadratische Glasbackform von 20 x 20 cm füllen und vorsichtig mit einem Pfannenwender vermengen.
3. *Für die Streusel:* Haferflocken, Mehl, Rohrzucker, Zimt und Salz mischen. Zuckerklumpen mit den Händen zerkrümeln.

Margarine hinzufügen und weiterkrümeln, bis alles sich gut verbunden hat. Die Walnüsse unterheben. Über die Früchte streuen.

4. 35 bis 40 Minuten backen, bis die Früchte weich sind und Blasen werfen und die Streusel leicht bräunen. Vor dem Servieren mindestens 30 Minuten in der Form auf einem Kuchengitter abkühlen lassen.

Eine Portion: **332** Kalorien

6 g Eiweiß, 46 g Kohlenhydrate, 14 g Fett, 1,5 g gesättigte Fettsäuren, 0 mg Cholesterin, 95 mg Natrium, 6 g Ballaststoffe

Für die *Bauch-weg-Diät*: Mit 1 Kugel (115 g) fettarmem Vanilleeis (100) servieren.

Insgesamt: **432** Kalorien

Brownies   8 Portionen

Zubereitung und Backzeit: 35 Minuten

¼ TL Pflanzenöl
75 g Mehl
50 g ungesüßter Kakao (falls klumpig, erst sieben)
¼ TL Backpulver
1 Prise Salz
130 g Rohrzucker
4 EL Rapsöl
1 großes Ei
1 Eiweiß
1 TL Vanilleextrakt
30 g dunkle Schokotropfen
EUFS: 120 g Walnüsse

1. Ofen auf 180 °C (Gas Stufe 4) vorheizen. Eine quadratische Backform von 20 x 20 cm mit etwas Öl auspinseln.
2. Mehl, Kakao, Backpulver und Salz in einer großen Schüssel mischen.
3. Rohrzucker, Öl, Ei, Eiweiß und Vanilleextrakt in einer zweiten Schüssel glatt rühren. In die Mehlmischung gießen und unterrühren, bis sich beides verbindet.
4. Schokotropfen und Walnüsse unterheben, bis ein zäher Teig entsteht.
5. Den Teig dünn in die vorbereitete Form streichen. 20 bis 22 Minuten backen, bis sich die Seiten lösen und an einem

in die Mitte eingeführten Zahnstocher noch ein paar feuch-
te Klümpchen hängen. Die Form auf einem Kuchengitter
vollständig auskühlen lassen.

Eine Portion: **305** Kalorien

5 g Eiweiß, 31 g Kohlenhydrate, 22 g Fett, 2 g gesättigte Fettsäuren, 26 mg Cholesterin, 75 mg Natrium, 2 g Ballaststoffe

Für die *Bauch-weg-Diät*: Mit 1 Kugel (115 g) fettarmem Vanilleeis
(100) servieren.

Insgesamt: **405** Kalorien

Haferschokokekse mit Cranberrys   24 Kekse

Zubereitungszeit: 15 Minuten; *Backzeit:* 10 Minuten

230 g Haferflocken
75 g Vollkornweizenmehl
¾ TL Natron (Backsoda)
½ TL gemahlener Zimt
¼ TL Salz
90 g Rohrzucker
80 ml Rapsöl
3 große Eiweiß
2 TL Vanilleextrakt
90 g Cranberrys, grob gehackt
EUFS: 360 g gehackte Walnüsse
60 g dunkle Schokoraspel

1. Ofen auf 180 °C (Gas Stufe 4) vorheizen. Haferflocken, Mehl, Natron, Zimt und Salz in einer großen Schüssel verrühren.
2. In einer zweiten Schüssel Zucker, Öl, Eiweiß und Vanilleextrakt glatt rühren. Cranberrys, Walnüsse und Schokoraspel unterziehen. Portionsweise unter das Mehl mischen und rühren, bis sich alles gut verbunden hat.
3. 2 Backbleche mit Öl auspinseln oder mit Backpapier auslegen. Den Teig esslöffelweise daraufsetzen. 10 Minuten backen, bis die Kekse goldbraun sind.
4. Die Kekse auf einem Kuchengitter vollständig auskühlen lassen.

Eine Portion (ein Keks): **172** Kalorien

4 g Eiweiß, 15 g Kohlenhydrate, 11,8 g Fett, 1,5 g gesättigte Fettsäuren, 0 mg Cholesterin, 73 mg Natrium, 2 g Ballaststoffe

Für die *Bauch-weg-Diät*: Dazu gibt es 115 g fettarmen Hüttenkäse (80) und 1 mittelgroßen Apfel (80).

Insgesamt: **332** Kalorien

Mousse au Chocolat   4 Portionen

Zubereitungszeit: 10 Minuten; *Kühlzeit:* 30 Minuten

340 g Seidentofu, abgetropft
2 TL Vanilleextrakt
¼ TL Mandelextrakt
EUFS: 180 g dunkle Schokoladenkuvertüre, geschmolzen
115 g Naturjoghurt (0,1 Prozent Fett)

1. Tofu, Vanille- und Mandelextrakt in der Küchenmaschine zu einer glatten Masse verarbeiten. Schokolade 1 Minute untermischen. Die Seiten säubern und noch 1 Minute lang alles einarbeiten. In eine große Schüssel umfüllen.
2. Den Joghurt unterheben, bis die Masse sich gerade so verbindet. Bis zum Servieren kalt stellen.

Anmerkung: Für Chocolate Semifreddo die Masse in eine mit Alufolie ausgelegte Kastenform von 23 cm Länge füllen. Abdecken und 3 bis 4 Stunden im Tiefkühlfach leicht anfrieren.

Eine Portion: **350** Kalorien

11 g Eiweiß, 40 g Kohlenhydrate, 18 g Fett, 10 g gesättigte Fettsäuren, 0 mg Cholesterin, 15 mg Natrium, 4 g Ballaststoffe

Für die *Bauch-weg-Diät*: Mit 2 EL frischen Himbeeren (30) servieren.

Insgesamt: **380** Kalorien

Pflaumen-Nektarinen-Trifle   6 Portionen

Zubereitungszeit: 45 Minuten; *Kühlzeit:* 1 Stunde

3 Pflaumen, entsteint und in dünnen Scheiben
2 Nektarinen, entsteint und in dünnen Scheiben
4 EL Honig
1 EL Himbeer- oder weißer Balsamico-Essig
230 g fettarmer Vanillejoghurt
230 g Ricottakäse (fettarm, wenn erhältlich)
1 Stück fettfreier Biskuitboden (285 g),
in 1 cm langen Streifen
EUFS: 90 g Mandelsplitter, geröstet

1. Pflaumen und Nektarinen in einer Schüssel mit Honig und Essig mischen. 30 Minuten bei Zimmertemperatur stehen lassen und währenddessen ein- bis zweimal umrühren.
2. Joghurt und Ricottakäse in einer Schüssel glatt rühren.
3. Den Boden einer Glasschüssel (2 Liter) mit der Hälfte der Biskuitstreifen auslegen. Einen Teil des Safts aus den Früchten darüberträufeln. Die Hälfte der Früchte, dann die Hälfte der Mandeln auf dem Kuchen verteilen. Die Hälfte der Joghurtmischung darüberlöffeln. Mit den restlichen Biskuitstreifen bedecken, dann den Rest der Früchte und der Joghurtmischung darübergeben. Zum Schluss mit den übrigen Mandeln dekorieren.
4. Mit Frischhaltefolie abdecken und vor dem Servieren mindestens 1 Stunde, maximal 24 Stunden, kalt stellen.

Eine Portion: **371** Kalorien

13 g Eiweiß, 62 g Kohlenhydrate, 10 g Fett, 2,5 g gesättigte Fettsäuren, 15 mg Cholesterin, 289 mg Natrium, 4 g Ballaststoffe

Für die *Bauch-weg-Diät*: Eine Portion dieses Rezepts ist eine vollständige Bauch-weg-Mahlzeit.

Schoko-Erdbeeren

4 Portionen

Zubereitungszeit: 15 Minuten; *Garzeit:* 8 Minuten
Abkühlzeit: 30 Minuten

EUFS: 180 g dunkle Schokoladenkuvertüre
1 EL fettarme Milch
20 mittelgroße reife Erdbeeren mit Stängel

1. Ein Backblech mit Pergamentpapier auslegen.
2. Schokolade und Milch im Wasserbad über heißem Wasser bei mittlerer Hitze in etwa 3 Minuten schmelzen lassen. Rühren, bis eine glatte Masse entsteht. Vom Herd nehmen.
3. Die Erdbeeren am Stängel fassen und einzeln so in die Schokolade tunken, dass sie zu drei Vierteln bedeckt sind. Mit einem guten Fingerbreit Abstand auf das Blech legen.
4. 30 Minuten kalt stellen, damit die Schokolade wieder fest wird.

Eine Portion (ein Keks): **222** Kalorien

2 g Eiweiß, 31 g Kohlenhydrate, 13 g Fett, 7,5 g gesättigte Fettsäuren, 0 mg Cholesterin, 7 mg Natrium, 4 g Ballaststoffe

Für die *Bauch-weg-Diät*: Mit 230 g fettarmem Hüttenkäse (160), mit etwas Zimt vermischt, essen.

Insgesamt: **382** Kalorien

Schokoladenpudding mit Banane und Keksen

6 Portionen

Zubereitungszeit: 10 Minuten; *Garzeit:* 5 Minuten
Kühlzeit: 2 Stunden

3 Vollkornbutterkekse, zerbröselt
1 reife Banane, in Scheiben
90 g Zucker
4 EL ungesüßter Kakao
3 EL Maismehl
Salz
700 ml fettarme Milch
½ TL Vanilleextrakt
EUFS: 270 g dunkle Schokoraspel

1. Die Keksbrösel gleichmäßig auf 6 Souffléförmchen verteilen und fest am Boden andrücken. Mit den Bananenscheiben bedecken (ein paar Bananenscheiben zum Garnieren aufheben).
2. Zucker, Kakao, Maismehl und Salz in einem großen Topf mischen. Die Milch dazugießen und unter ständigem Rühren auf mittlerer Stufe etwa 4 Minuten erhitzen, bis der Pudding aufkocht und dick wird.
3. Noch 1 Minute weiterkochen. Vom Herd nehmen und das Vanilleextrakt unterrühren. In die vorbereiteten Förmchen füllen. Mindestens 2 Stunden kalt stellen, bis der Pudding fest ist.

4. Jede Portion gleichmäßig mit den Schokoraspeln bestreuen und anschließend mit den restlichen Bananenscheiben dekorieren.

Eine Portion: **391** Kalorien

7 g Eiweiß, 65 g Kohlenhydrate, 15 g Fett, 8,5 g gesättigte Fettsäuren, 10 mg Cholesterin, 147 mg Natrium, 4 g Ballaststoffe

Für die *Bauch-weg-Diät*: Eine Portion dieses Rezepts ist eine vollständige Bauch-weg-Mahlzeit.

Erfolg mit der *Bauch-weg-Diät*

Nichole Michl, 46 Jahre

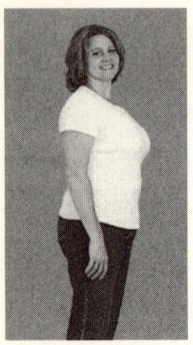 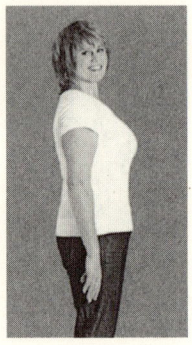

Gewichtsverlust:

10,0 kg

in 32 Tagen

Umfang:

25 cm

weniger

»In nur einem Monat habe ich zehn Kilo abgenommen, und meine Taille ist neun Zentimeter schlanker geworden. Ich bin begeistert!«, strahlt Nichole Michl.

Kein Wunder, denn die 46-jährige Grafikdesignerin hatte jahrelang versucht, Gewicht abzubauen, zeitweise sogar mit Erfolg. Nur das Bauchfett wurde sie einfach nicht los. »Der Bauch war immer am hartnäckigsten«, klagt sie, und er störte sie zugleich am meisten. Deshalb dachte sie sich: *»Wenn diese* Bauch-weg-Diät *hält, was sie verspricht – also den Bauch loszuwerden –, bin ich ein echter Glückspilz.«*

Eines wusste Nichole bereits: Wenn sie eine Verpflichtung einging, insbesondere eine öffentliche, konnte sie besser durchhalten. Sie nahm die Herausforderung an. »Ich beschloss, diese Diät zu machen, die ganzen 32 Tage, und dann habe ich es allen meinen Freunden erzählt. Ich konnte also keinen Rückzieher mehr machen.«

Außerdem ist sie ein Mensch, der seine Vorhaben hundertprozentig durchzieht. So befolgte sie die Regeln buchstabengetreu. »Ich habe alles genau so gemacht, wie es im Buch steht. Ich habe das Richtige gekauft und alles abgewogen. Sogar beim Ausgehen habe ich mich an die Diät gehalten, denn ich wusste, wie leicht alle Hemmungen fallen, wenn man bei Freunden eingeladen ist. Sie wissen schon: ›Nur ein klein wenig davon‹, und ehe man sich versieht, hat man alle guten Vorsätze über Bord geworfen.«

Damit ihr so etwas nicht passieren konnte, nahm Nichole ihr Essen auch zu Einladungen oder beim Wochenendausflug in der Kühltasche mit. »Neulich war ich zu einem Picknick eingeladen, wo 50 Leute herumsaßen und Burger und Würstchen vom Grill aßen. Ich kam mit meiner kleinen Dose Essen und meiner Flasche Wasser dazu«, erzählt sie. »Doch als ich gesehen habe, was die anderen gegessen haben und was *ich* bekam, war ich zufrieden. Denn das meiste von meinen Sachen stammte aus biologischem Anbau, und ich weiß, dass das gut für mich ist.«

Für Nichole war die Unterstützung, die sie während der 32 Tage erfuhr, der Schlüssel zum Erfolg. Von Familie und Kollegen angefeuert genoss sie jedes Kilo weniger. »Es war unübersehbar, wie sehr sich mein Körper veränderte«, sagt sie, »darum wollte ich auch immer weitermachen. Außerdem war es ein großartiges Gefühl, alle auf meiner Seite zu wissen.«

Die Diät habe ihr Leben auf eine gute Weise verlangsamt, findet sie. »Ich habe früher dazu geneigt, sehr schnell zu essen, um es hinter mich zu bringen. Zum Beispiel bei der Arbeit. Ich weiß, dass man nicht am Schreibtisch essen soll, aber ich habe es trotzdem regelmäßig gemacht. Als ich mit der Diät anfing, habe ich gelernt, mich zu zügeln. Ich dachte mehr darüber nach, was ich aß, und wusste jeden Krümel zu schätzen. Selbst die Nüsse. Anstatt eine ganze Handvoll in den Mund zu schieben, habe ich sie einzeln geknabbert, gründlich gekaut und den Geschmack genossen. Das versuche ich jetzt bei allem.« Angesichts ihres Gewichtsverlusts und ihrer schlankeren Taille will sie der neuen Ernährungsweise ihr Leben lang treu bleiben.

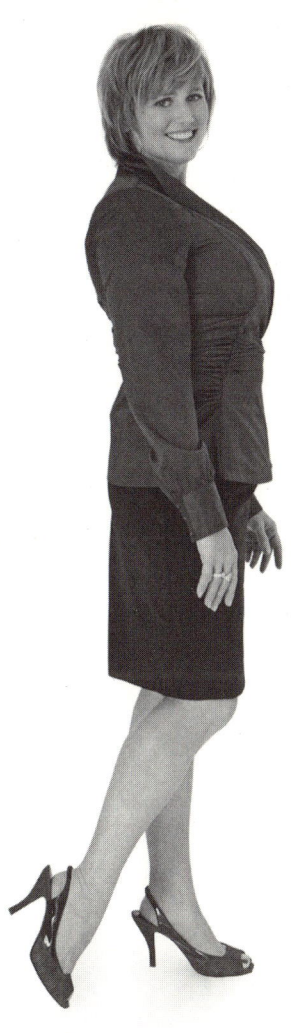

Kapitel 9

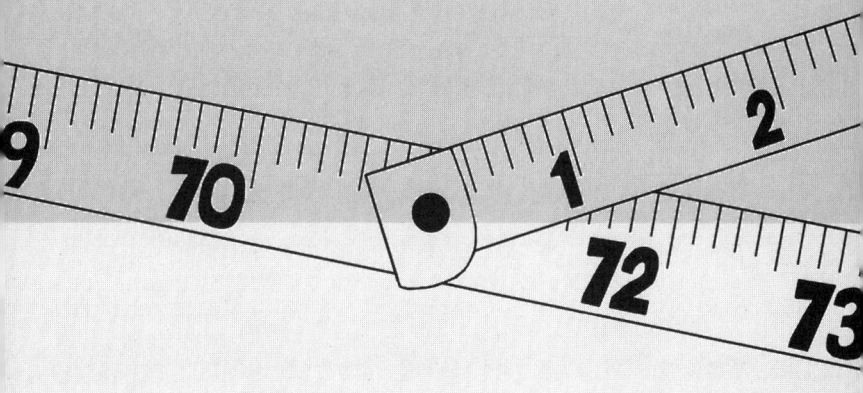

Das
Bewegungs-
konzept

Vor drei Jahren, nachdem ich meine Zwillingstöchter Sophia und Olivia per Kaiserschnitt entbunden hatte, verordnete mir der Arzt knapp zwei Monate Bettruhe. Danach verspürte ich einen ungeheuren Bewegungsdrang. Vor der Geburt der Kinder hatte ich immer Sport getrieben, mitunter 10 bis 15 Stunden in der Woche. Fünfmal die Woche ging ich morgens laufen, den Weg zur Arbeit legte ich immer zu Fuß zurück, und mittags machte ich häufig noch Krafttraining im Fitnessraum. Dazu kam die Yogastunde am Donnerstagabend, die mir viele Jahre heilig war. (Eine Freundin meinte mal dazu: »Solange man keine Kinder hat, ist der Tag so lang, wie man selbst will.«)

Doch dann kamen die Mädchen, und meine Vorstellung von »Zeit für mich« veränderte sich nachhaltig. Nachdem ich wieder zur Arbeit ging, musste ich viel zu viel in meinen Neunstundentag packen, um mittags noch trainieren zu können. Morgens lief es so ab: Um halb sechs stand ich auf und sputete mich, um den Frühzug zu bekommen. Yogastunden nach der Arbeit? Um Viertel nach fünf flitzte ich aus dem Büro, um rechtzeitig zu Hause zu sein, damit ich noch eine Stunde mit den Kindern hatte, ehe sie ins Bett mussten. Fazit: Ich brauchte zwar Bewegung, aber bei einer Stunde Pendelzeit pro Tag, Kindern und einem Vollzeitjob war es schlichtweg unmöglich, mein einstiges Programm wieder aufzunehmen.

Ich weiß also aus leidiger Erfahrung, wie schwierig es sein kann, ein geschäftiges Leben mit Sport zu vereinbaren. Und deshalb war es mir so wichtig, dass die *Bauch-weg-Diät* Anregungen gibt, wie man in jeden Tagesablauf mehr Bewegung bringen kann. Die Diät funktioniert natürlich auch ohne Sport, doch alle mir bekannten Fachleute sind fest davon überzeugt, dass aerobes Workout und Krafttraining nicht nur der Laune und der persönlichen Energie guttun, sondern auch Krankheiten vorbeugen und mit zunehmendem Alter zur Erhaltung der Muskel- und Knochenmasse beitragen. Nebenbei geht natürlich auch das Abnehmen mit der *Bauch-weg-Diät* schneller, wie man an unseren Testkandidaten sieht: Wer täglich Sport machte, konnte im Durchschnitt 70 Prozent mehr Gewicht und 25 Prozent mehr an Umfang abbauen als die Sportmuffel. Auch wenn *jede einzelne* unserer Kandidatinnen am Bauch abnahm, auch diejenigen, die sich nur an den Ernährungsplan hielten, nahmen die Bewegungsfreudigen mehr und schneller ab.

Wissenschaftlich fundiert

Als ich die leitende Redakteurin unseres Fitnessressorts, Michele Stanten, bat, ein Bewegungsprogramm zur *Bauch-weg-Diät* zu entwickeln, konnte ich mich darauf verlassen, dass es auf neuesten Forschungsergebnissen basieren und Erfolge liefern würde. Wie das Ernährungsprogramm ist auch das Bewegungskonzept alltagstauglich. Alles ist ohne großen Aufwand möglich – Sie sollen weder losrennen, um diesen oder jenen modernen Schnickschnack zu kaufen, noch Ihren Keller ausräumen und in ein Pilatesstudio verwandeln, noch sich monatelang abrackern und von dem Tag träumen, an dem Sie endlich in den Liegestuhl plumpsen und entspannen können. Ich brauchte ein Konzept, das den meisten Frauen Spaß macht und das in ihren ohnehin bereits vollen und anstrengenden Tagesablauf passt. Oh, und dann gab es noch eine weitere Vorgabe für Michele: Keine Sit-ups (Bauchpressen).

Ich kenne niemanden, der Sit-ups liebt. All die Anspannung im Nacken und im unteren Rücken, all die Mühe, die sich irgendwie nicht richtig auszahlt! In keinem der Berichte aus den Sportlabors waren es Sit-ups, die die Bauchmuskeln am besten ansprechen. Im Laufe der Jahre habe ich Toptrainerinnen mit traumhaften Bauchmuskeln getroffen, die mir verraten haben, dass sie schon seit zehn Jahren keine Sit-ups mehr machen. Wirklich fortschrittliche Fitnesstrainer entwickeln heutzutage Trainingskonzepte für den Bauch, die sich nicht nur auf den Sixpack konzentrieren, sondern auf die gesamte Körpermitte – vorn, seitlich und am Rücken.

Die Grundlagen des Bauch-weg-Bewegungskonzepts

Das Bewegungskonzept der *Bauch-weg-Diät* orientiert sich an drei Grundzügen:

▸ **Herz-Kreislauf-Training** für Kalorienverbrennung und Fettabbau.

▸ **Krafttraining** mit Gewichten zum Muskelaufbau und Ankurbeln des Stoffwechsels.

▸ **Training der Körpermitte** für mehr Spannung und Muskelkraft.

Der erste Teil des Programms, das **Herz-Kreislauf-Training** (Cardio), verbrennt Kalorien, denn nur so schrumpft die Fettschicht über den Bauchmuskeln. Solange Sie dieses Fett nicht abbauen, können Sie ewig an Ihren Bauchmuskeln arbeiten – Sie werden sie nicht sehen. Ich empfehle in erster Linie Walken als aerobes Training, weil es so einfach ist. Man kann es überall durchführen, und es hat zahlreiche Vorteile, aber natürlich dürfen Sie auch Rad fahren, schwimmen, joggen oder Geräte wie Laufband, Ergometer oder Crosstrainer benutzen.

Beim Walken können Sie zwischen zwei Varianten wählen: **Fettbrenner** oder **Kalorienfackel**. Beim *Fettbrenner* laufen Sie

Bewegung hat viele Vorteile

Für eine Studie, die im *Journal of Clinical Endocrinology and Metabolism* erschienen ist[1], wurden Frauen nach der Menopause drei Gruppen zugeordnet. Die eine Gruppe erhielt eine Diät mit wenig Kalorien und vielen EUFS, einschließlich Ernährungsberatung und wöchentlichen Gruppentreffen. Eine zweite Gruppe befolgte ein überwachtes aerobes Sportprogramm, für das sie dreimal pro Woche 50 Minuten walken musste. Die dritte Gruppe nahm an beiden Maßnahmen teil. Nach 14 Wochen hatten die Teilnehmer der Diätgruppe und der Sportgruppe gleich viel Gewicht abgebaut, nämlich etwa vier Kilogramm. Die Kombigruppe hatte allerdings fast doppelt so viel Bauchfett verloren.

Dynamik hoch zwei

Wenn Sie sich mehr bewegen wollen, sollten Sie unbedingt Ausdauer- und Krafttraining kombinieren. Wer gerne walkt, kann die Kraftübungen aus diesem Kapitel ausprobieren. Wer ohnehin schon mit Hanteln arbeitet, tut gut daran, auch Herz und Kreislauf zu belasten. Für schnelle, dauerhafte Ergebnisse kommt es auf die richtige Mischung beider Varianten an. In einer Untersuchung hielten sich Frauen zwischen 40 und 50 entweder an ein strenges aerobes Training (sechsmal pro Woche eine Stunde) oder an ein Kombitraining (dreimal pro Woche eine Stunde aerobe Bewegung sowie dreimal pro Woche eine Stunde Krafttraining).[2] Nach 24 Wochen hatte die Gruppe mit dem Kombitraining 40 Prozent mehr abgenommen, insbesondere zwölf Prozent mehr gefährliches Eingeweidefett. Noch besser war, dass sich bei dieser Gruppe auch die magere Muskelmasse erhöht hatte, die den Stoffwechsel auf Trab hält.

sich in gleichmäßigem Tempo allmählich Ihr Bauchfett ab. Die Runden werden von Woche zu Woche länger, und mit zunehmender Fitness sollten Sie auch ohne große Mühe das Tempo erhöhen können (und schneller Fett verbrennen!). Bei den *Kalorienfackeln* handelt es sich um ein Intervalltraining, das heißt, man läuft ein Stück sehr zügig, und dann kommt wieder ein gemächlicheres Tempo. Studien zufolge erhöht Intervalltraining den Stoffwechsel noch weit nach Beendigung der eigentlichen Trainingseinheit. Und das bedeutet, dass Sie den ganzen Tag mehr Kalorien verbrennen.

Wenn Sie diese sechs Herz-Kreislauf-Workouts pro Woche nicht schaffen, brauchen Sie kein schlechtes Gewissen zu haben – geben Sie einfach Ihr Bestes. Wichtig ist, dass Sie neue Gewohnheiten aufbauen, die zu Ihrem Leben passen. Wenn Sie mir ähnlich sind, bleiben Sie viel eher bei etwas, das Ihnen *a) Spaß macht* und *b) auch wirklich machbar ist*. Momentan laufe ich einfach mehr zu Fuß oder gehe wandern (da kann ich meine Töchter mitnehmen) und gehe dafür seltener in Spinning-Kurse, die früher für mich unverzichtbar waren. Tun Sie das, was genau jetzt, an diesem Punkt Ihres Lebens, zu Ihnen passt.

Neben dem täglichen Spaziergang brauchen Sie noch ein Krafttraining, entweder den **Antreiber** oder den **Bauchtrimmer**.

Das *Antreiber-Training* beinhaltet vier Bewegungsabläufe, die mehrere Körperregionen gleichzeitig beanspruchen, also

Mehr Sport

Wenn Sie trotz bester Vorsätze mal eine Trainingseinheit auslassen, sollten Sie keinesfalls den *Antreiber* weglassen. Er enthält genau die Übungen, die den Körper animieren, den ganzen Tag mehr Kalorien zu verbrennen. Der Erhalt der Muskeln ist wichtig für den Aufbau mageren Körpergewebes.

Schon gewusst?

Spaziergänge heben die Stimmung. Forscher der Universität Yale haben nachgewiesen, dass mäßige bis starke körperliche Belastung die negativen Auswirkung des Stresshormons Kortisol aushebeln kann, das am Aufbau von Körperfett beteiligt ist (siehe Kapitel 3).[3] Andere Arbeiten belegen, dass das Gehirn bereits nach zehn Minuten Bewegung mit der Produktion von Endorphinen beginnt, die uns beruhigen und den Kortisolspiegel senken. Die bessere Laune setzt bereits mit dem ersten Schritt ein, trägt Sie durch Ihr Workout und hält für Stunden an![4]

zum Beispiel Arme und Beine. Damit verbrennen Sie insgesamt mehr Kalorien in kürzerer Zeit (superpraktisch). Außerdem ist immer eine Gleichgewichtsübung integriert. Während Sie also Arme, Beine, Gesäß, Brust und Rücken kräftigen, ist die Körpermitte unablässig beschäftigt. Ich möchte das wiederholen: *Beim Antreiber-Training trainiert der Bauch bereits mit.*

Der *Bauchtrimmer* ist schlechterdings das beste und effektivste Sit-up freie Übungsprogramm aller Zeiten. Alle Übungen aus unseren Vorschlägen wurden unter Laborbedingungen erprobt und haben sich als bis zu 80 Prozent wirksamer erwiesen als traditionelle Sit-ups.

Die Übungen des **Krafttrainings** sollen nicht nur die Bauchmuskeln definieren und festigen, sondern jede Faser Ihres Körpers.
Schluss mit den wabbeligen Problemzonen an Beinen, Gesäß
und Armen (und natürlich am Bauch). Das Schöne an beiden
Programmen ist, dass sie jeweils aus nur vier bis fünf Übungen
bestehen – den nachweislich wirksamsten –, so dass Sie schnelle
Erfolge sehen werden. Ihr Ziel sollten je drei Übungseinheiten
pro Woche sein. Wenn das nicht klappt, können selbst eine oder
zwei Einheiten pro Woche Ihren Erfolg beschleunigen. Falls Sie
alle sechs Einheiten schaffen, sollten Sie einen Ruhetag pro Woche einlegen. Welcher Tag das ist, bleibt Ihnen überlassen.

Tempo und Intensität

Wer ran an den Bauch will, muss im aeroben Bereich laufen, damit das Herz zu pumpen beginnt. Deshalb sollte man auf das
Tempo und die Intensität achten. Unsere Vorschläge beinhalten
sowohl gleichmäßiges Gehen als auch Intervalltraining. Der
Fettbrenner macht seinem Namen alle Ehre. Sie gehen eine bestimmte Zeit lang in konstantem, zügigem Tempo und erhöhen
die Dauer schrittweise, wie im Plan angegeben. Weil Sie mit der
Zeit fitter werden und Muskeln aufbauen, gehen Sie irgendwann ganz von selbst schneller und werden kräftiger, ohne sich
dabei anzustrengen. Bei einem Gewicht von 64 Kilo verbrauchen
Sie bei einer Gehgeschwindigkeit von drei Kilometer 170 Kalorien pro Stunde. Wenn Sie jedoch Ihr Tempo auf viereinhalb
Stundenkilometer erhöhen, verbrennen Sie bereits 224 Kalo-

Wasserversorgung

Trinken Sie etwa zwei Stunden vor dem Training mindestens zwei Gläser Wasser und dann während des Workouts pro Stunde etwa ein halbes Glas.

rien – ein Drittel mehr in exakt derselben Zeit. Einfacher geht es nicht!

Beim Intervalltraining – unseren **Kalorienfackeln** – wechseln Sie mehrfach zwischen zügigem Gehen und schnellerem, anstrengenderem Tempo. In beiden Fällen beginnen Sie so, wie es für Sie am angenehmsten ist, und arbeiten sich mit zunehmender Ausdauer langsam vor.

Die *Intensität* bezieht sich darauf, wie sehr Sie sich bei Ihrem Programm anstrengen. Was für geübte Sportler ein Kinderspiel ist, kann für jemanden, der sich bisher kaum bewegt hat, eine echte Herausforderung sein. Unabhängig von Ihrer Kondition finden Sie das richtige Maß, indem Sie einfach ein wenig über Ihre körperlichen Grenzen hinausgehen.

Intensives Training kann 25 bis 75 Prozent mehr Kalorien verbrennen als Bewegung in einem gemäßigteren Tempo. Das gilt für Laufen, Radfahren und sogar Aerobic gleichermaßen. Je mehr Sie das Tempo hochschrauben oder je mühsamer es wird (beispielsweise weil Sie einen steilen Hang hinauflaufen), desto mehr profitieren Sie davon. Ihr Intensitätsniveau beurteilen Sie auf einer Skala von 1 bis 10: 1 ist gleichbedeutend mit dem Sitzen auf der Couch, 10 entspricht Ihrem höchstmöglichen Tempo (Sie rennen, so schnell Sie können). Dieses Extremniveau kann und sollte man nicht während des gesamten Trainings zum Maßstab nehmen – das wäre ungesund. Effektiver ist es, mit kleinen Spurts in diese Zone vorzustoßen. Die Einteilung verläuft folgendermaßen:

	So fühlt es sich an	*Intensitäts-stufe*	*Tempo (km/h)**
Aufwärmen, Cool down	So leicht, dass man dabei singen kann.	3–4	**4,8–5,6**
Zügig	Man kann sich gut unterhalten, aber nicht mehr singen.	5–6	**5,6–6,4**
Schnell	Kurze Sätze gehen noch, aber Sie verzichten lieber.	7–8	**Mehr als 6,4**

* Die angegebenen Geschwindigkeiten sind reine Anhaltswerte. Je fitter Sie werden, desto schneller können Sie auf der entsprechenden Stufe sein.

Halten Sie sich an diese Faustregeln für Tempo und Intensitätsniveau (auf einer Skala von 1 bis 10), um sicherzugehen, dass Sie für den Fettbrenner und die Kalorienfackel genug trainieren.

▶ **Fettbrenner:** Gehen in gleichmäßigem Tempo baut Bauchfett ab. Wählen Sie ein zügiges Tempo (Stufe 5–6).

▶ **Kalorienfackel:** Intervalltraining erhöht die Kalorienverbrennung während und nach dem Sport. So bauen Sie noch mehr Bauchfett ab. Wechseln Sie zwischen zügigem Gehen (Stufe 5–6) und kurzen schnellen Episoden (Stufe 7–8).

	Trainingsdauer	Trainingsablauf	Intensität
Tag **1** Fettverbrenner	30 Minuten	3 Minuten Aufwärmen 25 Minuten zügig 2 Minuten Cool down	3–4 5–6 3–4
Tag **2** Kalorienfackel	25 Minuten (zwischen zügig und schnell 4-mal wechseln)	3 Minuten Aufwärmen 4 Minuten zügig 1 Minute schnell 2 Minuten Cool down	3–4 5–6 7–8 3–4
Tag **3** Fettverbrenner	30 Minuten	3 Minuten Aufwärmen 25 Minuten zügig 2 Minuten Cool down	3–4 5–6 3–4
Tag **4** Kalorienfackel	25 Minuten (zwischen zügig und schnell 4-mal wechseln)	3 Minuten Aufwärmen 4 Minuten zügig 1 Minute schnell 2 Minuten Cool down	3–4 5–6 7–8 3–4
Tag **5** Fettverbrenner	30 Minuten	3 Minuten Aufwärmen 25 Minuten zügig 2 Minuten cool down	3–4 5–6 3–4
Tag **6** Kalorienfackel	25 Minuten (zwischen zügig und schnell 4-mal wechseln)	3 Minuten Aufwärmen 4 Minuten zügig 1 Minute schnell 2 Minuten cool down	3–4 5–6 7–8 3–4
Tag **7** Ruhetag			

	Trainingsdauer	*Trainingsablauf*	*Intensität*
Tag **1** Fettverbrenner	45 Minuten	3 Minuten Aufwärmen 40 Minuten zügig 2 Minuten Cool down	3–4 5–6 3–4
Tag **2** Kalorienfackel	35 Minuten (zwischen zügig und schnell 6-mal wechseln)	3 Minuten Aufwärmen 4 Minuten zügig 1 Minute schnell 2 Minuten Cool down	3–4 5–6 7–8 3–4
Tag **3** Fettverbrenner	45 Minuten	3 Minuten Aufwärmen 40 Minuten zügig 2 Minuten Cool down	3–4 5–6 3–4
Tag **4** Kalorienfackel	35 Minuten (zwischen zügig und schnell 6-mal wechseln)	3 Minuten Aufwärmen 4 Minuten zügig 1 Minute schnell 2 Minuten Cool down	3–4 5–6 7–8 3–4
Tag **5** Fettverbrenner	45 Minuten	3 Minuten Aufwärmen 40 Minuten zügig 2 Minuten cool down	3–4 5–6 3–4
Tag **6** Kalorienfackel	35 Minuten (zwischen zügig und schnell 6-mal wechseln)	3 Minuten Aufwärmen 4 Minuten zügig 1 Minute schnell 2 Minuten cool down	3–4 5–6 7–8 3–4
Tag **7** Ruhetag			

	Trainingsdauer	Trainingsablauf	Intensität
Tag 1 **Fettverbrenner**	60 Minuten	3 Minuten Aufwärmen 55 Minuten zügig 2 Minuten Cool down	3–4 5–6 3–4
Tag 2 **Kalorienfackel**	45 Minuten (zwischen zügig und schnell 8-mal wechseln)	3 Minuten Aufwärmen 4 Minuten zügig 1 Minute schnell 2 Minuten Cool down	3–4 5–6 7–8 3–4
Tag 3 **Fettverbrenner**	60 Minuten	3 Minuten Aufwärmen 55 Minuten zügig 2 Minuten Cool down	3–4 5–6 3–4
Tag 4 **Kalorienfackel**	45 Minuten (zwischen zügig und schnell 8-mal wechseln)	3 Minuten Aufwärmen 4 Minuten zügig 1 Minute schnell 2 Minuten Cool down	3–4 5–6 7–8 3–4
Tag 5 **Fettverbrenner**	60 Minuten	3 Minuten Aufwärmen 55 Minuten zügig 2 Minuten cool down	3–4 5–6 3–4
Tag 6 **Kalorienfackel**	45 Minuten (zwischen zügig und schnell 8-mal wechseln)	3 Minuten Aufwärmen 4 Minuten zügig 1 Minute schnell 2 Minuten cool down	3–4 5–6 7–8 3–4
Tag 7 **Ruhetag**			

	Trainingsdauer	Trainingsablauf	Intensität
Tag **1** Fettverbrenner	60 Minuten	3 Minuten Aufwärmen 55 Minuten zügig 2 Minuten Cool down	3–4 5–6 3–4
Tag **2** Kalorienfackel	45 Minuten (zwischen zügig und schnell 8-mal wechseln)	3 Minuten Aufwärmen 4 Minuten zügig 1 Minute schnell 2 Minuten Cool down	3–4 5–6 7–8 3–4
Tag **3** Fettverbrenner	60 Minuten	3 Minuten Aufwärmen 55 Minuten zügig 2 Minuten Cool down	3–4 5–6 3–4
Tag **4** Kalorienfackel	45 Minuten (zwischen zügig und schnell 8-mal wechseln)	3 Minuten Aufwärmen 4 Minuten zügig 1 Minute schnell 2 Minuten Cool down	3–4 5–6 7–8 3–4
Tag **5** Fettverbrenner	60 Minuten	3 Minuten Aufwärmen 55 Minuten zügig 2 Minuten cool down	3–4 5–6 3–4
Tag **6** Kalorienfackel	45 Minuten (zwischen zügig und schnell 8-mal wechseln)	3 Minuten Aufwärmen 4 Minuten zügig 1 Minute schnell 2 Minuten cool down	3–4 5–6 7–8 3–4
Tag **7** Ruhetag			

In Form kommen und das Tempo erhöhen

Der tägliche Spaziergang wird erst zum raschen Walken, wenn Sie an Form und Technik arbeiten. Der häufigste Fehler, der gemacht wird, wenn man schneller laufen möchte, sind längere Schritte. Längere Schritte können einen sogar verlangsamen, denn das ausgestreckte Bein wirkt wie eine Bremse. Zudem werden die Gelenke stärker belastet, was zu Verletzungen führen kann. Machen Sie lieber kürzere, schnellere Schritte, bei denen der Fuß komplett von der Ferse bis zu den Zehen abrollt und Sie sich mit den Zehen wieder abstoßen. Die Arme sollten im 90-Grad-Winkel gehalten werden und leicht vor und zurück pendeln, nach vorn nicht über Brusthöhe, nach hinten so, dass die Hand beinahe die Hüfte streift. Wenn Sie den Armen mehr Raum lassen, kommen Sie nicht so schnell voran. Arbeiten Sie an Ihrer Technik, dann werden Sie im Handumdrehen an anderen Walkern vorbeiziehen.

Der Stoffwechsel-Ankurbler: Muskeln gegen Bauchfett

Ich bin ein echter Fan von Krafttraining. (Meine Töchter wissen, »Mami macht Muskeln«, wenn ich ins Fitness-Studio abziehe.) Es steigert mein Selbstvertrauen. Außerdem mag ich, wie sich mein Körper danach anfühlt: gestrafft, stark und gesund. Obendrein weiß ich, wie wichtig Sport mit zunehmendem Alter ist. Krafttraining erhält kostbare Muskelmasse oder baut sie wieder

Die richtige Ausrüstung

Schuhe

▸ *Fragen Sie einen Fachverkäufer.* Im Fachgeschäft finden Sie Verkäufer, die Sie nach Ihrer Walking-Erfahrung fragen und Ihren Gang beurteilen. Damit wächst die Chance, den richtigen Schuh für Ihre Füße zu finden.

▸ *Füße messen.* Die Schuhgröße ändert sich mit der Zeit, und zu kleine Schuhe können Probleme bereiten. Achten Sie darauf, dass im Stehen vor dem großen Zeh noch ein Daumenbreit Platz ist.

▸ *Alle 500 bis 700 Kilometer die Schuhe ersetzen.* Wenn Sie an fünf Tagen in der Woche rund fünf Kilometer walken, bedeutet das, alle fünf bis acht Monate neue Schuhe zu kaufen. Bis ein Walkingschuh von außen abgelaufen aussieht, hat er seine innere Stützwirkung und Federung längst eingebüßt. Schmerzen an den Füßen, Knien und sogar im Lendenbereich gehen oft auf abgetragene Schuhe zurück.

Strümpfe

▸ *Spezielle Synthetikfasern saugen die Feuchtigkeit besser auf,* halten die Füße trocken und schützen so vor Blasen. Baumwollsocken sind ungeeignet. Da es dicke und dünne Socken gibt, sollten Sie beim Schuhkauf Ihre Sportsocken tragen. So können Sie leichter den richtigen Schuh finden.

Sicher unterwegs

► Walken Sie nicht allein.

► Wählen Sie Wege, die Sie gut kennen.

► Tragen Sie reflektierende Kleidung und im Dunkeln sowie in der Dämmerung eine Taschenlampe. Tagsüber sind helle Farben zu empfehlen.

► Möglichst nicht während der Hauptverkehrszeiten laufen, damit Sie nicht so viel Kohlenmonoxid einatmen.

► Keine Wertsachen tragen.

► Dem Verkehr entgegengehen, damit die Autofahrer Sie kommen sehen.

► Handy und Ausweis nicht vergessen.

► Wer Musik hört, sollte sie nur so laut stellen, dass ein nahendes Auto oder ein Radfahrer, der klingelt, noch zu hören ist.

auf, und Muskeln sind der kalorienverbrennende Motor im Körper, der den Stoffwechsel antreibt. Schon mit dem dreißigsten Geburtstag schwinden rund 200 Gramm Muskeln pro Jahr. Wer jetzt nicht aktiv wird, erlebt eine Verdoppelung dieses Tempos zur Zeit der Menopause. Je mehr Muskeln wir jedoch verlieren, desto weniger Kalorien verbrennt der Körper. Deshalb nehmen wir immer schneller zu, und es wird immer schwieriger, auch wieder abzunehmen. Weniger Muskelmasse macht zugleich schwächer, bis uns selbst Alltagstätigkeiten wie das Aufstehen von einem Stuhl oder Treppensteigen schwerfallen. Daraufhin bewegt man sich noch weniger, wodurch die Muskeln noch schneller zurückgehen und man noch mehr Fett ansetzt.

Wenn ein Muskel gefordert wird, entstehen mikroskopisch feine Risse im Gewebe. (Ich weiß, das Wort *Riss* klingt kein bisschen gesund, aber glauben Sie mir, in diesem Fall ist es das doch.) Daraufhin wird der Körper aktiv und füllt die Risse mit Protein, damit neues Muskelgewebe entsteht. Deshalb sollte man nach dem Krafttraining jeweils einen Tag Pause einlegen und den Muskeln für diese Reparaturen Zeit gönnen.

Durch den Wiederaufbau werden sie gekräftigt, und genau das wollen wir: Stärkere Muskeln lassen den Körper fester und straffer aussehen. Doch am wichtigsten ist, dass Muskelmasse siebenmal mehr Kalorien verbrennt als Fettgewebe (pro Pfund sind das täglich 15 Kalorien mehr). Je mehr Muskeln man hat, desto schneller verbrennt man Kalorien und verliert sein Bauchfett. Hinzu kommt, dass Krafttraining auch Ihre Energie erhöht. Fast jede Aufgabe fällt Ihnen leichter, so dass Sie tagsüber eher aktiv bleiben.

Und zu guter Letzt schützen und stärken Muskeln die Knochen, was besonders für Frauen von Bedeutung ist. Denn ab Mitte 30 geht bei uns nicht nur die Muskelmasse, sondern auch die Knochendichte zurück. Dieser Prozess beschleunigt sich mit der Zeit und legt zur Menopause noch einmal zu. Innerhalb der ersten fünf Jahre nach dem Aussetzen der Regelblutung verlieren manche Frauen bis zu 20 Prozent ihrer Knochenmasse. Dieser Rückgang kann bei Unfällen, aber auch spontan (ohne erkennbare Ursache) zu Knochenbrüchen führen, die mit zunehmendem Alter immer schlechter heilen, weil auch immer weniger Knochenzellen vorhanden sind, um den Bruch zu schließen. Der Knochenverlust führt auch zu Wirbelsäulenverkrümmungen, die nicht nur unangenehm sind, sondern aufrechtes Stehen erschweren und schließlich den Bauch vorstehen lassen. Krafttraining setzt die Knochen unter Stress. Durch die Zugwirkung der Muskeln und Sehnen verbessert sich die Knochendichte, und das Osteoporoserisiko geht zurück. Selbst wenn Sie bereits an Osteoporose leiden, kann Krafttraining hier gegensteuern. Halten Sie jedoch Rücksprache mit Ihrem Arzt, bevor Sie mit einem Sportprogramm beginnen.

Die gesundheitlichen Vorteile von Krafttraining sind:

► **Besserer Schlaf.** Wer regelmäßig Krafttraining betreibt, leidet seltener unter Schlafstörungen.

► **Mehr Muskeln.** Jedes Pfund verbrennt 15 Kalorien zusätzlich am Tag.

► **Besseres Gleichgewicht** durch die Kräftigung von Bändern und Sehnen.

► **Mehr Ausdauer.** Mit zunehmender Körperkraft ermüden Sie nicht so leicht.

► **Geringeres Diabetesrisiko.** Mageres Muskelgewebe unterstützt den Zuckerstoffwechsel.

► **Cellulite fällt weniger auf.** Feste, kompakte Muskeln glätten die klumpigen Fettansammlungen am Unterkörper.

Vor dem Start: Das sollten Sie über Krafttraining wissen!

Wenn Sie bisher kein Krafttraining betrieben haben, sollten Sie *jetzt* damit anfangen! Falls Sie schon Gewichte stemmen, können Sie das sicher noch etwas effektiver machen.

▸ **Fachbegriffe:** Wer zum ersten Mal zu den Hanteln greift, braucht ein paar Erklärungen. *Wdh.* bedeutet *Wiederholung*. Jedes Mal, wenn Sie eine Hantel heben und senken oder den Oberkörper vom Boden heben und wieder absenken, gilt das als eine Wiederholung. Eine bestimmte Anzahl von Wiederholungen (acht, zehn, zwölf und so weiter) nennt man einen *Satz*.

▸ **Gewichte:** Viele Frauen wählen zu leichte Gewichte und erzielen damit nicht den gewünschten Reiz, um den Stoffwechsel anzukurbeln und den Körper zu straffen. Scheuen Sie nicht vor schwereren Hanteln zurück. Sie bekommen damit keine dicken Muskelpakete (dafür haben Frauen einfach nicht die ausreichende Menge der Hormone, die für den Muskelaufbau verantwortlich sind), sondern Sie werden nur schneller stärker und straffer. Optimal ist es, wenn das Gewicht so schwer ist, dass Sie bei der letzten Wiederholung das Gefühl haben, die Bewegung nicht noch einmal sauber ausführen zu können. Wenn doch, brauchen Sie ein schwereres Gewicht. Wenn Sie hingegen nicht einmal acht Wiederholungen schaffen, ist Ihre Hantel zu schwer. Manche Muskeln sind größer als andere; deshalb brauchen Sie für Übungen, die Brust, Rücken, Beine und Gesäß beanspru-

FRAGE:

Wann soll ich Sport treiben?

Studien zufolge bleiben Menschen, die morgens trainieren, eher dabei, weil sie nicht so leicht abgelenkt werden. Abends lässt man schon eher mal ein Training aus. Wenn Sie jedoch kein Morgenmensch sind, reicht schon die Schlummertaste am Wecker als Ablenkung. Finden Sie also einen Zeitpunkt, zu dem Sie am ehesten bereit und in der Lage sind, sich anzustrengen. Es muss für Sie persönlich stimmen – sonst wird es immer etwas geben, was Ihren Zeitplan über den Haufen wirft. Wie viele Kalorien Sie verbrennen und wie schnell Sie Ergebnisse sehen, ist nicht von der Tageszeit abhängig. Es kommt nur darauf an, *dass Sie es tun*.

chen, schwerere Gewichte als für die kleineren Muskeln in Armen und Schultern.

▶ **Trainingsplan:** Beim *Ankurbler* führen Sie anfangs einen Satz mit zehn Wiederholungen durch und steigern sich innerhalb von vier Wochen auf zwei Sätze mit 15 Wiederholungen. Wann immer das verwendete Gewicht die Muskeln bei der letzten Wiederholung nicht vollständig beansprucht hat, wird es Zeit für ein schwereres Gewicht oder für die härtere Variante. (Bei den Bauchübungen können Sie die schwierigere Variante wählen oder die Anzahl der Wiederholungen steigern.)

Beim *Bauchtrimmer* geben wir eine bestimmte Anzahl Wiederholungen vor, machen aber Vorschläge, wie Sie es sich je nach persönlicher Form leichter oder schwerer machen können. Denken Sie immer daran: Nur herausfordernde Gewichte ergeben magere Muskeln.

▸ **Ausrüstung:** Für diesen Teil des Programms brauchen Sie zwei Hantelsets, ein schweres und ein leichtes. Anfänger beginnen mit einem Set von je eineinhalb und zwei Kilo. Fortgeschrittene können mit zwei Hanteln zu je zwei und vier Kilo beginnen. Das sind aber nur Anhaltswerte – wählen Sie die Gewichte letztlich entsprechend meiner vorherigen Ausführungen. Es ist gar nicht schwer: Wer nach Abschluss des Satzes noch weitermachen könnte, arbeitet nicht hart genug. Entweder machen Sie zu wenige Wiederholungen, oder die Gewichte sind zu leicht. Wer sich nach der letzten Wiederholung beim letzten Satz völlig verausgabt hat, macht es genau richtig. Mit zunehmender Muskelkraft gewöhnt man sich an die Anzahl der Sätze und Wiederholungen. Dann wird es Zeit für eine stärkere Belastung.

Der Wochenplan für den Ankurbler

Woche	Tag 2	Tag 4	Tag 6
1	10 Wdh.	10 Wdh.	10 Wdh.
2	15 Wdh.	15 Wdh.	15 Wdh.
3	2 Sätze, 10 Wdh.	2 Sätze, 10 Wdh.	2 Sätze, 10 Wdh.
4	2 Sätze, 15 Wdh.	2 Sätze, 15 Wdh.	2 Sätze, 15 Wdh.

Der Ankurbler

Ausfallschritt rückwärts mit Gewichten

BEWEGUNGSABLAUF

A Mit geschlossenen Füßen aufrecht stehen, in jeder Hand eine Hantel. Die Arme sind rechtwinklig gebeugt, so dass die Hanteln sich vor dem Körper befinden, die Unterarme parallel zum Boden sind und die Handflächen nach innen zeigen.

B Den rechten Fuß 60 Zentimeter bis einen Meter nach hinten setzen, dabei auf dem Fußballen landen. Knie beugen und das rechte Knie in Richtung Boden absenken, bis der linke Oberschenkel parallel zum Boden und das linke Knie direkt über dem linken Knöchel steht. Gleichzeitig die Hanteln nach hinten drücken und dabei die Arme strecken. Eine Sekunde halten, dann mit dem linken Fuß hochstemmen, aufrichten, beide Füße nebeneinanderstellen und die Arme wieder in die Ausgangsposition bringen. Nach einem Satz mit dem anderen Bein wiederholen.

FÜR ANFÄNGER

C Ausfallschritt im Stehen. Sie setzen zunächst den linken Fuß
60 Zentimeter bis einen Meter vor den rechten Fuß. Dabei löst
sich die rechte Ferse vom Boden. Diese Position einen Satz lang
beibehalten, dann die Beine wechseln und wiederholen.

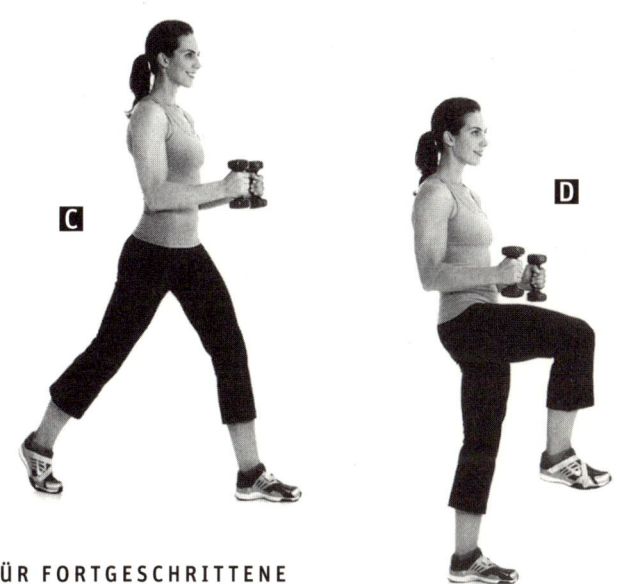

FÜR FORTGESCHRITTENE

D Beim Aufrichten aus dem Ausfallschritt das rechte Knie auf
Hüfthöhe rechtwinklig anheben. Gleichzeitig die Arme in die
Ausgangsposition bringen. Eine Sekunde auf dem linken Fuß
balancieren, dann den rechten Fuß nach hinten setzen und die
Übung wiederholen. Nach einem Satz mit dem anderen Bein
wiederholen.

423

Der Ankurbler

Kniebeugen mit Curl

BEWEGUNGSABLAUF

A Mit geschlossenen Füßen aufrecht stehen, in jeder Hand eine Hantel. Die Arme seitlich neben dem Körper, die Handflächen weisen nach vorn.

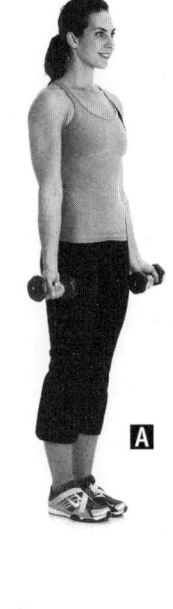

B Den linken Fuß etwa 60 Zentimeter zur Seite setzen und in Knien und Hüfte einknicken, als ob Sie sich setzen wollten. Setzen Sie sich so weit wie möglich nach hinten, und achten Sie darauf, dass die Knie nicht über die Zehenspitzen schieben. Gleichzeitig die Ellbogen beugen und die Hanteln bis an die Schultern heben. Oberarme und Schultern bewegen sich dabei nicht. Beim Aufrichten die Füße schließen und die Hanteln senken. Nach einem Satz mit dem rechten Fuß wiederholen.

FÜR ANFÄNGER

C Füße etwa schulterbreit auseinanderstellen und diese Position während der Kniebeugen beibehalten (also ohne Seitschritte).

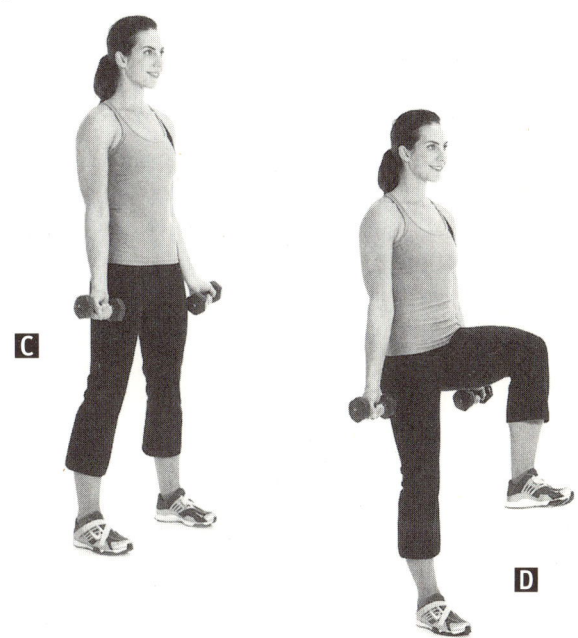

FÜR FORTGESCHRITTENE

D Beim Aufrichten aus der Hocke das linke Knie hüfthoch anheben, dabei das Bein im rechten Winkel halten. Eine Sekunde auf dem rechten Fuß balancieren, dann den linken Fuß zur Seite schwingen und wiederholen. Nach einem Satz mit dem anderen Bein wiederholen.

Der Ankurbler

Ausfallschritt zur Seite

BEWEGUNGSABLAUF

A Mit geschlossenen Füßen aufrecht stehen, in der linken Hand eine Hantel. Der linke Arm liegt seitlich an, die linke Hand zeigt zum Bein. Die rechte Hand auf die Hüfte legen.

B Den rechten Fuß 60 Zentimeter bis einen Meter zur Seite setzen und das rechte Knie beugen, dabei das Gesäß nach hinten setzen und die Hantel an den rechten Knöchel führen. Das rechte Knie bleibt hinter den Zehenspitzen. Mit dem rechten Fuß abstoßen und wieder hochkommen. Die Füße zusammenführen. Aus dieser Position den linken Arm zur linken Seite anheben, bis er auf Schulterhöhe ist, und das rechte Bein so hoch wie möglich zur gegenüberliegenden Seite heben (siehe Foto D auf der folgenden Seite). Eine Sekunde halten, dann in die Ausgangsposition zurückkehren. Nach einem Satz die Seiten wechseln und wiederholen.

FÜR ANFÄNGER

C Beim Heben des Armes auf Schulterhöhe den Fuß auf dem Boden lassen.

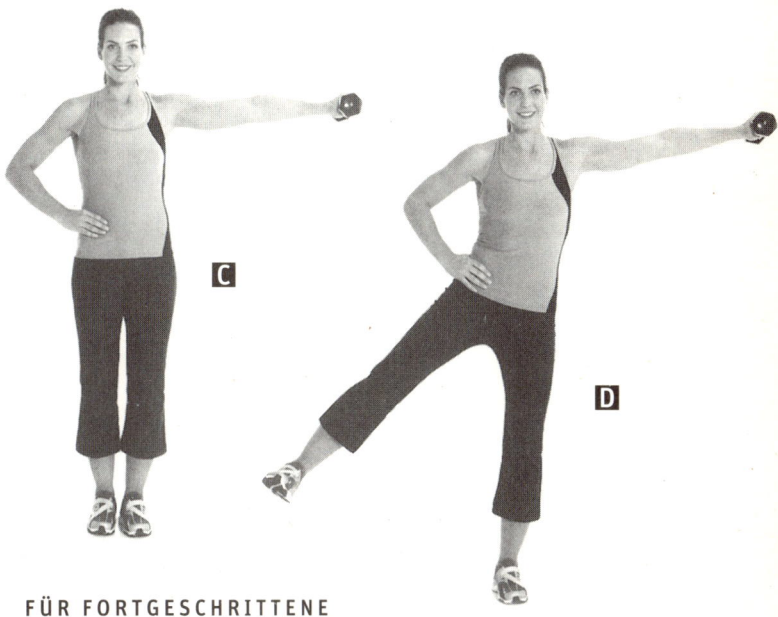

FÜR FORTGESCHRITTENE

D Aus dem seitlichen Ausfallschritt mit dem rechten Fuß hochdrücken, aufstehen, den linken Arm bis auf Schulterhöhe nach links anheben und das rechte Bein so hoch wie möglich zur Gegenseite anheben, dann sofort in den nächsten Ausfallschritt absenken. Nach einem Satz die Seiten wechseln und wiederholen.

Der Ankurbler

Liegestütz mit einarmigem Rudern

BEWEGUNGSABLAUF

A Gehen Sie mit einer Hantel in jeder Hand in den Vierfüßerstand. Mit den Händen so nach vorn wandern, dass der Körper vom Kopf bis zu den Knien eine gerade Linie bildet, die Hände direkt unter den Schultern und die Füße in der Luft sind.

B Ellbogen eng am Körper beugen, dabei die Brust fast bis zum Boden absenken. Aus den Händen heraus wieder in die Ausgangsposition drücken.

C Dann den rechten Ellbogen eng am Körper nach hinten ziehen, bis die Hantel auf Brusthöhe ist. Die Hantel wieder absenken und die Übung mit dem linken Arm wiederholen. Auf diese Weise mit abwechselndem einarmigem Rudern einen Satz Wiederholungen durchführen (eine Wiederholung bedeutet einmal rechts und einmal links rudern).

FÜR ANFÄNGER

Die Übung unterteilen. Erst einen Satz Liegestütze ohne Hanteln durchführen.

D Dann auf Händen und Knien abwechselnd mit beiden Armen rudern.

FÜR FORTGESCHRITTENE

E Machen Sie vollständige Liegestütze, bei denen Sie sich auf Händen und Zehen ausbalancieren.

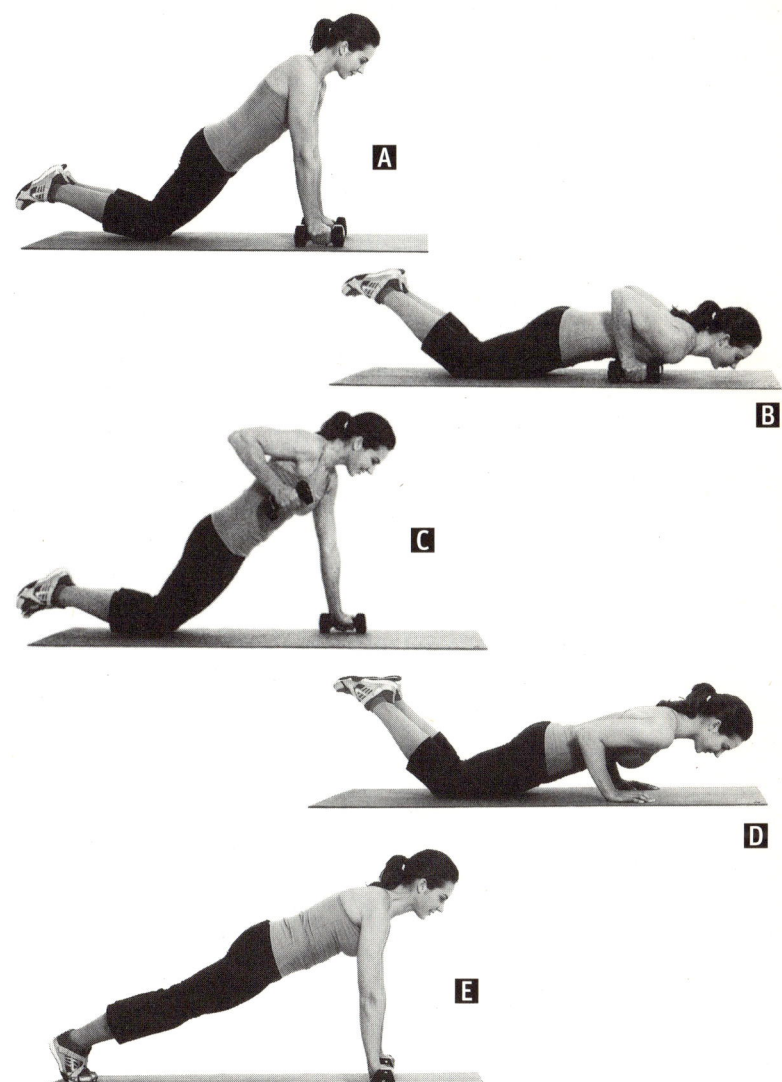

429

Der Bauchtrimmer: So kommen die Bauchmuskeln in Form

Teil 3 unseres Bewegungsprogramms zielt natürlich auf Ihre Bauchmuskeln ab. Jetzt muss ich aber noch etwas gestehen: Als ich jünger war, habe ich diese letzten fünf Minuten meiner Step-Aerobic-Stunde, in der es an die Bauchmuskeln ging, oft ausgelassen. Das lag allerdings daran, dass wir nur Sit-ups machten. *Lang-wei-lig!* Außerdem schienen die keinerlei Auswirkung auf meinen Bauch zu haben. Unser Konzept zur Bauchstraffung kombiniert Pilates-Übungen mit traditionellem Bauchtraining und Gleichgewichtsübungen, damit Sie Ihre Taille von allen Seiten angehen. Alle Übungen wurden unter Laborbedingungen überprüft und führen garantiert zu besseren Ergebnissen als normale Sit-ups.

Beim *Aufrollen* wird der wichtigste Bauchmuskel, der Rectus abdominis, beansprucht, der von den Rippen bis hinunter zum Becken verläuft. Das ist 80 Prozent effektiver als ein gewöhnlicher Sit-up.

Das *Radfahren* empfiehlt sich besonders, wenn die Zeit nur für eine Übung reicht. Es trainiert den Hauptbauchmuskel noch wirkungsvoller, spricht aber zusätzlich auch die schräge Bauchmuskulatur an, die den Rumpf umschließt. Einer amerikanischen Untersuchung zufolge erhöht sich die Aktivität dabei gegenüber einem üblichen Sit-up um 190 Prozent.

Übungen wie die *Planke* oder das *Arm-und-Bein-Strecken* zielen auf Bauch- und Rückenmuskulatur gleichermaßen ab. Starke Rückenmuskeln sorgen für eine gute, aufrechte Haltung

(Nebeneffekt!), wodurch der Bauch praktisch sofort straffer wirkt.

Zu guter Letzt nimmt die *halbe Kerze* die unteren Bauchmuskeln ins Visier. Da der Rectus abdominis ein langer, durchlaufender Muskel ist, kann man obere und untere Bauchmuskeln nicht einzeln ansprechen. Mit dieser Übung beanspruchen Sie jedoch besonders die unteren Fasern dieses Muskels, und zwar mehr als bei normalen Sit-ups, während der obere Teil ebenfalls zu arbeiten hat.

Fazit? Kein einziger Sit-up. Und jetzt kennen Sie auch den Hintergrund.

Der Wochenplan für den Bauchtrimmer

Woche	Tag 2	Tag 4	Tag 6
1	10 Wdh.	10 Wdh.	10 Wdh.
2	15 Wdh.	15 Wdh.	15 Wdh.
3	2 Sätze, 10 Wdh.	2 Sätze, 10 Wdh.	2 Sätze, 10 Wdh.
4	2 Sätze, 15 Wdh.	2 Sätze, 15 Wdh.	2 Sätze, 15 Wdh.

Der Bauchtrimmer

Rad fahren

BEWEGUNGSABLAUF

A Gehen Sie in die Rückenlage. Die Knie stehen über der Hüfte, die Unterschenkel sind parallel zum Boden, die Hände liegen am Nacken.

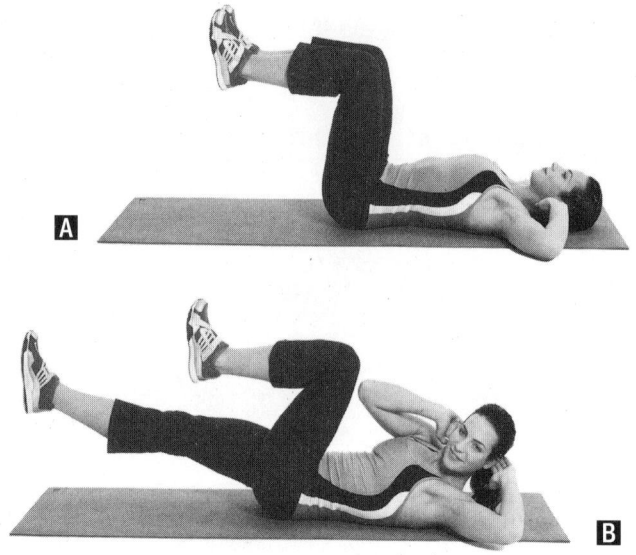

B Spannen Sie Ihre Bauchmuskeln an, und heben Sie damit Kopf und Schultern vom Boden, während Sie das rechte Bein so strecken, dass es etwa 25 Zentimeter über dem Boden schwebt. Nach links drehen, damit rechter Ellbogen und linkes Knie sich aufeinander zubewegen. Nicht am Nacken ziehen – die Bewegung soll aus den Bauchmuskeln kommen. Eine Sekunde halten, dann Seitenwechsel nach rechts. Das ist eine Wiederholung.

FÜR ANFÄNGER

C Beim Heben und Drehen des Oberkörpers die Füße flach auf den Boden stellen. Die Knie sind angewinkelt.

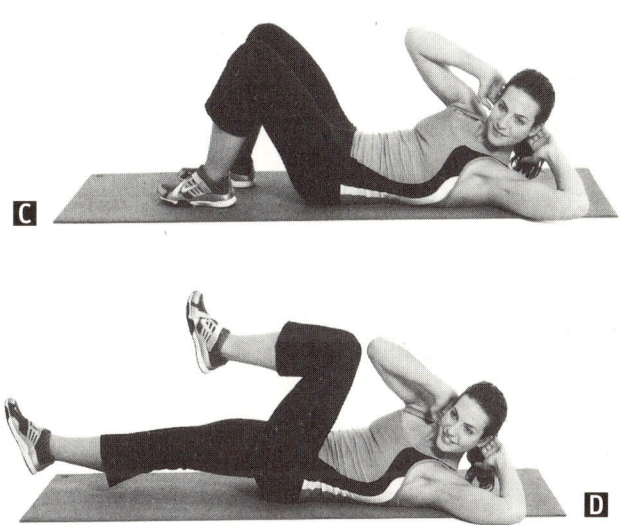

FÜR FORTGESCHRITTENE

D Das ausgestreckte Bein bis auf acht Zentimeter über dem Boden absenken.

Der Bauchtrimmer

Planke

HAUPTBEWEGUNG

A Nehmen Sie die Bauchlage ein. Der Oberkörper stützt sich auf die Unterarme, die Ellbogen senkrecht unter den Schultern. Die Zehen sind angezogen und aufgestellt.

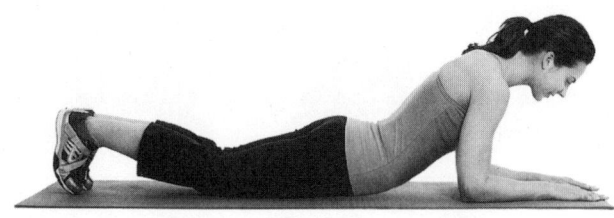

A

B Bauchmuskeln anspannen und damit Bauch und Beine so vom Boden heben, dass der Körper vom Kopf bis zu den Fersen eine gerade Linie bildet. 15 Sekunden halten (jede Woche 15 Sekunden verlängern, so dass Sie es in der vierten Woche schon eine Minute schaffen). Sie brauchen nur eine Wiederholung.

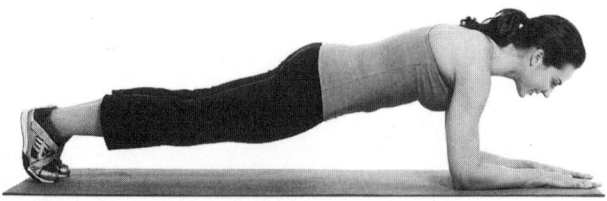

B

FÜR ANFÄNGER

C Die Knie bleiben auf dem Boden, und Sie heben nur den Bauch. Dabei auf Knien und Unterarmen balancieren. In dieser Position halten.

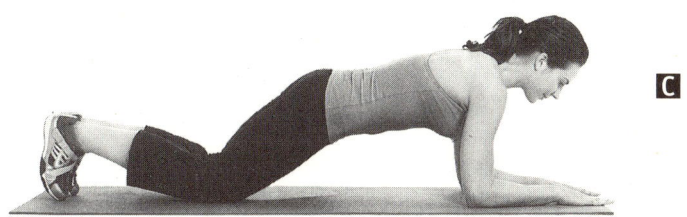

C

FÜR FORTGESCHRITTENE

D Den rechten Fuß vom Boden heben und die Hälfte der Zeit so halten, dann das Bein wechseln und die restliche Zeit halten.

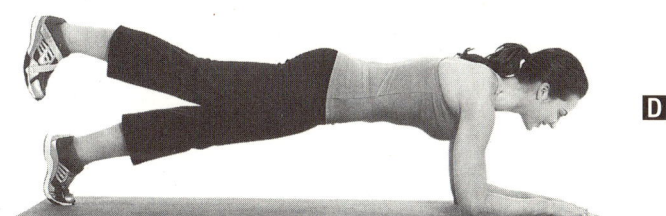

D

435

Der Bauchtrimmer

Aufrollen

BEWEGUNGSABLAUF

A Gehen Sie in die Rückenlage. Die Arme gestreckt über dem Kopf ablegen, die Beine sind leicht angewinkelt. Die Füße stehen flach auf dem Boden.

B Beim Einatmen die Arme über die Brust heben. Mit dem Ausatmen den Kopf auf die Brust rollen, dabei Kopf und Schultern vom Boden heben (die Arme bleiben während der gesamten Bewegung neben den Ohren). Oberschenkelinnenseiten zusammendrücken und den Nabel in Richtung Wirbelsäule ziehen. Langsam vom Boden lösen, bis Sie die Sitzposition erreicht haben. Dann die Beine etwas auseinandernehmen, bis eine C-Form entsteht – runder Rücken, Kopf an den Knien und die Arme nach vorn gestreckt. Langsam die ganze Bewegung umkehren und Wirbel für Wirbel abrollen, dabei einatmen und die Bauchmuskeln anspannen.

FÜR ANFÄNGER

C Sie sitzen aufrecht auf dem Boden. Die Knie sind leicht angewinkelt, die Füße stehen flach auf dem Boden, die Arme sind in Schulterhöhe nach vorn gestreckt. Beim Ausatmen nur etwa 45 Grad Wirbel für Wirbel nach hinten abrollen, dabei die Bauchmuskulatur anspannen. Wieder nach oben rollen.

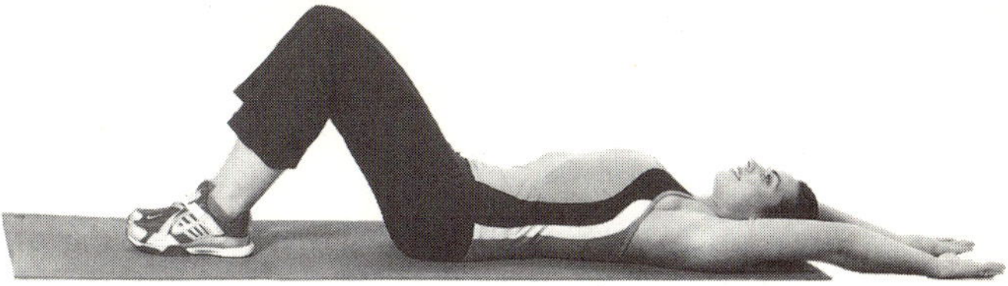

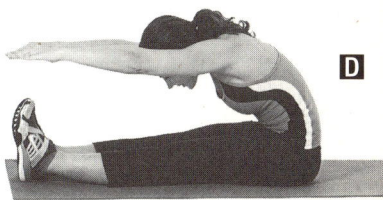

A

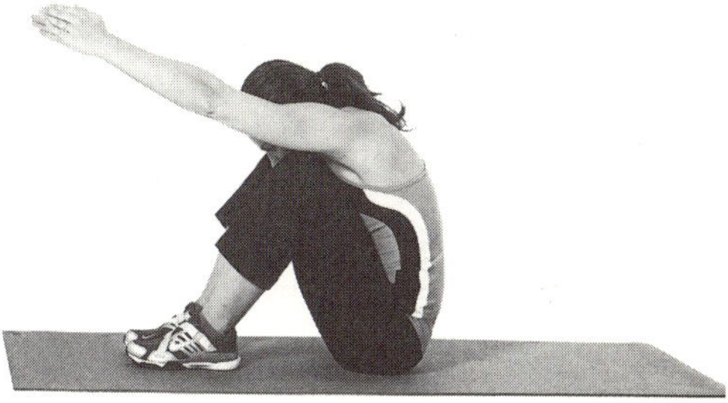

B

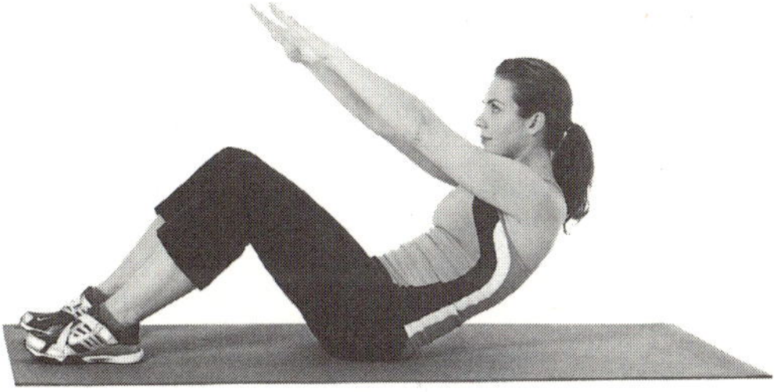

C

FÜR FORTGESCHRITTENE

D Den gesamten Bewegungs-
ablauf mit gestreckten
Beinen durchführen.

D

Der Bauchtrimmer

Arm-und-Bein-Strecken

BEWEGUNGSABLAUF

A Sie knien im Vierfüßerstand mit den Händen senkrecht unter den Schultern und den Knien senkrecht unter der Hüfte.

B Mit geradem Rücken gleichzeitig das rechte Bein und den linken Arm anheben und in einer Linie mit Kopf und Rücken nach vorn und hinten strecken. Die Finger zeigen geradeaus, die Zehen nach hinten. Eine Sekunde halten, dann senken. Nach einem Satz die Seite wechseln und wiederholen.

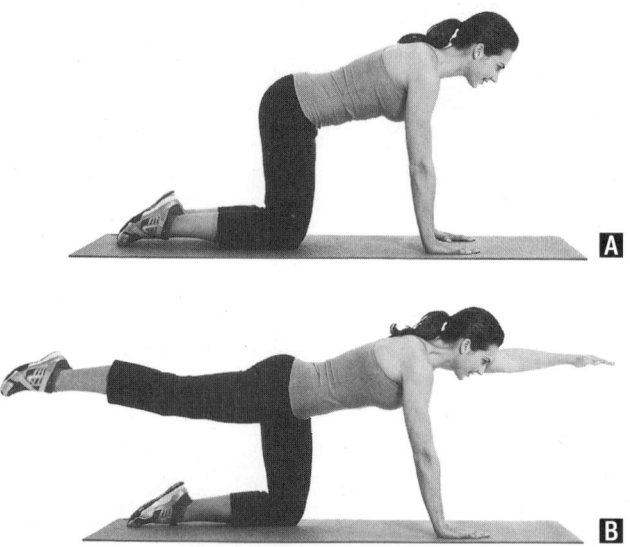

FÜR ANFÄNGER

C Anstatt Arm und Bein zu heben und zu senken, 15 Sekunden in einer Linie mit dem Rücken halten, dann die Seite wechseln. Eine Wiederholung pro Seite reicht aus. Steigern Sie die Haltezeit allmählich auf eine volle Minute.

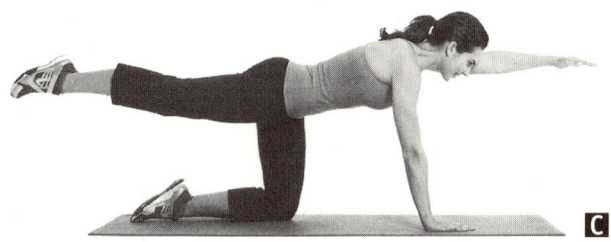

FÜR FORTGESCHRITTENE

D Aus der Halteposition die Bauchmuskeln zusammenziehen und linken Ellbogen sowie rechtes Knie unter dem Körper zueinanderziehen. Eine Sekunde halten, wieder strecken und wiederholen. Nach einem Satz die Seiten wechseln und wiederholen.

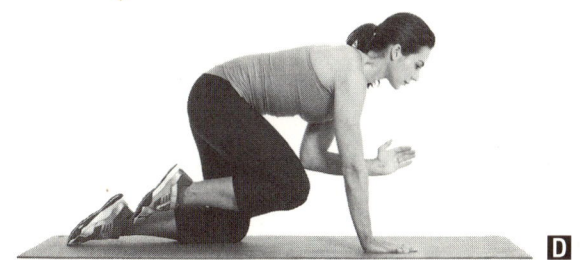

Der Bauchtrimmer

Halbe Kerze

BEWEGUNGSABLAUF

A Gehen Sie in die Rückenlage, Arme seitlich neben dem Körper. Beine beugen, so dass sich die Füße vom Boden heben und die Oberschenkel über der Hüfte stehen.

B Die Bauchmuskeln zur Wirbelsäule ziehen und damit die Hüfte vom Boden abheben. Die Beine bleiben gebeugt, Hände und Arme entspannt; sie dürfen nicht helfen. Eine Sekunde halten, dann die Hüfte langsam wieder absenken und die Beine etwas beugen.

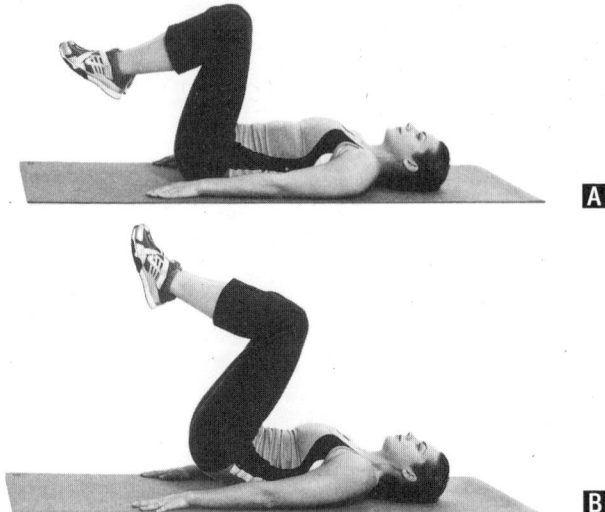

FÜR ANFÄNGER

C Die Knie sind angewinkelt, die Füße stehen flach auf dem Boden. Bauchmuskeln zusammenziehen und den Lendenbereich in den Boden drücken. Hüfte mit Muskelkraft heben, so dass das Becken kippt, ohne dass sich die Füße vom Boden lösen.

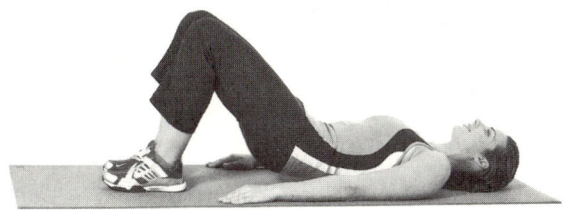

FÜR FORTGESCHRITTENE

D Beim Heben der Hüfte die Beine strecken, beim Absenken wieder beugen.

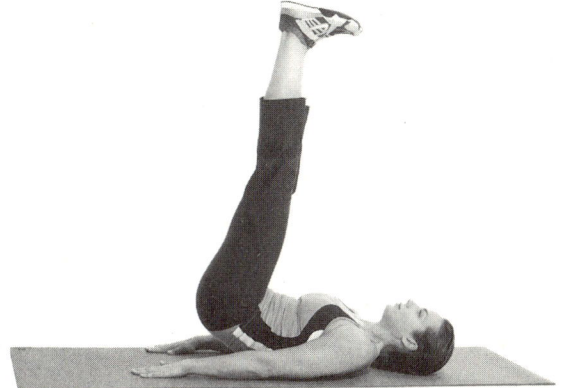

Das Komplettprogramm: Ihr 28-Tage-Bauch-weg-Training

Woche	Tag 1	Tag 2	Tag 3	
1	Fettbrenner 30 Minuten	Kalorienfackel 25 Minuten	Fettbrenner 30 Minuten	
	Bauchtrimmer 10 Wdh.	Antreiber 10 Wdh.	Bauchtrimmer 10 Wdh.	
2	Fettbrenner 45 Minuten	Kalorienfackel 35 Minuten	Fettbrenner 45 Minuten	
	Bauchtrimmer 15 Wdh.	Antreiber 15 Wdh.	Bauchtrimmer 15 Wdh.	
3	Fettbrenner 60 Minuten	Kalorienfackel 45 Minuten	Fettbrenner 60 Minuten	
	Bauchtrimmer 2 Sätze, 10 Wdh.	Antreiber 2 Sätze, 10 Wdh.	Bauchtrimmer 2 Sätze, 10 Wdh.	
4	Fettbrenner 60 Minuten	Kalorienfackel 45 Minuten	Fettbrenner 60 Minuten	
	Bauchtrimmer 2 Sätze, 15 Wdh.	Antreiber 2 Sätze, 15 Wdh.	Bauchtrimmer 2 Sätze, 15 Wdh.	

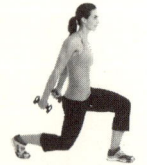 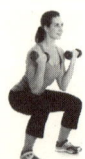 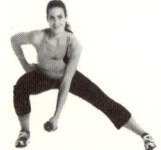 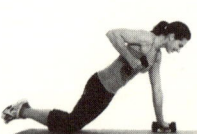

Tag 4	Tag 5	Tag 6	Tag 7
Kalorienfackel 25 Minuten	Fettbrenner 30 Minuten	Kalorienfackel 25 Minuten	Ruhetag
Antreiber 10 Wdh.	Bauchtrimmer 10 Wdh.	Antreiber 10 Wdh.	
Kalorienfackel 35 Minuten	Fettbrenner 45 Minuten	Kalorienfackel 35 Minuten	Ruhetag
Antreiber 15 Wdh.	Bauchtrimmer 15 Wdh.	Antreiber 15 Wdh.	
Kalorienfackel 45 Minuten	Fettbrenner 60 Minuten	Kalorienfackel 45 Minuten	Ruhetag
Antreiber 2 Sätze, 10 Wdh.	Bauchtrimmer 2 Sätze, 10 Wdh.	Antreiber 2 Sätze, 10 Wdh.	
Kalorienfackel 45 Minuten	Fettbrenner 60 Minuten	Kalorienfackel 45 Minuten	Ruhetag
Antreiber 2 Sätze, 15 Wdh.	Bauchtrimmer 2 Sätze, 15 Wdh.	Antreiber 2 Sätze, 15 Wdh.	

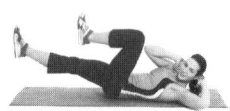 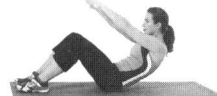 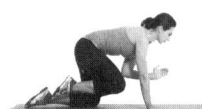

443

Nach dem Training dehnen

Vor dem Training wärmen Sie sich am besten durch leichte Aktivität auf. Der beste Zeitpunkt für Dehnübungen ist nach dem Training, wenn die Muskeln warm und geschmeidig sind. Dann begünstigt das Dehnen auch die Erholungsphase und verbessert die Haltung – Sie stehen aufrechter, und schon das lässt den Bauch sofort flacher erscheinen.

Unsere drei Dehnübungen sind für die großen Muskelgruppen, mit denen Sie gearbeitet haben. Beginnen Sie sanft, und hören Sie sanft auf. Jede Position wird zehn Sekunden gehalten, ohne zu federn. Jede Übung drei- bis sechsmal wiederholen, dabei tief durchatmen.

▶ *Vorderen Oberschenkel dehnen:* Die Füße stehen nebeneinander. Das linke Knie nach hinten beugen und den linken Fuß ans Gesäß heben. (Notfalls mit der rechten Hand auf einer Stuhllehne oder an der Wand abstützen.) Mit der linken Hand nach dem linken Fuß greifen und diesen an den Körper ziehen, bis Sie die Dehnung an der Vorderseite des linken Oberschenkels und in der Hüfte spüren. Zehn Sekunden halten, dann lösen. Mit dem anderen Bein wiederholen.

▶ *Waden dehnen:* Den rechten Fuß 60 Zentimeter bis einen Meter vor den linken stellen. Die Zehen weisen nach vorn. Beide Hände auf den rechten Oberschenkel setzen und das rechte Knie beugen, dabei das linke Bein gerade lassen und die linke Ferse gegen den Boden drücken. Sie sollten die Dehnung in der linken Wade spüren. Zehn Sekunden halten, dann lösen. Mit dem anderen Bein wiederholen.

▶ *Hinteren Oberschenkelmuskel dehnen:* Aus der Position für die Wadendehnung den hinteren Fuß 15 bis 30 Zentimeter weiter nach hinten setzen. Das vordere Bein strecken, die vorderen Zehen vom Boden heben, das hintere Bein beugen und das Gesäß nach hinten setzen, dabei die Hände auf den Oberschenkel legen. Das vordere Knie darf nicht ganz durchgestreckt sein! Sie sollten eine Dehnung entlang des hinteren Oberschenkels des gestreckten Beins spüren. Zehn Sekunden halten, dann lösen. Mit dem anderen Bein wiederholen.

Motivation erhalten

Zum Schluss noch ein Wort zur persönlichen Motivation. Inzwischen haben Sie es sicher verstanden: Auf dem ganzen Weg zum schlanken Bauch kommt es darauf an, dass Sie an sich selbst glauben. Wie wichtig die richtige Einstellung ist, sehe ich sofort bei jeder Geschichte über erfolgreiches Abnehmen und immer, wenn sich jemand einer besonderen Herausforderung mutig gestellt hat. Die persönliche Entschlossenheit ist das »gewisse Etwas«, das bessere, schnellere und nachhaltige Ergebnisse bewirkt.

Daran müssen Sie unbedingt denken, wenn es mal schwierig wird: Umdenken kann Ihre bisherige Einstellung zu Sport komplett verändern. Unser Gehirn ist so einflussreich, dass es die Muskeln schon kräftigen kann, ohne dass Sie eine einzige Hantel heben. Als Forscher an der amerikanischen Cleveland Clinic gesunde Freiwillige aufforderten, sich vorzustellen, dass sie ihre Handmuskeln zusammenziehen, erhöhte sich die Kraft in den Händen um 35 Prozent. Auch wenn es noch nicht viele Untersuchungen zu diesem Thema gibt, sollten Sie sich doch vorstellen, was Ihr Verstand während des tatsächlichen Trainings bewirken kann.

Visualisieren Sie vor jedem Training, Sie seien stark, voller Energie und federleicht. Denken Sie nicht daran, wie mühsam der Tag war oder wie müde Sie gerade sind, sondern sehen Sie sich auf Wolken laufen oder als ob eine unsichtbare Kraft Sie heben würde und Ihnen beim nächsten Schritt, mit dem nächsten Gewicht oder bei der Vollendung dieser einen Übung beistünde. Gedanken haben sehr viel Macht – nutzen Sie diese Macht! Wenn Sie sich ein paar Sekunden Zeit nehmen, an einer guten Einstellung zu arbeiten, werden Sie staunen, wie viel leichter, schneller und angenehmer Ihr Training anschließend abläuft.

Vier Gründe für Musik beim Training

1. *Glücksgefühle.* Eine bahnbrechende Studie der kanadischen Universität McGill, die mit bildgebenden Verfahren durchgeführt wurde, zeigt erstmalig, das Musik im Gehirn dieselben Belohnungs- oder Lustzentren aktiviert, die auch bei positiven Gefühlen durch Essen oder (ob Sie's glauben oder nicht) Sex angesprochen werden.[5]

2. *Mehr Tempo.* Australische Forscher fanden heraus, dass wir uns mit steigendem Takttempo mehr verausgaben. Andere Studien haben ergeben, dass Menschen, die beim Training Musik hören, mehr Ausdauer an den Tag legen, deshalb länger trainieren und somit mehr Kalorien verbrennen.

3. *Gut fürs Gehirn.* In der ersten Untersuchung zur kombinierten Wirkung von Musik und Bewegung auf die geistige Leistung stellte Charles Emery, Hauptautor der Studie und Professor für Psychologie an der amerikanischen Ohio State University, fest, dass mit dieser Kombination bessere Ergebnisse in einem Wortschatztest erzielt wurden.[6]

4. *Schneller abnehmen.* Frauen, die zu Musik trainierten, konnten bis zu vier Kilo mehr abnehmen als Frauen, die in der Stille vor sich hin schwitzten.

FRAGE:

Ich treibe sowieso schon viel Sport. Soll ich mein bisheriges Programm beibehalten oder lieber dieses hier machen?

Wenn Sie bereits ein Training haben, das Ihnen Spaß macht, bleiben Sie natürlich dabei. Es ist viel leichter, etwas durchzuhalten, was uns wirklich liegt. Ich möchte Sie dennoch ermutigen, Ihre Übungen mit denen zu vergleichen, die wir hier empfehlen. Vielleicht möchten Sie Ihre Übungen dann etwas anpassen, damit auch Ihr Bauch maximal davon profitiert. Stellen Sie sich dazu folgende Fragen:

Arbeite ich mindestens zweimal pro Woche mit Gewichten? Wenn nicht, sollten Sie vielleicht zusätzlich die Ankurbler-Übungen (siehe Seiten 422–429) durchführen. Oder Sie gehen zu dreimal Krafttraining pro Woche über und flechten ein paar Kombibewegungen aus dem Ankurbler mit ein. Wer viele Körperregionen gleichzeitig beansprucht, verbrennt mehr Kalorien.

Mache ich mindestens fünfmal pro Woche 30 bis 60 Minuten Ausdauertraining (Walken, Radfahren, Joggen, Schwimmen, Crosstrainer oder Stepper)? Wenn nicht, sollten Sie länger oder häufiger trainieren, um den täglichen Kalorienverbrauch zu erhöhen. Damit sich Ihr Training noch mehr lohnt, können Sie aber auch an drei Tagen ein Intervalltraining wie mit der Kalorienfackel einlegen. Oder verwandeln Sie jedes Herz-Kreislauf-Training in ein Intervalltraining, indem Sie die Intensität 30 bis 60 Sekunden lang deutlich erhöhen und danach wieder für zwei bis fünf Minuten im gewohnten Tempo weitermachen.

Mache ich mindestens zweimal pro Woche gezieltes Bauchmuskeltraining? Wenn nicht, können Sie für den Anfang einfach eine oder zwei Übungen aus dem Bauchtrimmer (siehe Seiten 432–441) in Ihr Programm aufnehmen, um die Taille zu straffen.

Erfolg mit der *Bauch-weg-Diät*

Evelyn Gomer

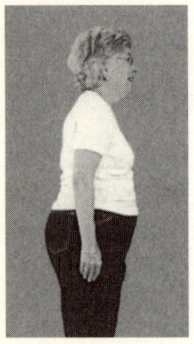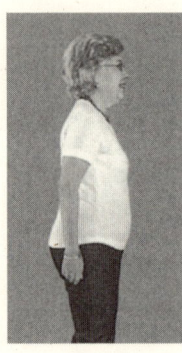

Gewichtsverlust:

3,0 kg

in 32 Tagen

Umfang:

21 cm

weniger

Evelyn Gomer bekam den Anstoß zur *Bauch-weg-Diät* von ihren Freundinnen – zumindest indirekt. »Ich habe viele Jahre in der Innenstadt gelebt. Die meisten Innenstadtfrauen sind schlank und gut gekleidet. Das galt auch für mich – bis ich aus der Stadt wegzog. Ich habe spät geheiratet und bin dann in die Vorstadt gezogen, wo die Frauen eher, nun ja, matronenhaft aussahen. Aus unerfindlichen Gründen habe ich mich einfach gehen lassen, und zwar vollständig.«

Irgendwann zog sie mit ihrem Mann zurück in die Stadt, wo ihre alten Freundinnen immer noch rank und schlank waren – nur sie nicht. »Ich wollte wieder so sein wie früher«, sagt Evelyn. »Deshalb habe ich sofort aufgemerkt, als ich von dieser Diät gehört habe.« Natürlich hatte sie auch vorher schon Diätversuche unternommen, doch ohne bleibenden Erfolg. »Diese Diät hingegen war ein Segen!«

Das Erste, worüber sich Evelyn freute, war der ausbleibende Hunger. »Mir geht es gar nicht gut, wenn ich Hunger habe. Der Magen knurrt, und ich werde sehr müde und schlapp. Aber mit vier Mahlzeiten am Tag hat es bei mir geklappt. Dazu noch die EUFS!« Wie die meisten Teilnehmerinnen der *Bauch-weg-Diät* hatte auch Evelyn zuvor noch nie von EUFS gehört. Als sie erfuhr, dass sie Nüsse essen durfte, war sie überglücklich. »Ich liebe Nüsse in jeder Form. Sie haben mir auch geholfen, meine Lust auf fettere Desserts zu lindern. Ich kann immer noch nicht glauben, dass etwas so Fettreiches so gesund ist«, stellt sie fest. »Unterwegs habe ich sicherheitshalber immer ein Glas Erdnussbutter dabei, falls ich irgendwo lande, wo ich nichts Gesundes finde. An Nüssen herumzuknabbern macht mich schön satt. Aber es gibt ja noch so viele andere leckere Sachen, zwischen denen man wählen kann.«

Evelyn hat es gern praktisch und unkompliziert. Sie las sich alle Gerichte und Rezepte für die 28 Tage durch und wählte 20 aus, die sich für sie lecker anhörten und keine »halbe Million Zutaten« benötigten. Diese Gerichte kochte sie einfach immer wieder. Nach einer Weile kannte sie alles auswendig und brauchte beim Kochen nicht mehr nachzulesen. Außerdem hatte Evelyn mit einem Großeinkauf alles Nötige im Haus.

Neben den Kilos, die sie in nur vier Wochen verloren hat, hatte die *Bauch-weg-Diät* für Evelyn einen weiteren Vorteil: Auch ihr Mann scheint abzunehmen. »Er ist nicht auf Diät«, wehrt sie ab, »aber ich habe nicht mehr so viel gekocht, und deshalb ist er mehr auf sich gestellt und isst viel weniger als sonst. Er nimmt ab und ist ganz zufrieden damit.«

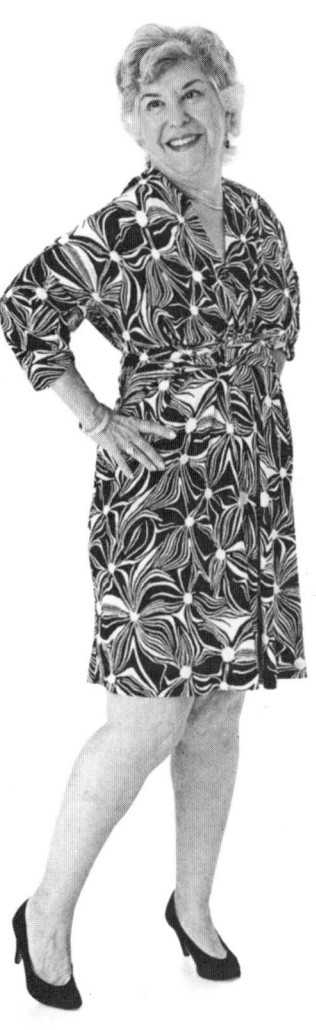

Kapitel 10

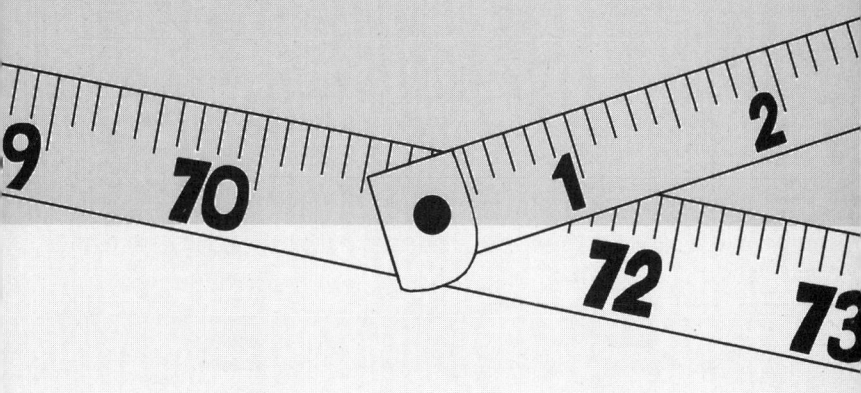

Was kommt
ab Tag 33?

Aus den USA schwappen zwei Trends nach Europa. Zum einen ist der Prozentsatz der Menschen, die durch eine Diät abnehmen möchten, seit 2004 von 33 auf 29 Prozent zurückgegangen.[1] Zum anderen bemühen sich immer mehr Menschen um eine gesunde Ernährung. 75 Prozent aller Einkäufer versuchen, gesünder zu essen – im Jahr 2000 lag diese Zahl nur bei 45 Prozent.[2]

Es wird mehr Obst, Gemüse und Vollkorn verzehrt als früher, und in manchen Umfragen geben 90 Prozent der Teilnehmer an, dass sie Maßnahmen ergreifen, um ihr Essen gesünder zu gestalten, beispielsweise weniger Salz, Zucker oder gesättigte Fette zu verwenden oder mehr auf die Portionsgröße zu achten. Den Menschen ist also eine gesunde Wahl, die ihnen langfristig nützt, wichtiger, als sich an irgendeine Blitzdiät zu halten. Und genauso sollte die *Bauch-weg-Diät* in erster Linie konzipiert sein: etwas, woran sich die Leser den Rest ihres Lebens halten können.

Vermutlich haben Sie inzwischen die ersten 32 Tage der *Bauch-weg-Diät* hinter sich – und damit einiges geschafft! Wenn Sie den Plan befolgt haben (EUFS zu jeder Mahlzeit, maximal 1600 Kalorien am Tag, regelmäßig gezielte Bewegung und mehr Klarheit über Ihre Einstellung zum Essen), haben Sie den ersten und schwierigsten Schritt zu einer gesünderen Zukunft bereits getan. Und wie nebenbei haben Sie wahrscheinlich einen Teil des gefährlichsten Fettes verloren, das Menschen einlagern können: Bauchfett.

Außerdem hoffe ich, dass Sie um einige Erfahrungen reicher sind, die es noch lohnender machen, sich an die Bauch-weg-Regeln zu halten. Sie kennen sich inzwischen besser mit der Anatomie und den Funktionen des Verdauungssystems aus. Sie verstehen, warum unsichtbares Fett angsteinflößender sein kann als das, was über Ihren Hosenbund quillt. Und Sie kennen die enge Verbindung zwischen Stress, Kortisol und Ihrem Körper.

Um all dieses Wissen für sich, Ihren Bauch und Ihre Gesundheit dauerhaft zu nutzen, brauchen Sie nur die drei grundlegenden Bauch-weg-Regeln einzuhalten, mit denen Sie inzwischen vermutlich längst vertraut sind. Ich hoffe, Sie haben mittlerweile festgestellt, dass es wirklich möglich ist, sich für immer an das Konzept der *Bauch-weg-Diät* zu halten.

Unsere Probandinnen und Probanden jedenfalls sind dem Konzept treu geblieben. Nach Abschluss der Testphase haben sie unisono ungefragt bestätigt, dass sie auch weiterhin dabeibleiben wollen. Alle haben abgenommen, ihre Maße verbessert und keinen Augenblick gehungert. Woche für Woche haben sie uns gemeldet, dass sie keinen Hunger, keine Heißhungerattacken, aber endlos Energie hätten. Die Rezepte sind von jedem begeistert angenommen worden. Und nachdem jeder verstanden hatte, worum es ging, gefiel allen die Vorstellung, dass sie nicht die Tage zu zählen brauchten, bis sie endlich wieder »etwas Vernünftiges« zu essen bekämen.

Denn Erfolg bei der *Bauch-weg-Diät* bedeutet mehr als eine attraktivere Figur. Hier geht es um ein längeres, gesünderes Leben. In diesem Abschlusskapitel erhalten Sie das Rüstzeug, um jahrzehntelang *alle* Vorteile des Bauch-weg-Konzepts zu genießen.

Für immer schlank: Ernährungsregeln

▶ *Regel Nummer 1:* Bleiben Sie bei 400 Kalorien pro Mahlzeit.

▶ *Regel Nummer 2:* Essen Sie spätestens alle vier Stunden etwas.

▶ *Regel Nummer 3:* Bereichern Sie jede Mahlzeit mit einer Portion EUFS.

Regel Nummer 1: Bleiben Sie bei 400 Kalorien pro Mahlzeit.

Ich will hier keine Wortklauberei betreiben: Damit das Gewicht unten und Ihr Stoffwechsel auf Kurs bleiben, müssen Sie Ihre Kalorienaufnahme auch weiterhin begrenzen. Bleiben Sie bei 400 Kalorien pro Mahlzeit, also 1600 Kalorien pro Tag. Warum, fragen Sie sich, sollte man *nach* Erreichen seines Ziels dieselbe Kalorienzahl beibehalten, mit der dieses Ziel verfolgt wurde? Ganz einfach: 1600 Kalorien reichen aus, um uns mit Energie zu versorgen, das Immunsystem zu stärken und die kostbare kalorienverbrennende Muskelmasse zu erhalten (damit Sie sich nicht abgespannt, launisch oder hungrig fühlen), sind aber nicht so viel, dass der Bauch wieder wächst (und Sie für alle damit verbundenen Gesundheitsrisiken empfänglicher macht).

Damit will ich Sie gewiss nicht zu einem Leben voller Entsagung verdammen. Sie haben sich gerade 32 Tage lang nach den Bauch-weg-Regeln ernährt und wissen aus erster Hand, wie wunderbar satt man sich dabei fühlt. Einer der Hauptgründe, weshalb die *Bauch-weg-Diät* funktioniert, sind die fabelhaften Mahlzeiten, an denen man sich satt essen kann. Eintönig wird das nie, denn angesichts von Turborezepten, Snackpacks und Rezepten für Hobbyköchinnen haben Sie immer eine große Auswahl, auch wenn es zeitlich eng wird oder die Lust zu Zaubereien am Herd fehlt.

Regel Nummer 2: Essen Sie spätestens alle vier Stunden etwas. Das kennen Sie bereits: Sie haben jetzt einen Essrhythmus, mit dem sich Ihr Körper arrangiert hat. Alle vier Stunden bekommt er im Rahmen Ihres Tagesablaufs eine ausgewogene Mahlzeit mit 400 Kalorien und reichlich EUFS oder einen gesunden Snackpack. Jetzt wissen Sie, wie gut es sich anfühlt, wenn Energie und Blutzucker stabil bleiben und der Stoffwechsel konstant arbeitet. Sie haben Ihren Appetit wieder unter Kontrolle, und am Bauch haben Sie mit Sicherheit erste Ergebnisse beobachten können. Bleiben Sie dabei, dann werden Ihre Gesundheit wie Ihre Taille weiter davon profitieren.

Regel Nummer 3: Bereichern Sie jede Mahlzeit mit einer Portion EUFS. In den letzten Wochen haben Sie die EUFS kennen- (und ganz gewiss auch lieben!) gelernt, die dafür sorgen, dass Sie sich satt fühlen und dennoch um die Körpermitte abnehmen. Außerdem wissen Sie jetzt, wie leicht und schmackhaft man sein Essen mit kleinen Mengen dieser gesunden Fette anreichern kann. Selbst wenn es Ihnen nicht gelingt, wirklich jede Mahlzeit mit EUFS zuzubereiten, wissen Sie inzwischen, dass diese Fettsäuren vor allem in Pflanzenöl, Nüssen, Samen, Oliven und Avocados stecken. Diese Zutaten bekommen Sie so einfach, dass es Ihnen nicht schwerfallen dürfte, sich normalerweise an die EUFS-Regel zu halten. Und falls Sie doch noch nicht die ganze EUFS-Liste im Kopf haben, können Sie auf Seite 173f. immer rasch nachschlagen.

Für immer schlank: Hilfreiche Strategien

Die *Bauch-weg-Diät* hat viel mit der richtigen Einstellung zu tun. Das habe ich mehrfach erklärt, und dasselbe gilt natürlich auch für eine gesunde, bauchfettfreie Zukunft.

Die Gedankenspiele, die ich Ihnen verraten habe, sind für Ihre Ernährung und Ihr positives Körpergefühl auch nach Tag 32 noch genauso wichtig wie die Rezepte und EUFS. Denn diese kleinen, feinen Tricks haben entscheidend zu Ihrem Erfolg beigetragen. Sie haben damit wichtige Veränderungen erzielt, und wenn Sie die Gedankenspiele im Hinterkopf behalten, werden sie auch weiterhin zu Ihrer Gesundheit und Ihrem Wohlbefinden beitragen.

Tagebuch führen. Wie bereits erwähnt ist das Führen eines Tagebuchs wohl die beste Methode, um sich langfristig auf die eigenen Gesundheitsziele einzuschwören. Vertrauen Sie mir – Tagebuchschreiben hilft Ihnen, auf Kurs zu bleiben. Ich meine damit nicht, dass Sie für den Rest Ihres Lebens jeden Tag eine Viertelstunde etwas aufschreiben müssen. Sehen Sie es einfach als Teil Ihrer »Gesundheitspflege«. So wie jeder Haushalt ein Fieberthermometer im Arzneischrank hat, sollte meiner Meinung nach auch jede Frau ihre Gedanken und Gefühle auf Pa-

Keine Mahlzeit auslassen

Es zahlt sich nicht aus, weniger als 1600 Kalorien pro Tag zu essen. Glauben Sie mir, ich kann die Versuchung nachvollziehen. Man hat uns allen weisgemacht, dass wir umso schneller abnehmen, je weniger Kalorien wir zu uns nehmen. Aber ganz so einfach ist es nicht. Wenn wir unsere Nahrungsmenge für eine gewisse Zeit stark beschneiden, reagiert der Körper darauf mit einer Drosselung des Stoffwechsels, um sein Fett zu verteidigen. Wer am Bauch abnehmen möchte, kann diese »Hungersnot-Reaktion« überhaupt nicht gebrauchen.

Folgendes geschieht dabei: Wenn Sie zu wenige Kalorien zu sich nehmen, baut der Körper Muskeln ab, um an Energie zu kommen. Dieser Muskelverlust kann den Stoffwechsel langfristig sehr ungünstig beeinflussen. Denn Muskeln sind stoffwechselaktives Gewebe, das allein für die Selbsterhaltung täglich eine bestimmte Anzahl Kalorien benötigt, ob man sie nun gebraucht oder nicht. Je mehr Muskeln ein Mensch hat, desto mehr Kalorien verbraucht er demnach. Bei abnehmender Muskelmasse geht auch die Kalorienmenge für deren Erhalt zurück. Nehmen wir einmal an, eine Frau verliert bei einer zu rigiden Diät fünfzehn Pfund, davon zehn Pfund Fett und fünf Pfund Muskeln. Nehmen wir ferner an, dass jedes Pfund Muskelmasse rund 50 Kalorien pro Tag verbraucht. Wenn dieses Gewebe verloren gegangen ist, braucht die Frau jetzt 250 Kalorien weniger pro Tag, nur um ihr neues Körpergewicht zu halten.

Allerdings bleibt man ohnehin selten lange bei einer so strikten Diät. Die meisten Menschen nehmen danach ihre alten Gewohnheiten wieder auf. Deshalb besteht ein so hohes Risiko, dass sie alles wieder zunehmen, was sie verloren haben – und noch etwas mehr.

pier (oder im Computer) festhalten. Das Tagebuch ist wie ein Gefühlsbarometer. Ihre Gedanken sind ein Hinweis auf jede destruktive Unsicherheit, und zugleich stärken Ihre niedergeschriebenen Erfolge Ihre innere Kraft. Warum sollten Sie darauf verzichten?

Achtsam bleiben. Wenn Sie wieder einmal schnell von Hektik auf Ruhe umschalten wollen, setzen Sie die kleinen Tricks aus Kapitel 5 ein. Sie kosten nur wenig Zeit – einige Minuten –, sind aber sehr effektiv, um sich schlagartig von lähmendem Dauerstress zu lösen und kleine (Ess-)Pausen wirklich zu genießen. So können Sie Ihr Lebenstempo verlangsamen, sich Zeit nehmen und sich auf Ihre Mahlzeit konzentrieren, damit Sie nicht mehr zu viel oder zu schnell essen.

Stressbewältigung. Die Verbindung zwischen Stress und Bauchfett ist eindeutig. Durch effektivere Stressbewältigung können auch Sie Ihr Bauchfett auf Dauer in den Griff bekommen. Sehr hilfreich sind Tagebucheinträge, aber auch tägliche Bewegung. (Ein weiterer Grund, weshalb ich gern zu Fuß zur Arbeit und wieder nach Hause gehe. Ich finde dabei oft Lösungen für Probleme im Büro und erheitere die Passanten, weil ich hin und wieder Selbstgespräche führe.) Wenn Sie sich weitere Anregungen für ein stressfreieres Leben wünschen, dann werfen Sie ab und zu einen Blick auf die Anti-Stress-Strategien aus Kapitel 4 – oder basteln Sie sich daraus eine Checkliste!

Unterstützung. Um konsequent durchzuhalten und sich langfristig zu motivieren, ist Unterstützung Gold wert. Auch wenn Sie eine Menge innerer Stärke und Willen mitbringen – wenn andere einem beistehen, ist alles leichter. Es reicht schon ein einziger Mensch, der Ihnen von Zeit zu Zeit versichert, wie wacker Sie sich schlagen. Gerade das kann den entscheidenden Unterschied machen: ob Sie jemanden haben, der Ihre Träume versteht und unterstützt. Dieser Mensch braucht weder ein Familienmitglied noch ein enger Freund zu sein – es reicht, wenn er Ihnen Mut macht und Sie motiviert.

Willkommen in der Wirklichkeit

Die Waage rührt sich nicht? Bei jeder Diät kommt es irgendwann zur Plateauphase. Dafür gibt es einen Grund. Die *Bauchweg-Diät* soll Ihnen ausreichend Kalorien (1600) für ein gesundes »Idealgewicht« liefern. Wenn Sie mehr wiegen, essen Sie mehr als 1600 Kalorien am Tag. Erzählen Sie mir bloß nicht

Cynthias Praxistipp

»Meiden Sie diese Fallstricke!«

Als Diätberaterin habe ich Hunderten Menschen geholfen, Gewicht zu verlieren. Gleichzeitig lebe ich seit über zehn Jahren mit einem glücklichen »Verlierer« zusammen. Nachdem ich miterlebt habe, wie mein Mann Jack über 20 Kilo abgenommen und nie wieder zugenommen hat, war mir klar, dass es zwar keineswegs einfach, aber doch möglich ist, erheblich leichter zu werden *und* das neue Gewicht auch zu halten. Eine aktuelle Untersuchung hat die wichtigsten Gründe unter die Lupe genommen, weshalb erfolgreiche Diätteilnehmer so häufig wieder zunehmen. Ich kann unterschreiben, dass Jack jeden einzelnen dieser Fallstricke erfolgreich gemieden hat, und das schaffen Sie auch.

Falle 1: Mangelnde Planung vor gemeinsamen Aktivitäten. Beugen Sie vor, indem Sie eigene Mahlzeiten oder Snacks mitbringen, wenn Sie mit Familie und Freunden ausgehen. Oder laden Sie Ihre Gäste zu sich ein, damit Sie eine bessere Übersicht über die Speisenfolge haben.

Falle 2: Heißhunger. Unseren Testpersonen zufolge waren Heißhungerattacken bei der *Bauch-weg-Diät* kein Thema. Sie haben uns wiederholt bestätigt, dass niemand das Gefühl hatte, sich etwas verkneifen zu müssen, im Gegenteil:

Sie hatten eher Schuldgefühle, weil sie so satt und zufrieden waren. Denn die Gerichte schmecken gut und enthalten gesunde Leckereien wie Schokolade, Nüsse, Käse und Beeren.

Falle 3: Kalorienmengen unterschätzen. Das kommt bei uns nicht vor. Die *Bauch-weg-Diät* nimmt Ihnen diesen Teil ab, damit Sie nicht baden gehen. *Cynthia*

empört das Gegenteil – dass Sie bloß 1200 Kalorien essen, dass Sie am Verhungern sind, aber einfach nicht abnehmen. Meine Antwort: *Stimmt nicht!* So wie man die Skihütte im Winter nur mit einer bestimmten Menge Holz im Kamin warm bekommt, brauchen Sie eine bestimmte Menge Kalorien zum Leben. Je mehr Sie wiegen, desto mehr Kalorien brauchen Sie zur Erhaltung dieses Gewichts. Sobald Sie unser Konzept befolgen, entsteht ein Kaloriendefizit, das Ihnen erlaubt, Kilos zu verlieren. Doch mit jedem Kilo weniger schrumpft auch das Kaloriendefizit. Je näher Sie also Ihrem Wunschgewicht kommen, desto länger dauert es, das jeweils nächste Kilo zu verlieren.

Das klingt ungerecht, ist aber reine Physik! Mit unserem Plan sollte kein dauerhaftes Plateau (ganz ohne weiteren Gewichtsverlust) eintreten, doch mitunter wird es Ihnen so vorkommen, als ob Sie nicht mehr abnehmen würden. Wenn Sie sich an den Plan halten und diesen mit dem Ernährungstagebuch kontrollieren, kann ich Ihnen versichern, dass es nicht so ist. Es geht nur langsamer. Stellen Sie es sich folgendermaßen vor: Wenn Sie anfangs ein Kilo pro Woche abgenommen haben, sind es irgendwann nur noch 500 Gramm, dann 250 und schließlich 125. Das fällt auf der Waage schließlich kaum noch auf, aber Sie nehmen trotzdem noch ab. Und 125 Gramm sind ein halbes Päckchen Butter, das nicht mehr an Ihrem Körper klebt. Das ist doch ein erstaunlicher Fortschritt für eine Woche!

Bauch-weg für unterwegs: Keine Angst vor Restaurants

Endlich haben Sie einen wundervoll flachen Bauch. Sie stecken voller Energie und fühlen sich prächtig. Das muss gefeiert werden! Vielleicht ist es Ihr Hochzeitstag. Oder Ihr Geburtstag. Oder Sie sind einfach rundum glücklich. Ausgehen? Na klar!

Denken Sie einfach daran, dass Sie feiern wollen – nicht sich den Bauch vollschlagen. Wenn Sie sich dabei an unser Ernährungskonzept halten (das Sie ruhig ein wenig anpassen dürfen), werden Sie am nächsten Morgen zufrieden und ohne Schuldgefühle aufwachen. Na los, gönnen Sie sich etwas Besonderes! Mit ein bisschen Planung gibt es keinen Grund, warum Sie nicht essen dürfen, wo Sie wollen, die Pizza nach dem gemeinsamen Shoppen mit Freundinnen inbegriffen. Folgende Punkte können Ihnen helfen:

▶ Essen Sie tagsüber alles, was Sie auch sonst essen würden. Wer eine Mahlzeit auslässt, um später ein paar Kalorien »übrig« zu haben, isst abends eher zu viel. Sie können auch mehr Sport treiben – die zusätzlich verbrannten Kalorien machen eine kleine Sünde wie das Dessert wieder wett.

▶ Vor dem Ausgehen am besten noch eine Kleinigkeit essen, zum Beispiel einen *Bauch-weg*-Smoothie oder etwas mit EUFS. Die EUFS halten den schlimmsten Hunger in Schach und helfen beim Verzicht aufs Brot.

▶ Als Erste bestellen. Dann lassen Sie sich nicht so leicht durch die Wahl der anderen verführen.

▶ Ruhig etwas übrig lassen. Sie brauchen Ihren Teller nicht mehr leer zu essen wie ein kleines Kind.

Portionsgröße

Beim Essen im Restaurant kommt es besonders darauf an, die Portionsgröße im Blick zu behalten. »XXL-«, »Jumbo-« oder »Mega-Portionen« sollten Sie ohnehin vermeiden, aber auch Gerichte, die nicht mit der Menge werben, reichen oft für zwei bis drei Personen. Hier helfen optische Vergleiche, um beim Essen im Restaurant die passende Menge für die verschiedene Nahrungsgruppen zu ermitteln. Beispiele sind:

▶ Eine »Portion« gekochter Reis oder Nudeln sind etwa 100 Gramm. Das ist vom Volumen her etwas mehr als ein halber Tennisball. Die meisten Chinarestaurants servieren weit mehr Reis pro Person.

▶ Eine normale Scheibe Brot ist ebenfalls eine »Portion«. Vergleichen Sie Brötchen und andere Brotprodukte mit diesem inneren Bild, und passen Sie Ihre Portionsgröße entsprechend an. Wenn das Brötchen Ihres Sandwiches oder Burgers Ihnen mehr erscheint als zwei Scheiben Brot, lassen Sie etwas davon übrig.

▶ 90 Gramm gekochtes Fleisch entsprechen etwa einem Deck Karten oder der Handfläche einer Frau und ebenfalls einer »Portion«. Die meisten Restaurants bieten zum Hauptgericht viel mehr an. Bestellen Sie daher lieber eine halbe Portion, nehmen Sie statt des Hauptgangs ein Sandwich oder teilen Sie das Essen mit einer Freundin.

▶ Eine Portion geriebener Käse sind 30 Gramm. Das ist größenmäßig ungefähr so viel wie ein Golfball. Gesunde Erwachsene brauchen zwei bis drei Portionen Milch, Joghurt oder Käse pro Tag. Wenn Sie eine Vorliebe für Käse haben, sollten Sie nächstes Mal »Golfball« denken, wenn Sie Ihr Essen mit Käse bestreuen.

Zum Abschluss

Zum Schluss möchte ich Ihnen noch einmal meine zentrale Frage aus Kapitel 4 stellen: *Für wen machen Sie das alles?* Nach wie vor gibt es nur eine akzeptable Antwort auf diese Frage, nämlich: »*Für mich!*«

Dieser Plan wurde erarbeitet, damit Sie erkennen, dass es

Schon
gewusst
?

Eine Studie, die im *Journal of the American Medical Association* veröffentlicht wurde, ergab, dass Frauen, die ein Jahr lang fünfmal pro Woche 30 bis 45 Minuten am Stück trainierten, ihr Bauchfett um drei bis sechs Prozent verringern konnten.[3]

keineswegs selbstsüchtig ist, auf sich zu achten. Heutzutage machen wir sehr viel Aufhebens um andere Menschen. Die Kinder, der Partner, der Job, Freunde und Bekannte – das alles kostet enorm viel Zeit und Aufmerksamkeit. Aber aus Erfahrung kann ich Ihnen sagen, dass nichts davon zählt, wenn Sie sich nicht zuallererst um sich selbst kümmern. Bei der *Bauch-weg-Diät* geht es nicht um Eitelkeit. Natürlich sollen Sie damit abnehmen und eine hübsche schlanke Taille bekommen. Aber hier geht es nicht um ein absurdes Entgiftungsprogramm, das Bauchmuskeln wie bei einer 20-Jährigen verspricht. Es geht vielmehr um ein Konzept, das auf glaubwürdigen und sicheren wissenschaftlichen Erkenntnissen beruht und gegen die gefährlichste Fettart angeht, die wir mit uns herumtragen, jenes Fett, das unser Leben bedroht. Einem langen, gesunden Leben ist dieses Fett schlichtweg nicht zuträglich.

Ich hoffe, dass Sie sich so lange an die *Bauch-weg-Diät* halten, bis Sie erleben, wie frei man sich mit einem gesünderen Gewicht fühlt. Falls Sie obendrein modellierte Bauchmuskeln bekommen, wäre ich genauso begeistert wie Sie (wenn auch möglicherweise ein klein wenig neidisch). Ich freue mich allerdings genauso, wenn Sie mir einfach nur mitteilen, dass Sie endlich wieder so viel wiegen wie vor der Schwangerschaft oder dass Sie nun walken oder Ihren Blutdruck senken konnten oder keine übergroßen, konturlosen Tunikas mehr kaufen, weil Ihnen Ihr Aussehen nicht mehr peinlich ist. Es geht weniger um den idealen Körper als um ein gesünderes Leben. Selbst wenn von der ganzen Idee nur hängen bleibt, dass Sie bei jeder Mahlzeit eine Sorte EUFS brauchen, sehe ich meine Aufgabe erfüllt. Und Sie Ihre!

Quellenangaben

Kapitel 1

1 J. A. Paniagua, A. Gallego de la Sacristana, I. Romero, A. Vidal-Puig, J. M. Latre, E. Sanchez, P. Perez-Martinez, J. Lopez-Miranda and F. Perez-Jimenez: Monounsaturated Fat-Rich Diet Prevents Central Body Fat Distribution and Decreases Postprandial Adiponectin Expresion Induced by a Carbohydrate-Rich Diet in Insulin-Resistant Subjects. *Diabetes Care*, 30 (2007): 1717–1723.

Kapitel 2

1 Statistisches Bundesamt Deutschland: Pressemeldung Todesursachen: Erkrankungen des Kreislaufsystems sind häufigste Todesursache im Jahr 2007. http://wwwdestatis.de/jetspeed/portal/cms/Sites/destatis/Internet/DE/Content/Statistik … Auszug vom 23.12.2008

2 R. E. Ostlund, M. Staten, W. M. Kohrt, J. Schultz und M. Malley: The Ratio of Waist-to-Hip Circumference, Plasma Insulin Leven, and Glucose Intolerance as Independent Predictors of the HDL2 Cholesterol Level in Older Adults. *New England Journal of Medicine*, 322, Nr. 4 (25. Januar 1990): 229–234.

3 Deutsche Gesellschaft zur Bekämpfung von Fettstoffwechselstörungen und ihren Folgeerkrankungen DGFF (Lipid-Liga) e.V.: Diagnostik und Therapie von Fettstoffwechselstörungen in der ärztlichen Praxis. München, März 2006. http://www.lipid-liga.de

4 Lásló B. Tankó, Yu Z. Bagger, Peter Alexandersen, Philip J. Larsen, Claus Christiansen: Peripheral Adiposity Exhibits an Independent Dominant Antiatherogenic Effect in Elderly Women. *Circulation*, 107 (2003): 1626.

5 Frank B. Hu, Tricia Y. Li, Graham A. Colditz, Walter C. Willett, JoAnn E. Manson: Television Watching and Other Sedentary Behaviors in Relation to Risk of Obesity and Type 2 Diabetes Mellitus in Women. *JAMA*, 289 (2003): 1785–91.

6 R. A. Whitmer, S. Sidney, J. Selby, S. Claiborne Johnston und K. Yaffe: Midlife Cardiovascular Risk Factors and Risk of Dementia in Late Life. *Neurology*, 64 (2005): 277–281.

7 http://win.niddk.nih.gov/publications/tools.htm#circumf

8 Salim Yusuf, Steven Hawken et al.: Obesity and the Risk of Myocardial Infarction in 27 000 Participants from 52 Countries; A Case-Control Study. *Lancet*, 36 (2005): 1640–1649.

9 http://dsg.uni-paderborn.de/fileadmin/evb/materialien/08_02_Adipositas-Erwachsene-2008.pdf

10 http://www.rush.edu/itools/hip/hipcalc.html

11 Thin People May Be Obese on the Inside. *Medical Research News*, 14. Mai 2007; Bericht zu einer Studie des Medical Research Council unter Leitung von Dr. Jimmy Bell, Professor für molekulare Bildgebung am Imperial College, London.
   http://www.news-medical.net/?id=25076

12 Modest Gain in Visceral Fat Causes Dysfunction of Blood Vessel Lining in Lean Healthy Humans; Shedding Weight Restores Vessel Health. Vorgelegt vom Mayo Clinic Team beim wissenschaftlichen Kongress der American Heart Association, November 2007.
   http://www.sciencedaily.com/releases/2007/11/071105121934.htm

Kapitel 3

1 S. J. Nicholls, P. Lundman, J. A. Harmer, B. Cutri, K. A. Griffiths, K. A. Rye, P. J. Barter und D. S. Celermajer: Consumption of Saturated Fat Impairs the Anti-inflammatory Properties of High-Density Lipoproteins and Endothelial Function. *Journal of the American College of Cardiology*, 48, Nr. 4 (2006): 715–720.

2 David Kritchevsky: History of Recommendations to the Public about Dietary Fat. *The Journal of Nutrition*, 128, Nr. 2 (1998): 449S–452S.

3 Deutsche Gesellschaft für Ernährung e.V.: DGE und aid beschließen gemeinsame Ernährungspyramide. DGE-aktuell 07/2004, 16.07.2004. http://www.dge.de/modules.php?name=News&file=print&sid=404. Stand: 2.1.2009

4 Britisches Gesundheitsministerium: Nutritional Aspects of Cardiovascular Disease. Report of the Cardiovascular Review Group of the Committee on Medical Aspects of Food Policy. Report on Health and Social Subjects 46. London: HMSO, 1994.

5 DEFRA (2001) National Food Survey 2000. The Stationery Office. London.

6 Helmut Heseker: Epidemiologie von Übergewicht und Adipositas im Erwachsenenalter. http://dsg.uni-paderborn.de/fileadmin/evb/materialien/08_02_Adipositas-Erwachsene-2008.pdf

7 A. Keys, C. Aravanis, H. W. Blackburn, F. S. Van Buchem, R. Buzina, B. D. Djordjevic, A. S. Dontas, F. Fidanza, M. J. Karvonen, N. Kimura, D. Lekos, M. Monti, V. Puddu und H. L. Taylor: Epidemiological Studies Related to Coronary Heart Disease: Characteristics of Men Aged 40–59 in Seven Countries. *Acta Medica Scandinavica Supplementum*, 460 (1966): 1–392.

8 M. D. Kontogianni, D. B. Panagiotakos, C. Chrysohoou, C. Pitsavos, A. Zampelas und C. Stefanadis: The Impact of Olive Oil Consumption Pattern on the Risk of Acute Coronary Syndromes: The CARDIO2000 Case-Control Study. *Clinical Cardiology*, 30, Nr. 3 (2007): 125–129.

9 H. M. Roche, A. Zampelas, J. M. Knapper, D. Webb, C. Brooks, K. G. Jackson, J. W. Wright, B. J. Gould, A. Kafatos, M. J. Gibney und C. M. Williams: Effect of Long-Term Olive Oil Dietary Intervention on Postprandial Triacylglycerol and Factor VII Metabolism. *American Journal of Clinical Nutrition*, 68, Nr. 3 (1998): 552–560.

10 W. R. Archer, B. Lamarche, A. C. St-Pierre, J. F. Mauger, O. Deriaz, N. Landry, L. Corneau, J. P. Despres, J. Bergeron, J. Couture und N. Bergeron: High Carbohydrate and High Monounsaturated Fatty Acid Diets Similarly Affect LDL Electrophoretic Characteristics in Men Who Are Losing Weight. *Journal of Nutrition*, 133, Nr. 10 (2003): 3124–3129.

11 L. J. Appel, F. M. Sacks, V. J. Carey, E. Obarzanek, J. F. Swain, E. R. Charleston, P. McCarron und L. M. Bishop, OmniHeart Collaborative Research Group: Effects of Protein, Monounsaturated Fat, and Carbohydrate Intake on Blood Pressure and Serum Lipids: Results of the Omniheart Randomized Trial. *The Journal of the American Medical Association*, 294, Nr. 19 (2005): 2455–2464.

12 P. M. Kris-Etherton, T. A. Pearson, Y. Wan, R. L. Hargrove, K. Moriarty, V. Fishell und T. D. Etherton: High-Monounsaturated Fatty Acid Diets Lower Both Cholesterol and Triacylglycerol Concentrations. *American Journal of Clinical Nutrition*, 70, Nr. 6 (1999): 1009–1015.

13 R. Estruch, M. A. Martinez-Gonzalez, D. Corella, J. Salas-Salvado, V. Ruiz-Gutierrez, M. I. Covas, M. Fiol, E. Gomez-Gracia, M. C. Lopez-Sabater, E. Vinyoles, F. Aros, M. Conde, C. Hahoz, J. Lapetra, G. Saez und E. Ros, Forscher der PREDIMED-Studie: Effects of a Mediterranean-Style Diet on Cardiovascular Risk Factors: A Randomized Trial. *Annals of Internal Medicine*, 145, Nr. 1 (2006): 1–11.

14 J. A. Paniagua, A. Gallego de la Sacristana, I. Romero, A. Vidal-Puig, J. M. Latre, E. Sanchez, P. Perez-Martinez, J. Lopez-Miranda und F. Perez-Jimenez: Monounsaturated Fat-Rich Diet Prevents Central Body Fat Distribution and Decreases Postprandial Adiponectin Expression Induced by a Carbohydrate-Rich Diet in Insulin-Resistant Subjects. *Diabetes Care*, 30, Nr. 7 (2007): 1717–1723.

15 B. Gumbiner, C. C. Low und P. D. Reaven: Effects of a Monounsaturated Fatty Acid-Enriched Hypocaloric Diet on Cardiovascular Risk Factors in Obese Patients with Type 2 Diabetes. *Diabetes Care*, 21, Nr. 1 (1998): 9–15.

16 L. Berglund, M. Lefebre, H. N. Ginsberg, P. M. Kris-Etherton, P. J. El-
    mer, P. W. Stewart, A. Ershow, T. A. Pearson, B. H. Dennis, P. S. Roheim,
    R. Ramakrishnan, R. Reed, K. Stewart und K.M. Phillips, DELTA For-
    scher: Comparison of Monounsaturated Fat with Carbohydrates as a
    Replacement for Saturated Fat in Subjects with a High Metabolic Risk
    Profile: Studies in Fasting and Postprandial States. *American Journal of
    Clinical Nutrition*, 86, Nr. 6 (2007): 611–20.

17 J. Salas-Salvado, A. Garcia-Arellano, F. Estruch, F. Marquez-Sandoval,
    D. Corella, M. Fiol, E. Gomez-Gracia, E. Vinoles, F. Aros, C. Herrera,
    C. Lahoz, J. Lapetra, J. S. Perona, D. Munoz-Aguado, M. A. Martinez-
    Gonzalez und E. Ros: Components of the Mediterranean-Type Food
    Pattern and Serum Inflammatory Markers among Patients at High
    Risk for Cardiovascular Disease. *European Journal of Clinical Nutriti-
    on*. Vorab-Onlineveröffentlichung doi: 10.1038/sj/ejcn.1602762 (18.
    April 2007),
    www.nature.com/ejcn/journal/vaop/ncurrent/abs/1602762a.html

18 K. Esposito, R. Marfella, M. Ciotola, C. Di Palo, F. Giugliano, G. Fiugli-
    ano, M. D'Armiento, F. D'Andrea und D. Giugliano: Effect of a Medi-
    terranean-Style Diet on Endothelial Dysfunction and Markers of Vas-
    cular Inflammation in the Metabolic Syndrome: A Randomized Trial.
    The Journal of the American Medical Association, 292, Nr. 12 (2004):
    1440–1446.

19 C. Romero, E. Medina, J. Vargas, M. Brenes und A. De Castro: In Vitro
    Activity of Olive Oil Polyphenols against *Helicobacter pylori*. *Journal of
    Agriculture and Food Chemistry*, 55, Nr. 3 (2007): 680–686.

20 G. Zhao, T. D. Etherton, K. R. Martin, S. G. West, P. J. Gillies und P. M.
    Kris-Etherton: Dietary Alpha-Linolenic Acid Reduces Inflammatory
    and Lipid Cardiovascular Risk Factors in Hypercholesterolemic Men
    and Women. *Journal of Nutrition*, 134 (2004): 2991–2997.

21 N. Z. Unlu, T. Bohn, S. K. Clinton und S. J. Schwartz: Carotenoid
    Absorption from Salad and Salsa by Humans Is Enhanced by the Addi-

tion of Avocado or Avocado Oil. *The Journal of Nutrition*, 135, Nr. 3 (2005): 431–436.

22 A. Wolk, R. Bergstrom, D. Hunter, W. Willett, H. Ljung, L. Holmberg, L. Bergkvist, A. Bruce und H. O. Adami: A Prospective Study of Association of Monounsaturated Fat and Other Types of Fat with Risk of Breast Cancer. *Archives of Internal Medicine*, 158, Nr. 1 (1998): 41–45.

23 V. Solfrizzi, F. Panza, F. Torres, F. Mastroianni, A. Del Parigi, A. Venezia und A. Capurso: High Monounsaturated Fatty Acids Intake Protects against Age-Related Cognitive Decline. *Neurology*, 52, Nr. 8 (1999): 1563–1569.

24 F. Panza, V. Solfrizzi, A. M. Colacicco, A. D'Introno, C. Capurso, F. Torres, A. Del Parigi, S. Capurso und A. Capurso: Mediterranean Diet and Cognitive Decline. *Public Health Nutrition*, 7, Nr. 7 (2004): 959–963.

25 V. Solfrizzi, A. D'Introno, A. M. Colacicco, C. Capurso, R. Palasciano, S. Capurso, F. Torres, A. Capurso und F. Panza: Unsaturated Fatty Acids Intake and All-Causes Mortality: A 8.5-Year-Follow-Up of the Italian Longitudinal Study on Aging. *Experimental Gerontology*, 40, Nr. 4 (2005): 335–343.

26 J. A. Paniagua, A. Gallego de la Sacristana, I. Romero, A. Vidal-Puig, J. M. Latre, E. Sanchez, P. Perez-Martinez, J. Lopez Miranda, F. Perez-Jimenez: Monounsaturated Fat-Rich Diet Prevents Central Body Fat Distribution and Decreases Postprandial Adiponectin Expression Induced by a Carbohydrate-Rich Diet in Insulin-Resistant Subjects. *Diabetes Care*, 3, Nr. 7 (2007): 1717–1723.

27 L. S. Piers, K. Z. Walker, R. M. Stoney, M. J. Soares und K. O'Dea: The Influence of the Type of Dietary Fat on Postprandial Fat Oxidation Rates: Monounsaturated (Olive Oil) vs. Saturated Fat (Cream). *International Journal of Obesity and Related Metabolic Disorders*, 26, Nr. 6 (2002): 814–821.

Kapitel 4

1 Doreen Virtue: Constant Craving A-Z. Carlsbad, Kalifornien: Hay House, 1999.

2 Jennifer A. Linde, Robert W. Jeffery, Simone A. French, Nicolaas P. Pronk, Raymond G. Boyle: Self-Weighing in Weight Gain Prevention and Weight Loss Trials. *Annals of Behavioral Medicine*, 30, Nr. 3 (2005): 210–216.

3 http://www.foodandmood.org/Pages/sh-survey.html

4 Mikko Laaksonen, Sirpa Sarlio-Läteenkorva, Päivi Leino-Arjas, Pekka Martikainen und Eero Lahelma: Body Weight and Health Status: Importance of Socioeconomic Position and Working Conditions. *Obesity Research*, 13 (2005): 2169–2177.

5 Jos A. Bosch, Eco J. C. de Geus, Angele Kelder, Enno C. I. Veerman, Johan Hoogstraten und Arie V. Nieuw Amerongen: Differential Effects of Active versus Passive Coping of Secretory Immunity. *Psychophysiology*, 38, Nr. 5 (2001), doi: 10.1111/1469-8986.3850836.

6 Ann Hettinger: Rest Assured. *Prevention*, 59, Nr. 12 (Dez. 2007): 48.

7 Ann Hettinger: Rest Assured. *Prevention*, 59, Nr. 12 (Dez. 2007): 48.

8 D. L. Sherrill, K. Kotchou, S. F. Quan: Association of Physical Activity and Human Sleep Disorders. *Archives of Internal Medicine*, 158, Nr. 17 (28. September 1998): 1894–1898.
http://archinte.ama-assn.org/cgi/reprint/158/17/1894

Kapitel 5

1 Philip S. Chua: Air Travel: Medical Tips. *Heart to Heart Talk, CEBU Cardiovascular Center* (2003), http://www.cebudoctorsuniversity.edu/hospital/cardio/chua2.html

2 J. W. Pennebaker, J. K. Kiecolt-Glaser und R. Glaser: Disclosure of Traumas and Immune Function: Health Implications for Psychotherapy. *Journal of Consulting and Clinical Psychology*, 56 (1988): 239–245.

Kapitel 7

1 Steven Reinberg: Excess Pounds Raise Women's Cancer Risk. *Health-Day* (7. November 2007).
http://body.aol.com/condition-center/breast-cancer/news/
article/_a/excess-pounds-raise-womens-cancer-risk/
n20071107090309990041

Kapitel 9

1 I. Giannopoulou, L. L. Ploutz-Snyder, R. Carhart, R. S. Weinstock, B. Fernhall, S. Goulopoulou und J. A. Kanaley: Exercise Is Required for Visceral Fat Loss in Postmenopausal Women with Type 2 Diabetes. *Journal of Clinical Endocrinology & Metabolism*, 90, Nr. 3 (2005): 1511–1518.

2 S. K. Park, J. H. Park, Y. C. Kwon, H. S. Kim, M. S. Yoon und H. T. Park: The Effect of Combined Aerobic and Resistance Exercise Training on Abdominal Fat in Obese Middle-Aged Women. *Journal of Physiological Anthropology and Applied Human Science*, 22, Nr. 3 (Mai 2003): 129–135.

3 Melinda L. Irwin, Yutaka Yasui, Cornelia M. Ulrich, Deborah Bown, Rebecca E. Rudolph, Robert S. Schwartz, Michi Yukawa, Erin Aiello, John D. Potter und Anne McTiernan: Effect of Exercise on Total and Intra-abdominal Body Fat in Postmenopausal Women. *JAMA*, 289 (2003): 323–330.

4 Depression and Anxiety: Exercise Eases Symptoms. *MayoClinic.com* (23. Oktober 2006), http://www.mayoclinic.com/health/depression-and-exercise/MH00043

5 Anne J. Blood und Robert J. Zatorre: Intensely Pleasurable Responses to Music Correlate with Activity in Brain Regions Implicated in Reward and Emotion. *Proceedings of the National Academy of Sciences*, 98, Nr. 20 (25. September 2001): 11818–11823.

6 Charles F. Emery, Evana T. Hsiao, Scott M. Hill und David J. Frid:

Short-Term Effects of Exercise and Music on Cognitive Performance among Participants in a Cardiac Rehabilitation Program. *Heart & Lung: The Journal of Acute and Critical Care*, 32, Ausgabe 6 (November/Dezember 2003): 368–373.

Kapitel 10

1 With Obesity on the Rise, Dieting a Constant Concern. *Calorie Control*, 29 (Herbst 2007). http://caloriecontrol.org/pdf/ccc%20comm%20fall07_3.pdf

2 Willard Bishop: Making Healthy Eating Easier. Shopping for Health 2006, Erhebung der Zeitschrift *Prevention* (2006).

3 M. L. Irwin, Y. Yasui, C. M. Ulrich, D. Bowen, R. E. Rudolph, R. S. Schwartz, M. Yukawa, E. Aiello, J. D. Potter und A. McTiernan: Effect of Exercise on Total and Intra-abdominal Body Fat in Postmenopausal Women. *JAMA*, 289, Nr. 3 (15. Januar 2003): 323-330. http://jama.ama-assn.org/cgi/content/full/289/3/323?ijkey=2ffd96d981677fb09007213e18cda542e6ed4cc0

Sachregister

Rezeptregister

Diät einmal anders!

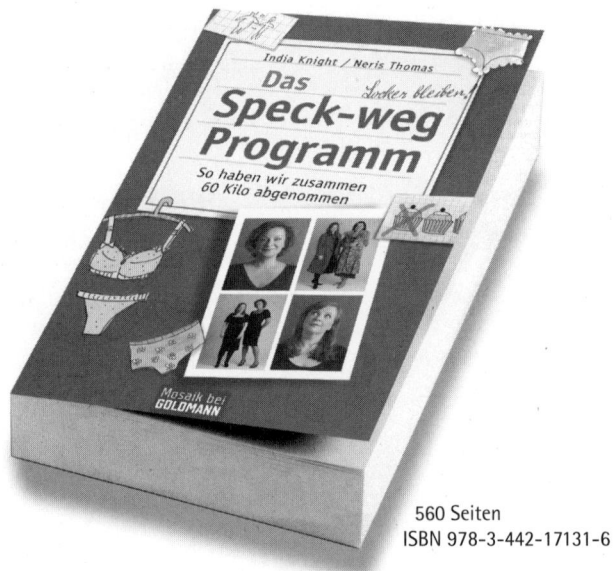

560 Seiten
ISBN 978-3-442-17131-6

Spaß und Genuss statt Verzicht und Perfektionismus!
Beim Speck-weg-Programm wird ohne viel Verzicht, aber mit viel
Motivation abgenommen. Dafür garantieren die Autorinnen:
beide ganz normale Frauen, die diese Diät entwickelt und ausprobiert
haben – und zusammen sagenhafte 60 Kilo abnahmen!

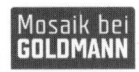

Das Kochbuch zur Erfolgsdiät

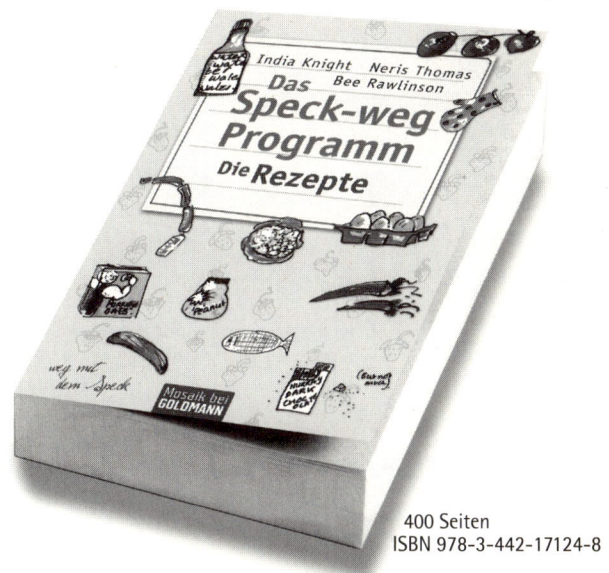

400 Seiten
ISBN 978-3-442-17124-8

Über 150 köstliche Gerichte, die absolut nicht nach Diät schmecken:
abwechslungsreich, sättigend und ganz leicht nachzukochen.
Menü- und Kombinationsvorschläge, praktische Einkaufslisten und
viele weitere Tipps machen das Abschmelzen der Pfunde
noch einfacher.

Erfolgreich Abnehmen beginnt im Kopf

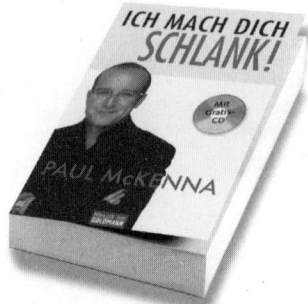

144 Seiten
ISBN 978-3-442-16797-5

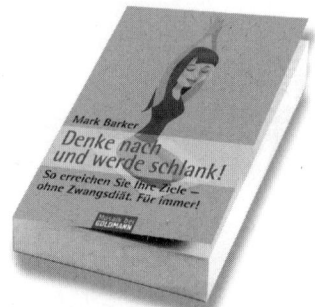

208 Seiten
ISBN 978-3-442-17060-9

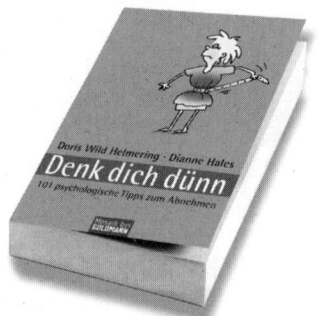

304 Seiten
ISBN 978-3-442-16858-3

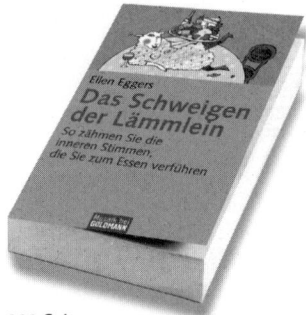

320 Seiten
ISBN 978-3-442-16874-3